科学体重管理百问指南

孙静——主编

中国石化出版社
·北京·

图书在版编目（CIP）数据

科学体重管理百问指南 / 孙静主编 . -- 北京 ：中国石化出版社，2025. 8. -- ISBN 978-7-5114-8098-9

Ⅰ. R161

中国国家版本馆 CIP 数据核字第 2025R5D512 号

中国石化出版社出版发行

地址：北京市东城区安定门外大街58号

邮编：100011　电话：（010）57512500

发行部电话：（010）57512575

http：//www. sinopec-press. com

E-mail：press@ sinopec. com

北京科信印刷有限公司印刷

*

710 毫米 ×1000 毫米　16 开本　18.75 印张　358 千字

2025 年 8 月第 1 版　2025 年 8 月第 1 次印刷

定价：78.00 元

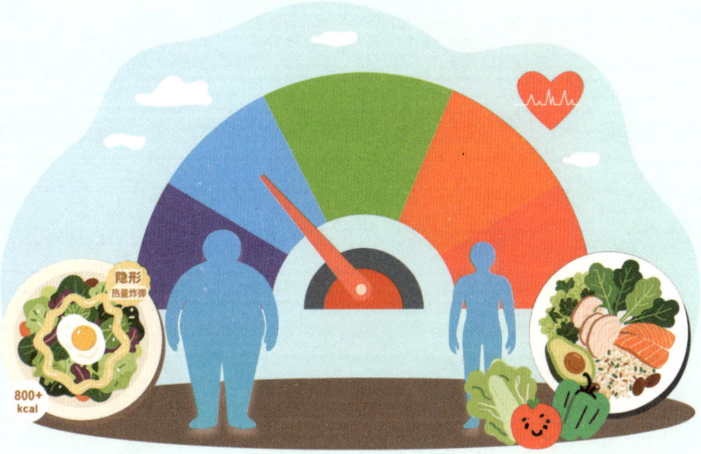

编委会

主　　编　孙　静

副 主 编　韩凤萍　李爱华

参　　编　陈　娜　陈斯琦　顾喻淇　李春续　李湘淼
刘思淼　彭思畅　任源源

主　　审　裴　琛

编书秘书　陈若轻

前言

PREFACE

2024年6月，国家卫健委联合教育部、体育总局等16个部门提出，未来三年是我国的“体重管理年”，力争通过三年左右时间，实现体重管理支持性环境广泛建立，全民体重管理意识和技能显著提升，健康生活方式更加普及，全民参与、人人受益的体重管理良好局面逐渐形成，部分人群体重异常状况得以改善的目标。《体重管理指导原则（2024年版）》指出，我国成人超重率已达34.3%，若不加以有效干预，2030年成人肥胖率预计将高达70.5%。体重超标不仅是高血压、糖尿病、高血脂、高尿酸血症乃至冠心病等多种慢性病的重要诱因，更直接关乎个体的生活质量和健康寿命。实现科学、有效且可长期坚持的体重管理，成为摆在我们面前的一项紧迫课题。

《科学体重管理百问指南》正是响应这一时代需求而诞生。本书依托北京大学第三医院、中国航天科工集团七三一医院、北京大学医学部、首都医科大学的强大专业背景，由专家领衔，联合高校师生共同精心编撰。体重管理涉及生理、心理、行为、环境等多重因素，信息繁杂且误区众多。如何帮助大众，尤其是肩负工作与生活双重压力的职业人群，拨开迷雾，掌握核心、科学、实用的体重管理知识与技能，是本书的核心目标。

本书共分为六大篇章，内容涵盖体重管理的科学基础认知、身体相关指标评估与解读、各种因素对体重的影响、健康饮食管理、科学运动减脂增肌方案、日常及特殊场景的饮食规划等多个领域，专注于公众在体重管理实践中面临的实际困惑，为其提供科学、清晰、可操作的解决方案。

为此，本书聚焦100个体重管理领域最核心、最受关注、最具代表性的实际问题，通过清晰、简洁、图文并茂的问答形式，我们将复杂的科学原理转化为易于理解和操作的行动指南。每一问直击痛点，每一答力求精准实用。丰富的原创插图与精练的文字相辅相成，显著提升了内容的可读性、趣味性和传播效率，旨在最大限度地打破知识壁垒，契合现代人的阅读习惯。

希望《科学体重管理百问指南》能成为您开启科学体重管理之旅的实用伙伴，帮助读者掌握知识、破除误区、建立习惯，最终实现健康体重可维持、基础疾病可控制的根本目标。

本书凝聚了编委会全体成员的心血。编写过程中，广泛参考了国内外权威文献与指南，力求内容前沿准确。同时，衷心感谢北京大学医学部提供的专业支持，以及中国石化出版社在出版过程中给予的宝贵指导和鼎力支持。限于学识与时间，书中或有疏漏之处，恳请广大读者和同行专家不吝赐教，以便未来修订完善。

踏上科学体重管理之路，请从阅读第一问开始。

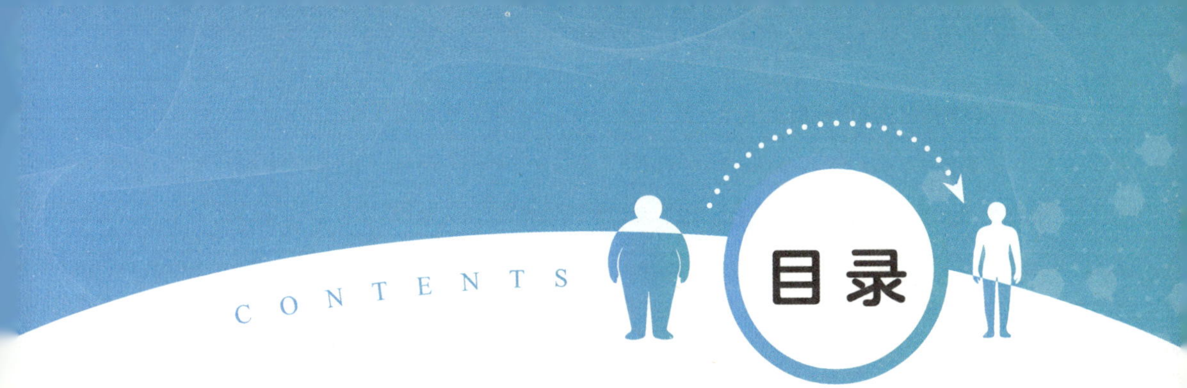

目录

CONTENTS

第一章 科学认知篇

第二章 身体评估篇

第三章 影响因素篇

第四章
健康饮食篇

第五章
科学运动篇

第六章
生活场景篇

第一章

科学认知篇

01

1 什么是体重管理?

体重是人体健康状况的基础指标之一，体重过重或过轻都可能引发代谢紊乱、免疫功能下降从而引发疾病。当前，我国居民超重与肥胖问题日趋严重，成为高血压、糖尿病、脂肪肝、心血管疾病等慢性病高发的重要诱因。因此进行体重管理，使其保持在合理范围内，是实现健康生活的关键一步。

1.1 什么是体重管理

体重管理是指通过科学的方法和综合手段，对个体或群体的体重进行持续监测、评估与干预，以维持或恢复健康体重范围，从而降低慢性病患病风险、提升生活质量的一项系统性健康管理工作。它并非单纯的“减肥”或“追求瘦”，而是强调个体健康、功能状态与生活方式的整体优化。

体重管理是一个长期的动态过程，而非一次行动。它强调在日常生活中，持续关注自己的身体变化，定期测量、合理饮食、科学运动、调节情绪（图1-1-1），通过多维度干预，逐步构建起与个体状态相匹配的健康体重模式。国家卫生健康委员会提出的“三知一管”策略，强调知晓体重标准、知晓体重变化、知晓控制方法、科学管理，是实现全民健康体重的基础路径。

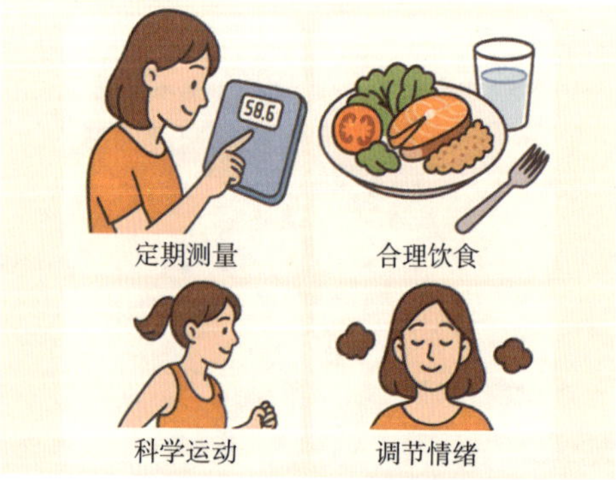

图1-1-1 体重管理方法

1.2 什么是标准体重

在体重管理中，标准体重是一个重要的参考标准。它通常指在某一身高下，有利于身体各系统正常运作、代谢均衡、疾病患病风险最低的体重范围。标准体重并非一个绝对值，而是具有一定弹性的健康区间。

常用的标准体重计算公式如下：

标准体重（kg）=身高（cm）-105

例如，身高165cm的成年人，其标准体重约为：165-105=60kg。这一数值可作为体重管理的初步参考，但在临床与公共健康实践中，通常还会结合身体质量指数（BMI）、腰围、体脂率等指标，对体重状态进行更全面的评估（图1-1-2）。

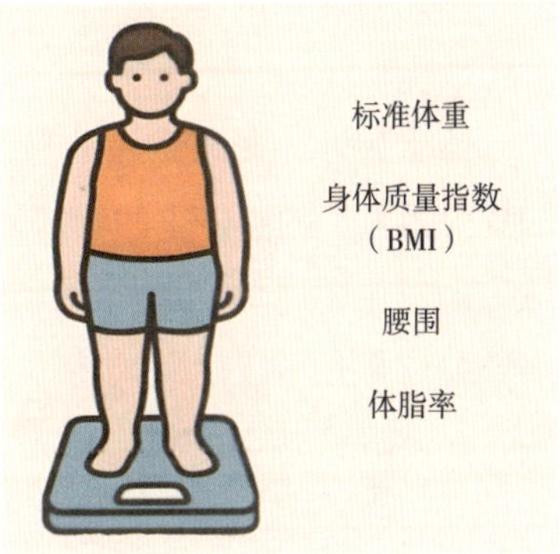

图1-1-2 体重状态评估方法

1.3 体重管理的误区

传统观念中，体重管理常常被等同于减肥，但这是一种片面的理解。事实上，科学的体重管理目标包括：

（1）对于体重正常人群，维持体重稳定。

（2）对易胖体质或亚健康状态人群，预防体重增长。

（3）控制肥胖相关并发症：如2型糖尿病、脂肪肝、高血压等。

（4）重塑脂肪与肌肉比例，提升基础代谢；养成可持续的健康饮食、运动及心理调适习惯。

体重管理是以体重为核心的综合健康调控策略，是营养、运动、行为、心理、医学多学科交叉的融合结果。

（陈娜/孙静）

2 为什么要进行体重管理?

体重异常，尤其是超重与肥胖，被广泛认为是多种非传染性慢性疾病的共同危险因素。随着体重的增加，高血压、2型糖尿病、心血管疾病、脑卒中等慢性疾病发生率增加。世界卫生组织指出，控制体重是预防和控制慢性病最具成本效益的干预手段之一。将体重维持在健康范围内，是阻断多种疾病共同路径的第一道防线。

2.1 体重为什么需要管理

① 我国肥胖率升高

根据《中国居民营养与慢性病状况报告（2020年）》，我国18岁及以上居民（≥18岁）超重率为34.3%，肥胖症患病率为16.4%（图1-2-1），且呈持续上升趋势。

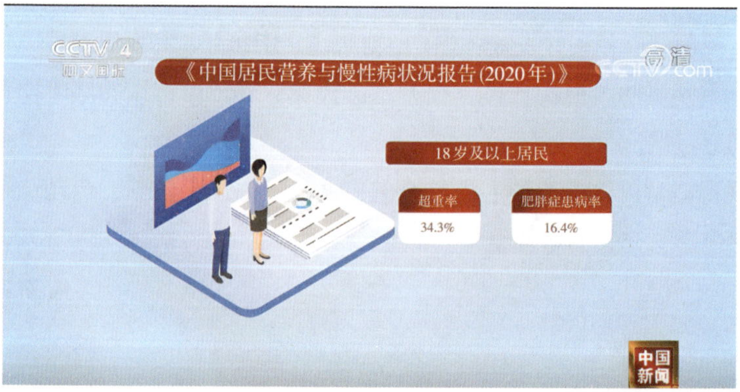

图1-2-1 央视网有关《中国居民营养与慢性病状况报告（2020年）》相关报道

❷ 肥胖的不良影响随着体重而增加

人体脂肪，特别是内脏脂肪的堆积，会导致一系列代谢紊乱，如胰岛素抵抗、炎症水平升高、脂质代谢异常、动脉内皮功能受损等，这些病理变化是高血压、糖尿病、冠心病、心力衰竭、心律失常、脑卒中等慢性病发生的重要原因，严重影响人们的心理健康和生活质量，并直接或间接增加医疗支出和社会经济负担。

❸ 体重管理的重要性

体重管理可有效预防或延缓糖尿病、高血压的发生，降低心血管事件发生的风险。对于职场人群而言，体重的每一次变化，都是身体健康状况的早期信号。及时识别、科学管理，既可预防疾病的发生，也有助于延缓病情进展、减少医疗支出、改善生活质量。

2.2 体重管理进入“健康中国2030”时代

近年来，随着我国居民营养状况和健康行为方式的转变，超重肥胖的发生率持续上升，成为影响国民健康的重要公共卫生问题。为应对这一挑战，国家层面将体重管理上升为健康战略的重要组成部分。《“健康中国2030”规划纲要》作为国家最高层次的健康发展规划，首次将体重管理、合理膳食与全民健身并列为重点任务，提出遏制超重肥胖增长趋势的明确目标，旨在从源头上控制慢性疾病风险，改善居民健康水平。提出建设15分钟健身圈，通过改善运动环境，鼓励群众科学健身，提高身体活动参与率，力争到2030年经常参加体育锻炼人口比例达到40%以上。这些措施共同构成了一个以行为干预为核心、政策支持为保障的体重管理体系框架。

2024年，国家卫生健康委员会正式启动“体重管理年”活动，出台《“体重管理年”活动实施方案》，提出围绕健康宣传、知识普及、行为干预、社会动员和能力建设五个方面，实施15项具体措施。其中，“三知一管”即知晓体重标准、知晓体重变化、知晓控制方法、科学管理体重作为活动核心理念，强化个体健康管理意识；体重管理进校园、进社区、进单位等专项任务则推动健康理念向基层延伸，构建起全社会共同参与控重管理的良好氛围。

《关于开展全民健康素养提升三年行动的通知》也将体重管理列入重点领域，倡导“三减三健”健康理念。通过健康科普宣传、权威知识资源建设、专题教育活动等方式，提高居民特别是重点人群对科学控重的认知和实践能力，进一步强化政策宣传的覆盖力与渗透力。体重管理已从个体关注转变为国家倡导、社会参与、全民行动的重要公共健康议题，成为“健康中国2030”战略愿景中促进健康公平、控制慢病负担、提升全民素养的重要支点。

图1-2-2为《晚间新闻》有关“减盐、减油、减糖从我做起”相关报道。

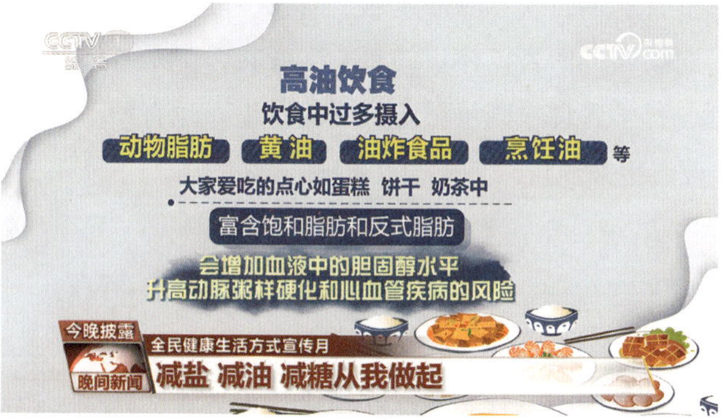
高油饮食
饮食中过多摄入
动物脂肪
黄油
油炸食品
烹饪油
等
大家爱吃的点心如蛋糕 饼干 奶茶中
富含饱和脂肪和反式脂肪
会增加血液中的胆固醇水平
升高动脉粥样硬化和心血管疾病的风险
今晚披露
全民健康生活方式宣传月
晚间新闻
减盐 减油 减糖从我做起

图1-2-2 《晚间新闻》有关“减盐、减油、减糖从我做起”相关报道

（陈娜/孙静）

3 体重管理的目标是什么？

科学的体重管理，不只是让体重数字变小，而是一个贯穿营养调控、生活方式改善、心理健康与慢病预防的多维过程。其核心不在于一时的瘦下来，而在于以健康为出发点，通过系统干预让身体更健康。以下六个方面，构成了健康体重管理的主要目标。

3.1 控制体重，维持在健康范围内

体重管理最直接的目标，是将体重维持在适合个体的健康范围内，避免体重过重或过轻对身体造成的负面影响。中国营养学会推荐以身体质量指数（BMI）作为评估体重状态的重要指标，正常范围为18.5～23.9kg/m²。超过该范围，即BMI ≥ 24kg/m²，属于超重或肥胖，BMI<18.5kg/m²属于体重过低，存在营养不良的风险，均需要引起关注。

3.2 促进健康，实现整体生理功能的优化

健康的体重意味着脏器功能运作更高效、内分泌系统更加稳定、代谢途径更为通畅。通过科学的体重管理，可以改善血压、血脂、血糖等指标，促进肠道健康和激素平衡，帮助机体维持高质量代谢状态。与此同时，规律的运动与合理饮食也有助于提高体能、增加活力、延缓衰老（图1-3-1）。

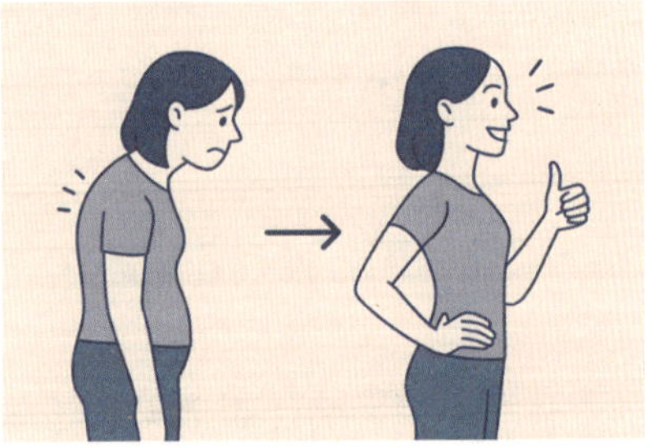

图1-3-1　体态与功能的积极变化

3.3 预防疾病，降低慢性病发病风险

肥胖已被世界卫生组织明确列为一种慢性疾病，同时也是多种疾病的重要危险因素。体重管理可以降低身体脂肪过多带来的代谢负担，预防心脑血管疾病、糖尿病、脂肪肝等代谢性疾病的发生。此外，还有助于减轻骨关节负担、降低运动损伤风险，改善睡眠质量与肺功能。此外，健康体重还可减少妊娠糖尿病、妊娠高血压、月经失调、不孕症等与体重密切相关的女性健康问题，是育龄女性健康管理的重要内容。

3.4 实现营养均衡，支持身体正常运作

科学的体重管理不是简单的少吃，而是在确保能量适度的前提下，实现营养摄入的均衡与多样化。均衡饮食是体重管理成功与否的关键保障之一。营养均衡意味着蛋白质、脂肪、碳水化合物摄入比例合理，维生素与矿物质充足，膳食纤维丰富，有助于维持肌肉质量、促进消化功能与增强代谢效率。同时，对于体重管理期间营养摄入不足的人群，可适量使用科学、安全的营养补充品，满足个体对蛋白质、铁、钙、维生素D等关键营养素的需求。

3.5 改善生活习惯，形成可持续的健康模式

不良的生活习惯是体重异常的深层原因，包括高热量饮食、久坐少动、作息紊乱等。体重管理的一个核心目标，是通过干预这些行为，逐步形成良好的生活方式。换句话说，体重管理的终点不是一个数字，而是将健康行为内化为日常习惯，实现长期、自我驱动的健康行为模式。

3.6 关注心理健康，提升自我认同与幸福感

体重不仅影响外貌形象，还深刻影响着一个人的心理状态。肥胖或外形焦

虑常伴随自卑、社交回避、情绪波动，甚至发展为饮食障碍、抑郁等心理问题。通过适度控制体重，改善体态与自我形象，可以提升自信心与社会交往能力；配合心理疏导、正念训练与自我关怀等方式，更有助于减轻焦虑与压力，构建积极、稳定的心理状态。体重管理因此不仅是生理层面的重构，更是心理与社会功能的全面提升。

体重管理远非减肥这么简单。它涵盖了从生理功能优化、慢病风险降低、营养支持、行为调节到心理重建的全过程。真正科学的体重管理，应以健康为核心导向，将控制体重作为起点，而将提升健康、改善生活习惯作为终极目标。这不仅是一种身体上的调整，更是迈向全人健康的长期实践过程。

（陈娜/裴琛）

4 你需要体重管理吗？

在不少人看来，体重管理是肥胖者才需要关心的事情。然而，事实并非如此。随着生活方式的快速变化与慢性病的高发，体重管理早已不只是“瘦身”或“减肥”，而是面向全人群、贯穿全生命周期的重要健康策略。无论你目前是否超重、是否患有慢性病，甚至是否感觉健康良好，都应当将体重管理纳入日常生活的一部分。

4.1 慢性病人群应强化体重管理意识

对于已经确诊高血压、糖尿病、痛风等慢性病的个体而言，体重管理不仅是生活方式调控的基本手段，更是疾病控制的重要环节。体重下降可显著改善胰岛素敏感性、血压水平和血脂谱，从而减少药物依赖、降低并发症发生风险。尤其对于腹型肥胖的糖尿病患者或代谢综合征人群，减重几乎等同于治疗。因此，在慢性病防控体系中，体重管理不仅是预防工具，更是一线干预手段（图 1-4-1）。

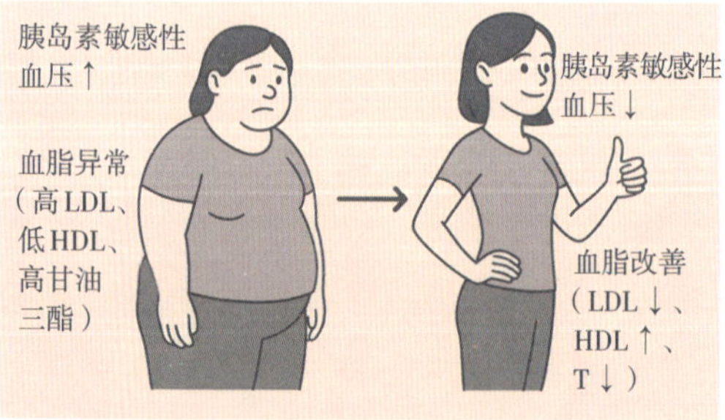

图 1-4-1 体重下降的身体代谢好处
LDL—低密度脂蛋白胆固醇；HDL—高密度脂蛋白胆固醇；
T—总胆固醇

4.2 特殊人群的体重管理尤不可忽视

对于某些特殊人群，忽视了个体差异，采用通用方案进行体重控制，不仅效果不佳，反而可能造成营养不良、代谢紊乱甚至健康恶化，更需要有针对性的体重管理策略。

① 青少年

青春期是身体发育的关键阶段，青春期一旦发生超重或肥胖，成年后肥胖的风险提高，青春期肥胖还会对心理产生负面影响，如自卑、社交障碍、进食障碍等。青少年的体重管理应强调健康优先，避免节食性干预，重点引导其建立规律饮食、积极运动、充足睡眠和良好的心理状态，实现生长与体重控制的双重平衡。

② 中老年人

随着年龄增长，中老年人群的基础代谢率逐年下降，肌肉量逐步流失，而脂肪比例则悄然上升。中老年人的体重管理不应仅以减重为目标，而应注重维持肌肉量、防止肌少症的发生。合理摄入优质蛋白，结合抗阻训练与日常活动管理，这是延缓老年代谢退化和预防衰弱综合征的关键干预措施。

③ 育龄女性与孕产妇

对于育龄女性和孕产妇而言，体重不仅关乎自身的健康状况，还直接影响月经规律、排卵功能、妊娠安全以及胎儿的正常发育。肥胖可能导致内分泌紊乱，增加排卵障碍、多囊卵巢综合征和妊娠并发症的风险；而体重过低则可能造成月经不调、不孕以及胎儿营养不足等问题。因此，在备孕阶段，应在专业医生指导下，将体重调控至适宜的范围，以提高自然受孕率并降低妊娠风险；进入孕期后，体重增长应依据孕前BMI进行个体化管理，由专业医护人员持续监测，综合评估孕妇营养状态、胎儿生长和生活方式，做到科学调控，保障母婴双重健康。

④ 夜班工作者

夜班或轮班工作人群因长期昼夜节律紊乱，常处于代谢系统失调状态，比普通人群更易发生超重、肥胖及其相关代谢综合征。体重管理对他们尤为关键，体重管理的重点不在于严格限制热量，而在于恢复生物节律、优化作息与饮食时机。建议固定作息、规律安排三餐、避免夜间高热量饮食，并通过白天运动与光照干预生物钟节律，从根源上改善代谢效率。

4.3 健康人群同样需要体重管理

健康人群同样不能忽视体重管理。体重并非只是外观问题，它与健康紧密相连。体重异常的发生是潜移默化的，当出现明显体重增长或体脂率改变时，可能引发高血压、糖尿病等慢性疾病，过轻则易导致营养不良、免疫力下降。合理管理体重，能让我们拥有更充沛的精力、更强的抵抗力。日常可通过均衡膳食、规律运动，将体重稳定在正常区间，为健康生活保驾护航。图1-4-2为日常体重检测方法。

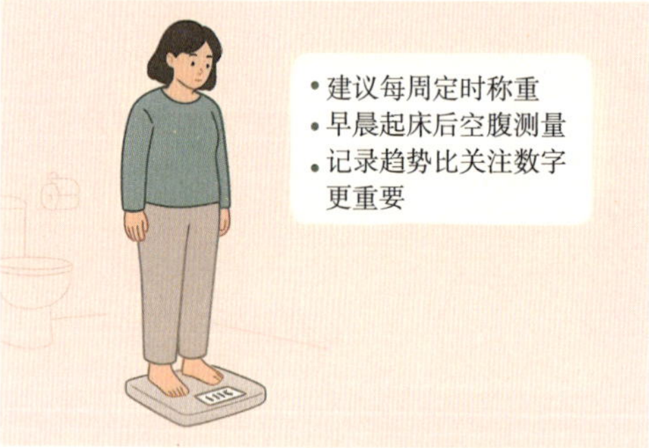

图1-4-2 日常体重检测方法

无论你是否肥胖、生病、年轻，体重管理都与你息息相关。它不是某肥胖人群的专属行为，而是现代人应具备的基本健康素养与行为能力。将体重管理融入日常，是对自己健康最具前瞻性与成本效益的投资。

（陈娜/孙静）

5 体重管理要遵循什么原则?

体重管理是一项复杂且长期的健康行为调控过程，不能依靠一时的决心、流行的方法或单一手段来实现。要想达到安全、有效且持久的体重控制效果，必须遵循科学性、个体化与可持续性三大核心管理原则。

5.1 以科学为基础，拒绝减重误区

任何有效的体重管理策略，都必须建立在循证医学基础之上，体现出严谨、可验证、可持续的科学内涵。体重管理不仅是简单的减重过程，更是融合营养科学、运动生理学、行为医学、心理学等多学科知识体系的综合干预过程。国家卫生健康委员会发布的《体重管理指导原则（2024年版）》明确指出，应以生活方式干预为核心路径，通过调节能量摄入与消耗的平衡、优化膳食结构、增加身体活动以及进行心理和行为干预等多维度措施，系统性地管理体重（图1-5-1）。科学的体重管理反对片面依赖节食、极端运动，强调干预措施的安全性、个体适应性和长期可持续性。只有坚持以科学原理为指导，体重管理才能真正实现促进健康、预防慢性病和提升生活质量的目标。

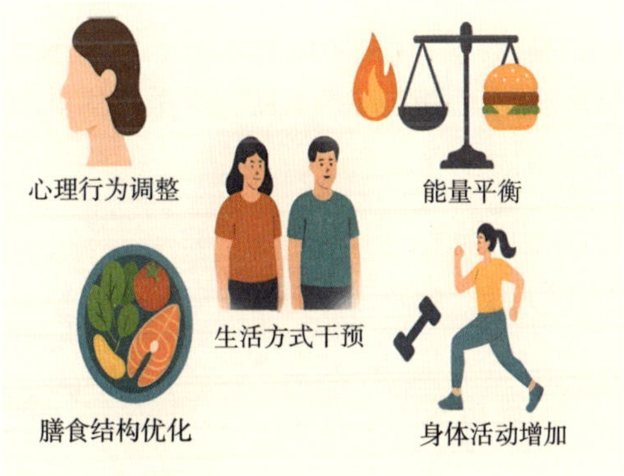

图1-5-1 体重管理方式

5.2 因人而异，制定个性化干预方案

❶ 普通健康成人

体重管理应基于个人体质、年龄、代谢水平和生活方式等因素，制定合理的饮食结构、运动及作息计划。避免盲目追求快速减重，关注身体构成和代谢健康，强调个性化综合策略。

❷ 夜班人群

睡眠和觉醒节律的紊乱会影响代谢与食欲调控，体重管理需结合生物节律调整。避免深夜摄入高热量食物，适当安排白天锻炼，并通过营养密度高、饱腹感强的食物提升饮食质量。

❸ 慢性病患者

需避免诱发或加重基础疾病。应在专业人员指导下进行体重管理，采用低升糖指数食物、低钠饮食、温和有氧运动及病情监测相结合的方式，在专业人员指导下确保安全、稳定地改善代谢状况。

❹ 产后女性

基于妊娠人体内激素波动、哺乳期营养需求及身体恢复的特点，体重管理应循序渐进，避免节食或剧烈运动。优先保障营养均衡和心理状态稳定，同时通过适度运动和作息调整，逐步恢复健康体重。

❺ 老年人群

老年人常伴有肌肉减少、骨质疏松或慢性疾病风险，体重管理应注重维持肌肉质量、预防营养不良。以摄入优质蛋白质、进行功能性锻炼和维持生活独立性为核心。

5.3 强调可持续性，转化为生活方式

短期控制体重容易，但长期维持体重稳定才是真正的挑战。许多人在初期通过节食、断碳水、剧烈运动迅速减重，但由于方法激进、难以坚持，往往出现反弹、代谢紊乱甚至身体损伤（图1-5-2）。科学体重管理强调可持续性，即

通过饮食习惯养成、运动行为融入、心理调适机制建立和自我监测能力提升，将控制体重转化为可长期执行的生活方式。这种稳定、渐进的方式不仅更符合人体代谢规律，也更容易在现实生活中落实和维持。体重管理的终极目标不是一时减重，而是让健康成为一种可以坚持、值得坚持的生活状态。

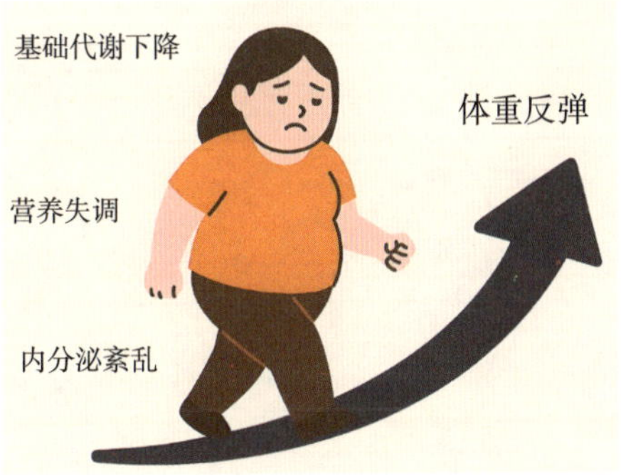

图 1-5-2 体重反弹

（陈娜 / 裴琛）

6 为什么你的体重超标？

在大众的认知中，吃得不多就不会胖，或者忙碌的节奏也不会长胖，其实，肥胖的形成并不是简单的吃得多、动得少那么直观。从科学视角剖析，肥胖的发生机制往往是生理调节异常、行为模式偏差、环境因素干扰以及心理应激影响等多种因素，长时间相互交织、协同作用的结果，是一种以能量失衡为本质的慢性健康状态的改变。

6.1 摄入能量长期超过消耗能量

肥胖的直接原因是摄入能量长期超过消耗能量，导致多余的能量以脂肪形式储存在体内。然而在实际生活中，这种现象的出现可能由多种因素导致。例如，高热量、高脂肪、高糖的饮食结构，频繁点外卖、不规律饮食习惯，都是导致能量摄入过剩的重要原因。与此同时，久坐办公、缺乏运动、通勤便利化等现代生活方式也使我们的日常能量消耗大幅减少。随着时间的推移，能量摄入与消耗之间的微小差异会逐渐积累，最终表现为体重逐渐上升。

6.2 内分泌与药物

内分泌系统通过分泌多种激素参与调节人体能量代谢、体脂分布与体重平衡。甲状腺激素、生长激素和性腺激素等在体重控制过程中发挥着重要作用，它们不仅能调节基础代谢水平，还可影响脂肪的合成与分解，从而对体脂含量及其分布产生影响。当内分泌系统功能紊乱时，常常会导致人体在无明显饮食摄入增加的情况下出现体重持续上升。其中较为常见的疾病包括甲状腺功能减退症，会显著降低基础代谢率，常伴有乏力、畏寒、体重增加等表现；多囊卵巢综合征（PCOS）因胰岛素抵抗及雄激素水平升高而导致腹型肥胖；而库欣综合征由于肾上腺皮质激素分泌过多，典型表现为向心性肥胖和皮肤改变。

此外，某些药物也可能导致体重不明原因的增加，如糖皮质激素、部分抗抑郁药及抗精神病药物等。由于其起效机制较为隐蔽，这类药物相关肥胖往往容易被忽视。如果未能及时识别这些潜在因素并加以干预，即便在饮食控制和运动干预下，体重管理效果也可能受到严重制约。

6.3 情绪影响

长期处于精神紧张、焦虑、抑郁或孤独等状态下，大脑会调动下丘脑–垂体–肾上腺轴释放应激激素如皮质醇，激发自我保护性进食行为。这就是我们常说的情绪性进食，即人在面对压力或不良情绪时，往往会选择高糖高脂、高热量食物来寻求心理安慰。这种不以饥饿为基础的进食行为，打乱了饮食节律，也极易导致热量摄入过多。随着时间的推移，体重在无意识中逐渐上升，而情绪问题和身体负担又相互强化，形成恶性循环。

6.4 作息紊乱

长期熬夜、夜间进食和睡眠不足等不良作息习惯，会打乱人体的正常生物节律，显著干扰胰岛素、肾上腺皮质激素等多种激素的分泌，使脂肪氧化能力下降，能量储存能力增强，导致脂肪更易堆积。同时，夜间进食会让人体的热量摄入与代谢高峰不匹配，进而能量转化为脂肪，储存在腹部等部位。

找到肥胖的原因，是科学管理体重的第一步。体重超标的背后隐藏着复杂的代谢、生理与行为机制，只有全面认识自己为什么会胖，才能科学选择管理方式，制定出既安全又有效的个性化体重管理方案，为健康打下坚实的基础。

（陈娜 / 裴琛）

7 BMI你会算吗？

身体质量指数（BMI）是国际常用的衡量人体胖瘦程度与健康状况的指标。它通过体重与身高的比例关系初步判断一个人是否属于低体重、正常体重、超重或肥胖。BMI具有计算简单、易于推广、适用于大多数人群的特点。

7.1 正确测量体重与身高

想要准确计算BMI，首先要确保身高和体重测量方式的科学规范，图1-7-1为身高测量图示。

① 体重测量

建议在早晨起床后、排空膀胱、保持空腹、穿着轻便衣物的状态下进行。站在电子秤或机械秤中央，保持身体直立，稳定不动，读取体重结果，常用单位为千克，保留一位小数。注意，非标准时间如饭后、剧烈运动后测量的体重可能偏高，不宜用于正式记录。

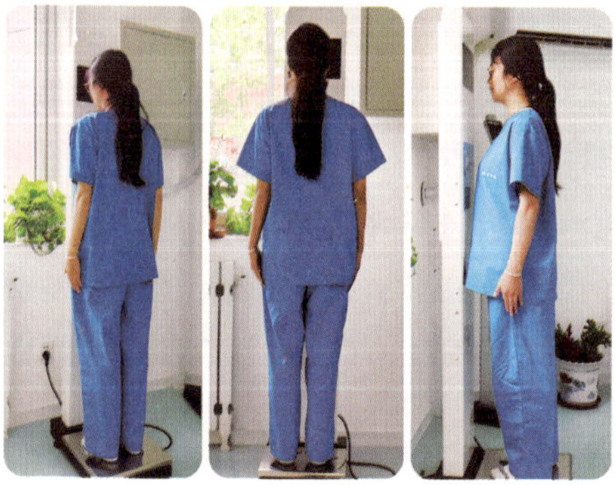

图1-7-1 身高测量图示

② 身高测量

建议脱鞋、背部紧贴测量仪器或墙面站立，脚跟、臀部、肩胛骨和头部尽量贴近垂直面，眼睛平视前方。使用标准量高仪或钢尺进行垂直测量，读取身高结果，常用单位为厘米，可保留一位小数。

7.2 BMI计算

BMI的计算公式为：

BMI=体重÷（身高）^{2}

只要知道自己的身高和体重，就可以通过计算器轻松算出BMI。但是需要注意的是，身高必须以米为单位。例如，一个人身高为1.65m，体重为65kg，则其BMI为：$65/1.65^2 = 23.88kg/m^2$（图1-7-2为可进行BMI计算的测量工具）。

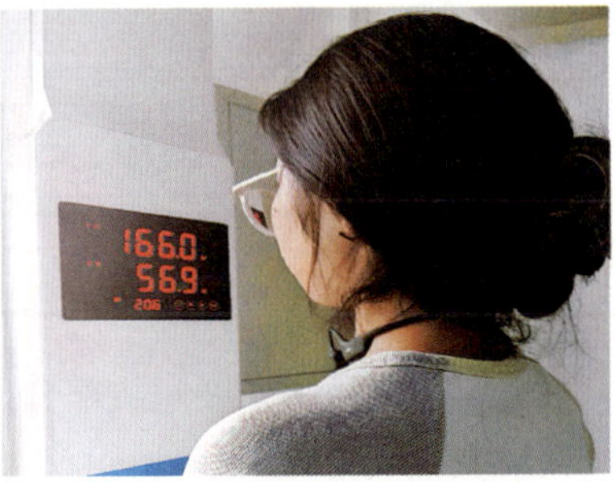

图1-7-2 可进行BMI计算的测量工具

7.3 BMI的分类

根据《中国成人体重判定标准》，BMI值可分为以下几类：

（1）BMI低于$18.5kg/m^2$为低体重；

（2）BMI达到$18.5kg/m^2$且低于$24kg/m^2$为正常体重；

（3）BMI达到$24kg/m^2$且低于$28kg/m^2$为超重；

（4）BMI达到或超过$28kg/m^2$为肥胖。

BMI的大小，可作为评估健康风险的依据。BMI偏高（值），超重或肥胖者患高血压、糖尿病、心血管疾病的概率更高，通过BMI数值，可及时调整生活方式，如控制饮食、加强运动，预防慢性病发生。相反，BMI偏低，可能存在营养不良、免疫力下降等风险，同样需要关注。

BMI虽然实用，但也存在一定局限性。它无法区分体重的组成成分是脂肪还是肌肉，也无法判断脂肪的分布位置。例如，运动员肌肉发达但脂肪少，BMI可能偏高但并不肥胖；而有些人BMI正常但脂肪比例过高，属于“隐性肥胖”。因此，BMI是体重管理的重要入门指标，但并非唯一判断标准。结合腰围、体脂率、内脏脂肪评分等指标，可以获得更全面的体重健康评估结果。

（陈娜/孙静）

8 脂肪含量你会测吗？

脂肪是人体的重要组成部分，既能提供能量，也具有维持体温、保护脏器、参与激素合成等多项生理功能。而单纯的体重或体质指数（BMI）并不能全面反映一个人的脂肪情况。脂肪的测量，成为体重管理中重要的一环，同时脂肪类型和分布比单纯体重更能提示代谢风险，如内脏脂肪与高血压、糖尿病、脂肪肝等关系密切。学会科学地测量脂肪，能够帮助我们更好地认清自己、调整策略，实现真正健康的体重管理。

8.1 皮褶厚度怎么测

皮褶厚度是判断皮下脂肪情况以及推断全身脂肪含量的一项重要指标。皮褶厚度可用X光、超声波、皮褶卡钳等方法测量。常用的测量皮褶厚度的部位有上臂肱三头肌部（代表四肢）、肩胛下角部（代表躯干）和脐部（代表腹部）。

测量皮褶厚度时，通常可以用手捏起被测量部位的皮肤及皮下脂肪，使被测部位凸起，再用专用皮褶卡钳测量凸起部位的上下边缘的长度。测量前需标记测量点，测量时需保持肌肉放松，卡钳与皮褶保持垂直，读取特定时间点的数值（如卡钳接触皮肤后3s），同一部位需测量2～3次取平均值（图1–8–1）。

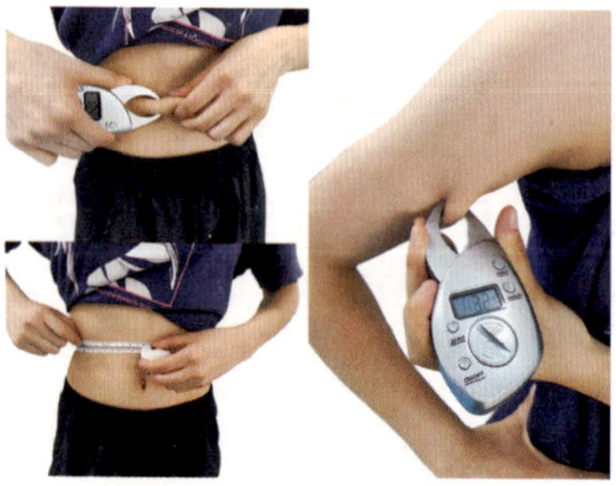

图1–8–1 皮褶厚度测量图

成年男性的皮褶厚度正常范围是（13.1±6.6）mm，成年女性的皮褶厚度正常范围是（21.5±6.9）mm，测得数值超过标准值的120%，则为肥胖。

8.2 腰臀比的计算

① 腰围的测量

腰围是经脐部中心的水平围长，可以评估腹部脂肪堆积程度。腰围的测量方法为被测者站立，双脚分开25～30cm，体重均匀分配，在呼气末、吸气未开始时用软尺测量经髂嵴点的腹部水平围长。腰围≥90cm（男性）和≥85cm（女性）即可判断为腹型肥胖，也叫中心性肥胖或苹果型肥胖。

② 臀围的测量

臀围是臀部向后最突出部位的水平围长，臀围的测量方法为被测者两腿并拢直立，两臂自然下垂，皮尺水平放在前面的耻骨联合和背后臀大肌最凸处，测量其围长。

③ 腰臀比计算方法

腰臀比可用于判断内脏脂肪的堆积状态，是腹型肥胖风险的重要监测指标。

计算公式为：腰臀比 = 腰围（cm）÷ 臀围（cm），当腰臀比≥0.90（男性）和≥0.85（女性）时，可诊断为中心性肥胖。

图1-8-2为腰围、臀围测量图。

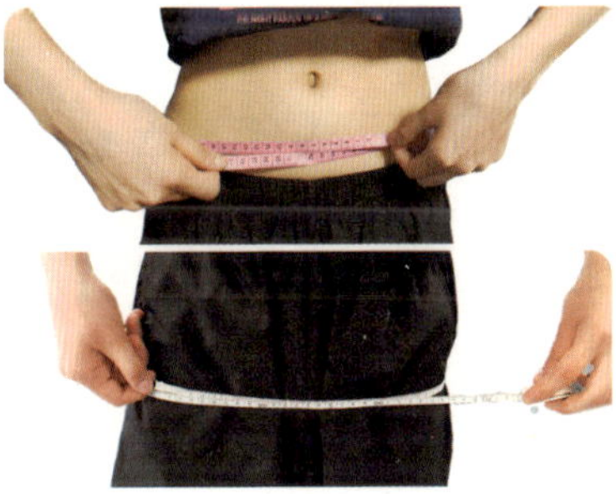

图1-8-2 腰围、臀围测量图

8.3 脂肪含量高有什么危害

脂肪含量过高会增加2型糖尿病、高血脂和高血压等代谢性疾病的患病风险，同时也是心血管疾病，如冠心病、心律失常、心衰及脂肪性肝病的重要诱因。脂肪堆积还与阻塞性睡眠呼吸暂停综合征、女性多囊卵巢综合征、不孕以及男性性激素异常密切相关。

因此，关注自己的腰围、臀围、腰臀比、皮褶厚度，是一个非常简单又实用的健康提醒。别等体重超标，才意识到该减肥了。每天花几分钟测一测腰围、看一看镜子里的自己，养成好习惯，身体自然会慢慢变得轻松、健康。

（陈娜/孙静）

9 身体的成分你了解吗?

当我们测量体重时，往往更多的是关注体重秤显示的数字。然而，体重数值仅能反映人体总质量，却无法揭示脂肪、肌肉、水分等组织的具体分布情况。同等体重下，体内成分的不同可能带来代谢疾病风险的差异，因此，我们要打破“体重即健康”的认知误区，透过数字表象来洞悉身体成分的真实构成。

9.1 什么是体成分

体成分是指人体中水分、肌肉、脂肪、无机盐等各组分的含量及其在人体总质量中所占的百分比，通常可分为脂肪组织和非脂肪组织两部分，其质量和分布情况与各年龄阶段人群的健康状况密切相关。其中体脂肪率是指人体脂肪与体重之百分比。即使两个体重完全相同的人，如果体成分结构不同，其健康状态也可能大相径庭。例如，一个人脂肪多、肌肉少，基础代谢率较低，运动能力差，疾病风险高；另一个人肌肉含量高、脂肪适中，代谢更好、精力更足，健康水平也更优。而健康的体重是脂肪、肌肉与水分比例协调、分布合理。图1–9–1为肥胖者体成分基本组成分析示例。

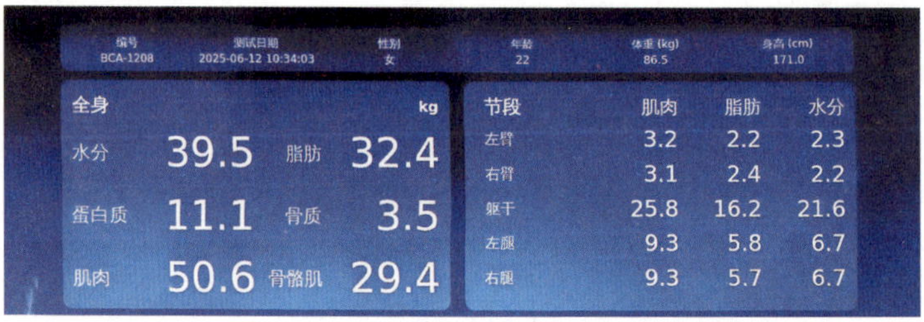

图1–9–1 肥胖者体成分基本组成分析示例

9.2 肌肉的含量

肌肉不仅是支撑身体运动的关键结构，也是影响基础代谢率、运动能力、血糖水平的核心要素。尤其在职场人群中，长时间久坐、缺乏力量训练极易导致肌肉流失。骨骼肌减少则可能引发一系列功能性问题，如体力不足、容易疲劳、平衡能力下降、腰背疼痛等。对于中老年人来说，骨骼肌质量下降更是跌倒、骨折和功能退化的主要原因之一。健康的体重管理不应减掉肌肉，而应努力维持或提升骨骼肌含量，这是提升健康质量的关键路径。

9.3 脂肪的含量

脂肪是体成分中最为人熟知的部分，它既是储能的载体，也参与体温调节、激素合成等生理功能。当脂肪比例过高，特别是内脏脂肪过多时，就会成为高血压、糖尿病、脂肪肝、心血管疾病等的高危因素。

常用体脂率来反映人体脂肪含量的多少，目前将成年人体脂率超过25%（男性）或者30%（女性）定义为体脂过多。但是评估脂肪不只是看体脂率，更要看脂肪分布的位置（图1-9-2）。与皮下脂肪相比，腹部深处包绕脏器的内脏脂肪更加危险，它与胰岛素抵抗、动脉粥样硬化等密切相关。在体成分报告中，内脏脂肪指数是一个不可忽视的指标，脂肪指数在1～9之间，属于正常范围。

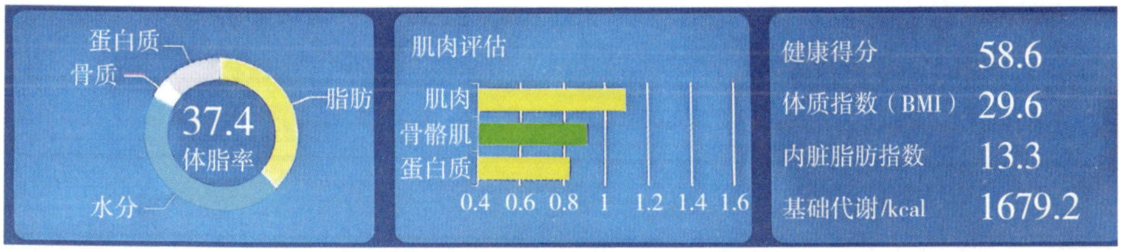

图1-9-2 肥胖者体成分分析结果示例

9.4 水分与骨量

正常成人身体水分含量占体重的55%～60%，而身体水分的正常比例对维持电解质平衡、代谢反应和体温调节具有重要作用。脱水会导致疲劳、代谢减缓，而水肿则可能提示血管功能异常或代谢障碍。体成分分析中，细胞内水和细胞外水的比例可用于评估水分代谢状态。

骨量则反映骨骼密度与结构强度，通常使用骨密度检查后的*T*值判断骨密度是否正常：*T*值＞–1为正常，在–2.5～–1之间为低骨量，≤–2.5且有一次或多次脆性骨折为严重骨质疏松症。尽管它在体重中所占比例较小，但对支撑肌肉与维持体态具有重要作用。特别是中老年人，应关注骨量下降带来的骨质疏松风险。

（陈娜/裴琛）

10 基础代谢率你会算吗？

现实生活中，有的人吃得不多却容易发胖，有的人吃得多但并不胖，在这里，我们需要弄清楚一个问题，人体每天到底需要多少能量？在人体健康管理的诸多指标中，基础代谢率是至关重要的一环。了解基础代谢率，能帮助我们揭开身体能量消耗的底层逻辑，为健康生活方式的规划奠定基础。

10.1 什么是基础代谢率

基础代谢率（BMR）是指人体在静息状态下维持生命活动所需的最低热量，包括心跳、呼吸、维持体温、细胞代谢等基本功能的能量支出。哪怕你整天躺着不动，身体也仍然在默默地消耗热量，这部分能量就是基础代谢所提供的。

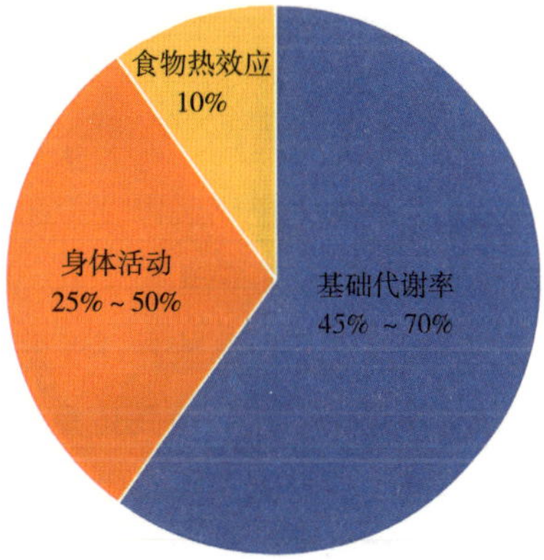

图 1-10-1 人体每日总能量消耗占比

基础代谢通常占人体每日总能量消耗的45%～70%（图1-10-1），也就是说，在每天消耗的热量中，大部分是用于维持生命本身。正确认识基础代谢率，有助于估算每日合理摄入热量，防止摄入过多，导致脂肪堆积。

10.2 如何计算基础代谢率

经典的哈里斯-本尼迪克特公式适用于大多数人基础代谢率的计算，公式为：

健康得分	58.6
体质指数（BMI）	29.6
内脏脂肪指数	13.3
基础代谢（kcal）	1679.2

图 1-10-2　人体成分分析获得基础代谢率结果示例

男性BMR=88.362+（13.397×体重kg）+（4.799×身高cm）-（5.677×年龄）；

女性BMR=447.593+（9.247×体重kg）+（3.098×身高cm）-（4.330×年龄）。

示例：25岁男性，身高170cm，体重为65kg，则其BMR=1633.072kcal/d。这表示即使他整天静坐不动，身体也需要约1633.072kcal来维持一天的基本运作。

此外也可通过人体成分分析报告结果获得基础代谢率（图1-10-2）。

10.3　基础代谢和肥胖

基础代谢率的高低决定了人体在静息状态下所消耗的最少能量，是影响个体能量平衡和体重变化的核心因素之一。在不进行其他额外活动的情况下，一个基础代谢率较高的人每天所消耗的能量明显多于基础代谢率较低的人。而影响这一差异的关键之一，正是身体的组成结构，尤其是肌肉与脂肪的比例。

从代谢活性来看，肌肉组织的代谢率远高于脂肪组织。即便在安静休息时，肌肉含量高的人也比肌肉较少的人拥有更高的能量消耗能力。这种静态燃脂的能力不仅有助于维持健康体重，更有利于防止热量转化为脂肪储存。

然而，许多人在减重过程中陷入少吃的误区。长期节食或极端控制热量摄入，虽然短期内可能看到体重下降，但这种方式往往伴随着肌肉组织的流失。当肌肉减少，身体的基础代谢率也随之降低，能量消耗水平下降。此时，身体进入一种低消耗、高储存的状态，即使摄入的热量并不高，也会迅速转化为脂肪储存，出现俗称的吃一点就胖现象，形成代谢减慢、脂肪积累、再节食、继续流失肌肉的恶性循环。因此，科学控制体重不仅要减少热量摄入，更要合理维持肌肉量，提升基础代谢。

（陈娜 / 裴琛）

11 基础代谢率是怎么来的?

人体代谢是指机体在生命活动过程中，对物质进行合成与分解、能量进行转化与利用的过程，是维持生命的基础生理过程。代谢率如同人体的能量发动机，决定着我们维持生命活动与日常消耗的能量速率。从静息时维持心跳呼吸的基础代谢，到运动、消化等带来的能量波动，它贯穿健康管理的全链条。了解代谢率机制，能帮我们揭开易胖易瘦的生理密码，让体重管理从盲目猜测走向科学调控。

11.1 能量是如何被“静悄悄”消耗的

我们通常认为只有在运动、劳动时才会消耗能量，但实际上，即使你什么都不做，你的身体也在持续不断地工作着。心脏每时每刻都在跳动，肺部每分钟吸入数升空气，大脑时刻处理内外信息，肝脏不停地解毒合成，肾脏调节体液平衡、排泄代谢废物等。这些无意识的生理活动，每时每刻都在悄悄消耗着能量。这部分最基础的能量支出，也正是我们所说的基础代谢率。它不受运动强度或饮食变化直接影响，是维持生命存在的最小能耗。

11.2 哪些是高能耗器官

你可能认为肌肉或脂肪是基础代谢的主力，其实不然。虽然它们体积庞大，占据了身体的绝大多数质量，但真正最耗能是大脑、肝脏、肾脏和心脏。数据显示，大脑仅占体重的2%左右，却消耗了大约20%的基础代谢能量；肝脏消耗约20%；肾脏与心脏加起来也接近20%。也就是说，这些重量加起来不到10%的器官，贡献了基础代谢总量中的将近60%。这些重要器官时刻都处于工作状态，例如肝脏解毒合成，肾脏滤过和重吸收，心脏泵血，大脑处理思维和神经信号等，每一项都是高频、高能耗的生命活动。

11.3 肌肉越多，代谢越高

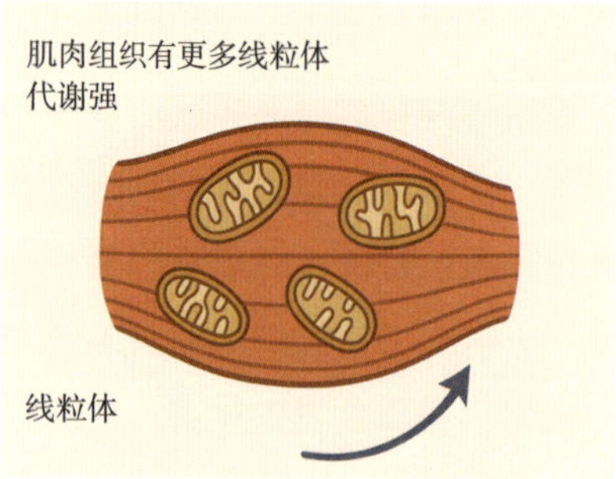

图1-11-1 肌肉组织的代谢

除了核心脏器，肌肉组织的代谢活跃性也是决定基础代谢的重要因素之一（图1-11-1）。相比脂肪组织，肌肉组织含有更多线粒体，而线粒体是细胞中制造能量的结构，能够使肌肉具备更强的代谢能力。每千克肌肉每天可消耗约13kcal的能量，而相同质量的脂肪组织每天仅消耗4.5kcal左右。

体重相同的两个人，肌肉比例高，相应的代谢率也会更高。如两位60kg的人，肌肉含量30%者比20%者，基础代谢每天多消耗60～100cal，相当于多走1000步。这意味着同等体重下，肌肉比例高的人更易保持身材，运动时能量消耗也更高效。优化身体的能量消耗模式，形成“肌肉量增加–代谢率提升–热量消耗增快”的良性循环，是实现科学体重管理与代谢健康的关键策略。

从能量角度来看，每个人都像一台机器，功率存在差异，但可以进行科学干预，通过增加肌肉、优化作息、合理营养等，逐步改善身体耗能模式，为更健康、可持续的体重管理打下基础。

（陈娜/孙静）

12 基础代谢率和体重有什么关系？

很多人以为，体重的增加或减少完全取决于吃了多少、动了多少。但事实上，隐藏在你每一餐饭背后的，还有一个更深层次的决定因素是基础代谢率。它就像一个能量调节阀，悄无声息地影响着你每天消耗的热量总量，进而影响你的体重变化。

12.1 什么是能量调节阀

想象一下，你的身体是一套供暖系统，而基础代谢率就是这套系统的最低恒温设置。这个设置高，你的身体全天自动燃烧的热量就多；这个设置低，你吃进去的热量就有可能无法消耗完，更容易堆积。即使摄入相同的食物，有的人身体像开大火炉，热量迅速被代谢掉；而另一些人则像开小火炉，热量用得慢，剩下的就被身体储存成脂肪。

这种设定，就是基础代谢在体重调节中的关键作用。它决定了你在静息状态下的热量消耗能力，也决定了身体每天默认的能量支出水平。

12.2 基础代谢对体重的影响

当你的基础代谢率较高时，身体即使无运动，消耗的热量也相应增多。这意味着你即使摄入正常热量，也不容易堆积脂肪。而在减重过程中，较高的基础代谢率还可以帮助你更快消耗摄入的多余能量，减轻热量盈余带来的负担。

举个例子：两位体重相同的人，一个基础代谢每天消耗1600kcal，一个只有

1300kcal。在摄入完全一样的情况下，前者每日比后者多消耗300kcal，长此以往，将直接反映为体重的差异。

12.3 体重变化对基础代谢的影响

体重的改变也会影响基础代谢率本身。当你体重增加，特别是器官负荷增加时，身体需要更多能量维持运作，基础代谢率可能上升；但如果减重过程中方式不当，特别是肌肉大量流失，基础代谢率也会随之下降，这就容易出现越减越难减现象。这就是节食减重初期效果明显，但到后期体重开始“停滞”甚至反弹的根本原因之一。因为你的能量调节阀被调低了，身体进入节能模式，燃烧热量的能力下降了。

要想持续控制体重，关键不是一时吃得少，而是要维持甚至提高身体的基础代谢率。规律作息、足够睡眠、进行哑铃等抗阻训练、摄入优质蛋白、避免过度节食等，都是维护调节阀正常运行的重要方式（图1-12-1）。

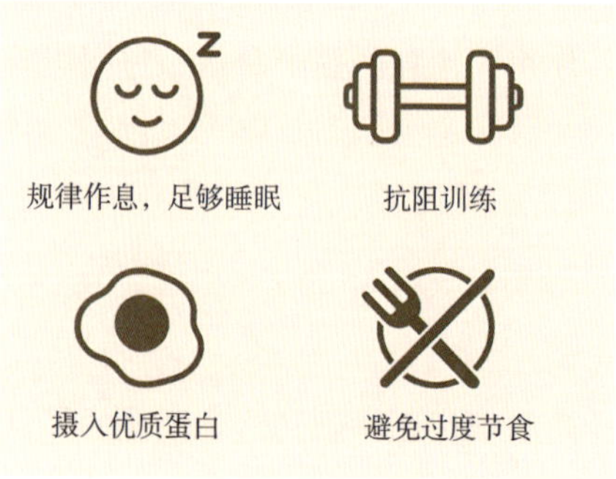

图1-12-1 维护调节阀正常运行的方式

（陈娜 / 孙静）

13 摄入热量差是什么?

许多体重管理者在实践中常常会遇到困惑，摄入量的减少、运动强度的提升，但体重仍无明显下降，这究竟是为什么？要解答这些疑问，我们必须先理解一个核心概念——摄入热量差，也就是你每天吃进去的热量与消耗掉的热量之间的差值。

13.1 什么是摄入热量差

摄入热量差是指每日摄入热量与每日总消耗热量之间的差值，即摄入热量差＝每日摄入总热量－每日总消耗热量。这个差值若为正，即摄入量大于消耗量，多余的热量就会被身体储存，主要以脂肪的形式积累，体重会逐渐上升；若为负，即消耗量大于摄入量，身体就会动用储存能量，主要是脂肪，体重就会逐渐下降；如果差值接近于零，说明你摄入多少就用掉多少，体重趋于稳定。因此，调节热量差，是所有体重管理干预策略的核心目标。热量差的调节，主要通过控制摄入与增加消耗两个维度进行操作。

13.2 每日摄入热量

我们每天所摄入的能量，主要来自食物中的三大营养素：碳水化合物、蛋白质和脂肪。这三类营养物质在体内被分解后，分别释放出不同数量的热量：

（1）碳水化合物：每克可提供约4kcal热量，是人体最直接、最优先使用的能量来源，广泛存在于米饭、面条、面包、土豆、水果等食物中。

（2）蛋白质：每克也可提供约4kcal热量，不仅参与能量供应，更重要的是维持肌肉、酶、激素等组织的合成，主要来源包括肉类、蛋类、奶类、大豆制品等。

（3）脂肪：每克可提供高达9kcal热量，是能量最密集的营养素，储能能力强，但摄入过多容易造成能量过剩。常见于油脂、坚果、奶油、肥肉、油炸食品中。

日常饮食中，这三类营养素通常同时存在于一顿饭中。例如，一个看似简单的早餐——一个鸡蛋、一杯牛奶、两片全麦面包，就已经包含了适量的蛋白质、碳水化合物和脂肪，整体热量在350～400kcal，约占普通成年人每日推荐总能量摄入的五分之一。

13.3 每日消耗热量

我们的总能量消耗通常包括三部分：

（1）基础代谢率（BMR）：维持生命活动所需热量，占总消耗的45%～70%；

（2）身体活动消耗（PA）：包括行走、运动、站立、劳动等，一般占25%～50%；

（3）食物热效应（TEF）：食物消化、吸收过程中产生的热量，一般占10%左右。

例如，一个普通办公室女性，BMR约1300kcal/d，加上日常通勤、走动等轻度活动，总日消耗可能在1700～2000kcal/d之间。如果她每天饮食摄入超过这个范围，热量就会过剩，转化为脂肪储存。

13.4 如何调节热量差?

在体重管理中，摄入热量差可以通过两个方式调整。

① 控制摄入

通过降低热量密度、提升营养质量，使个体在满足饱腹感与营养需求的同时，避免摄入过多能量。高糖、高脂、高热量的食物，如油炸食品、奶油蛋糕、含糖饮料、加工零食具有较高热量，应选择低能量密度但营养丰富的食物，如新鲜蔬菜和水果、全谷物和杂粮类、优质蛋白、适量健康脂肪等（图1-13-1）。此外，控制摄入还需注意饮食行为管理，如细嚼慢咽、定时定量、避免边吃边看等，以增强饱腹感，防止无意识进食。

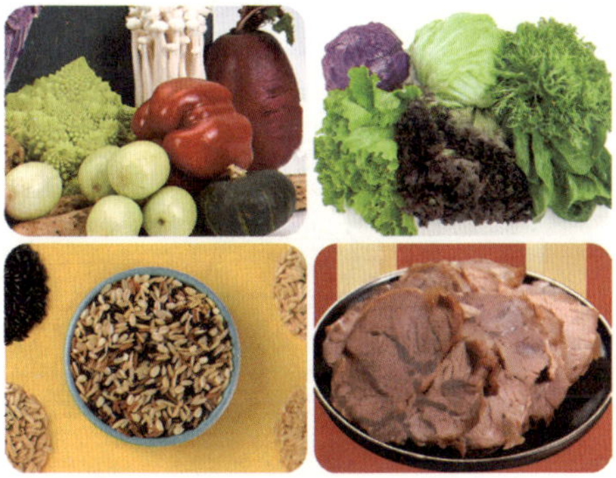
图1-13-1 低能量密度食物示例

② 增加消耗

通过规律快走、慢跑、骑自行车、游泳、有氧操等有氧运动，提升活动量，间接提升基础代谢；同时通过深蹲、哑铃、弹力带练习等抗阻训练维持或增加肌肉量，提高静息消耗水平。此外规律的运动还有助于提升睡眠质量和心理状态，从多方面支持体重管理。

（陈娜/裴琛）

14 谁影响了基础代谢率？

基础代谢率默默决定着每日热量的基础消耗，然而，这一关键指标并非一成不变，会被众多因素影响。从人体内在的生理特征、体成分构成，到调节生命活动的激素水平，再到外界环境的温度变化，这些因素或相互交织，或单独作用，共同塑造着每个人特有的基础代谢率。

14.1 体型与体成分

体型大小会直接影响基础代谢率。体型较大的人通常具有更大的体表面积，为了维持体温恒定、支持器官功能和血液循环，其基础代谢所需的能量也相应增加。例如，瘦高型个体由于散热面积较大，其能量需求往往高于矮胖型个体。

身体成分的不同也是决定基础代谢差异的关键因素之一。人体的主要成分包括脂肪组织和瘦体重组织，后者包括肌肉、骨骼、内脏器官、神经系统和血管等代谢活跃组织。瘦体重是基础代谢的主要驱动者，其代谢活性远高于脂肪组织，约占基础代谢能量消耗的70%。特别是肌肉组织含水量高、线粒体密度大，持续参与蛋白质合成、能量转化等过程，即使在安静状态下也在不断消耗热量。因此，瘦高的人基础代谢高于矮胖的人。

14.2 年龄

基础代谢率并不会一成不变，随着年龄的增长，它会逐年降低。成年人30岁后，基础代谢率平均每10年下降约1%~2%；进入老年期后，下降速率加快，可能每10年减少3%~5%。这也是很多人步入中年后，即便饮食未变，体重却悄然上升的原因。

14.3 性别

在相似年龄和体型条件下，男性基础代谢率普遍高于女性，主要原因是男性肌肉比例更高，脂肪含量较低，睾酮等雄激素促进蛋白合成与能量消耗。

然而，妊娠期女性例外。为了满足胎儿生长、羊水维持与胎盘构建等需要，孕期女性基础代谢率平均提高15%～20%，个别可升高至原来的130%。这是一种生理性的代谢提升。

14.4 激素

多种激素参与调控细胞的新陈代谢、能量合成与分解过程，其功能异常可引起基础代谢剧烈波动。

① 甲状腺激素

甲状腺激素可调控全身代谢速度。甲亢患者基础代谢显著升高，表现为消瘦、出汗、易饥饿；甲减则导致代谢减慢、体重上升。

② 肾上腺激素

肾上腺素和皮质醇，参与应急代谢与糖脂代谢调节；生长激素、胰岛素、胰高血糖素等也共同参与基础代谢的长期调控。

14.5 应激状态与环境

当身体遭遇外部或内部压力时，基础代谢率会短期迅速提升以应对挑战。体温每升高1℃，基础代谢率可上升10%～13%；外伤、手术恢复、急性感染等皆会导致代谢需求增加；心理应激、焦虑、紧张时，交感神经兴奋、激素升高，也会激发短期代谢上行；寒冷气候会增强机体产热需求，提高基础代谢率；长时间体力活动或规律锻炼可通过提升肌肉比例间接提高基础代谢率；睡眠不足、昼夜节律紊乱，会破坏代谢平衡，降低基础代谢率。

这些环境与状态因素虽然多为短期变量，但频繁出现或长期存在，将持续干扰个体的代谢稳定性，对体重管理构成挑战。

（陈娜 / 孙静）

第二章

身体评估篇

1 哪些体检指标与体重有关？

体重管理不仅是控制体重值，更是通过多种指标全面评估和改善健康状况的过程。定期检测这些指标，能够帮助我们更科学地进行体重管理，控制或预防相关慢性疾病。

1.1 与体重相关的生化指标

❶ 血糖指标

《中国2型糖尿病防治指南（2020年版）》指出，超重和肥胖是2型糖尿病的重要危险因素。空腹血糖≥6.1mmol/L、糖负荷后2h血糖≥7.8mmol/L或糖化血红蛋白≥6.5%，可认定为血糖异常。长期血糖异常可能导致2型糖尿病的发生，伴随着超重和肥胖。

（1）空腹血糖：是指人体经过连续8～12h禁食后的血糖水平，是评估基础血糖状态和糖代谢功能的基本指标。

（2）糖负荷后2h血糖：是指人体摄入一定量碳水化合物2h后的血糖水平，反映机体对糖的处理能力。

（3）糖化血红蛋白：是指血红蛋白与血液中的葡萄糖在不依赖酶的情况下结合形成的稳定产物，反映近2～3个月的平均血糖水平。

❷ 血脂指标

《中国血脂管理指南（2023年）》指出，BMI≥28.0 kg/m²是血脂异常的重要危险因素。总胆固醇≥5.2mmol/L、甘油三酯≥1.7mmol/L、高密度脂蛋白胆固醇＜1.0mmol/L或低密度脂蛋白胆固醇≥3.4mmol/L，可认定为血脂异常。

（1）总胆固醇：指血浆中所有形式胆固醇的总和，是评估体内胆固醇总负荷的重要指标。

（2）甘油三酯：是由一分子甘油与三分子脂肪酸组成的脂类物质，为体内最主要的能量储存形式之一，升高常提示动脉粥样硬化、胰腺炎等风险。

（3）高密度脂蛋白胆固醇：是高密度脂蛋白所携带的胆固醇，参与逆向胆固醇转运过程，具有抗动脉粥样硬化作用，故常被称为好胆固醇。

（4）低密度脂蛋白胆固醇：是低密度脂蛋白中所含的胆固醇，是血浆中最主要的胆固醇携带形式，能将胆固醇输送至全身各组织。当其水平升高时，引发动脉粥样硬化等心血管疾病，因此被称为坏胆固醇。

3 肝功能指标

《肥胖症诊疗指南（2024年版）》指出，肥胖是非酒精性脂肪性肝病的主要危险因素。谷丙转氨酶男性＞40U/L、女性＞35U/L提示肝功能异常。

（1）谷丙转氨酶：又称丙氨酸氨基转移酶，主要存在于肝细胞的胞浆中。谷丙转氨酶对肝细胞损伤极为敏感，是临床上反映肝功能和肝细胞受损程度的常用指标。

（2）谷草转氨酶：又称天冬氨酸氨基转移酶，广泛分布于心肌、肝脏、骨骼肌、肾脏和红细胞等组织的细胞线粒体和胞浆中。其虽不是肝脏特异性酶，但在肝细胞严重损伤或心肌损害时血中浓度显著升高。

4 肾功能指标

《中国慢性肾脏病早期评价与管理指南》指出，肥胖是慢性肾脏病的独立危险因素。超重肥胖者通常伴随着尿酸水平升高，男性>420μmol/L，女性>360μmol/L，提示痛风风险。

（1）尿酸：是嘌呤类化合物代谢的最终产物，在肝脏合成后经血液运输至肾脏，通过尿液排出体外。

（2）血肌酐：是肌酸在肌肉中分解产生的代谢终产物，经血液循环运输至肾脏，后排出体外。

图2–1–1为相关指标体检单示例。

	中文名称	英文名称	结果	状态	参考值
1	★葡萄糖	Glu	4.5		3.9 ~ 6.1
2	★钠	Na	139		137 ~ 147
3	★钾	K	4.30		3.5 ~ 5.3
4	★氯	CL	103		99 ~ 110
5	总二氧化碳	TC02	28.4		21 ~ 31
6	★丙氨酸氨基转移酶	ALT	22		7 ~ 40
7	★天冬氨酸氨基转移酶	AST	17		13 ~ 35
8	*总胆红素	T-Bil	11.2		3.4 ~ 23.3
9	*碱性磷酸酶	ALB	82		35 ~ 100
10	★总蛋白	TP	75.1		65 ~ 85
11	★白蛋白	ALB	43.9		40 ~ 55
12	★ γ-谷氨酰转移酶	γ-GT	16		7 ~ 45
13	球蛋白	GLB	31		20 ~ 40
14	肌酸激酶-MB	CK-MB	6		≤25
15	★糖化白蛋白浓度	GA	0.453		
16	白蛋白浓度(p)	ALB-P	4.20		
17	★尿素	Urea	4.7		2.6 ~ 7.5
18	★肌酐	Cr	68		53 ~ 97
19	★尿酸	UA	404	↑	155 ~ 357
20	★总胆固醇	T-CHO	4.37		<5.18
21	★甘油三酯	TG	1.31		<1.7

图 2-1-1　体检单

1.2　与体重相关的内分泌指标

❶ 甲状腺功能

甲状腺功能五项指标是甲状腺功能检查的基本项目。

（1）促甲状腺激素：由垂体前叶分泌的一种糖蛋白激素，是评价甲状腺功能最敏感的指标。

（2）甲状腺素：是甲状腺合成和分泌的主要激素，占甲状腺激素总量的90%以上，维持机体基础代谢和促进生长发育。

（3）三碘甲状腺原氨酸：是血中未与蛋白结合的甲状腺素形式，生物活性最强，反映机体甲状腺激素的即时作用水平，直接影响代谢调节。

（4）游离甲状腺素：是血液中未与蛋白结合的甲状腺素形式，甲状腺分泌的主要激素之一，参与调控基础代谢率、蛋白质合成及能量代谢。

（5）游离三碘甲状腺原氨酸：是甲状腺激素中活性最强的一种，约20%由甲状腺直接分泌，其余大部分由外周组织对甲状腺素脱碘生成，参与能量代谢。

❷ 性激素水平

（1）雌二醇：雌二醇是雌激素中生物活性最强的一种，主要由卵巢颗粒细胞分泌，少量由肾上腺和脂肪组织转化生成。在女性中调控月经周期、维持生殖器官发育与功能、促进第二性征形成，并对骨代谢、脂代谢等具有重要影响。

在男性中，雌二醇参与精子产生与骨代谢调控。

（2）睾酮：人体内主要的雄激素，约95%由睾丸间质细胞分泌。在男性中促进第二性征形成、性器官发育、肌肉增长、骨骼强度和性功能维持等。在女性中，参与雌激素合成前体及维持性欲、骨代谢等功能。

（任源源/孙静）

2 体重管理体检指标你会解读吗？

正确解读这些指标，可以帮助我们及时发现健康风险，制定个性化的体重管理策略。体重管理的目标不仅是追求体重值，更重要的是改善这些健康指标，降低疾病风险，提高生活质量。

2.1 与体重相关的生化指标解读

❶ 血糖指标解读

（1）空腹血糖与糖负荷后2h血糖的糖代谢状态分类（表2-2-1）：

表2-2-1 糖代谢状态分类

糖代谢状态	静脉血浆葡萄糖 /（mmol/L）	
	空腹血糖	糖负荷后 2h 血糖
正常血糖	＜ 6.1	＜ 7.8
空腹血糖受损	≥ 6.1 且＜ 7.0	＜ 7.8
糖耐量减低	＜ 7.0	≥ 7.8 且＜ 11.1
糖尿病	≥ 7.0	≥ 11.1

空腹血糖受损和糖耐量减低统称为糖调节受损，也称糖尿病前期；空腹血糖正常参考范围下限通常为3.9mmol/L。对于糖尿病患者，空腹血糖低于3.9mmol/L时，认定为低血糖。而对于非糖尿病患者，空腹血糖低于2.8mmol/L且伴有嗜睡、意识模糊、抽搐等症状，补糖后症状缓解，可认定为低血糖。

（2）糖化血红蛋白：根据世界卫生组织诊断标准，具有多饮、多食、多尿和不明原因体重下降等典型糖尿病症状且伴有糖化血红白蛋白≥6.5%，可诊断为糖尿病。

② 血脂指标解读

根据《中国成人血脂异常防治指南》，总胆固醇、甘油三酯、低密度脂蛋白胆固醇和高密度脂蛋白胆固醇的合适水平如表2–2–2所示。

表2–2–2 血脂合适水平和异常分层标准　　单位：mmol/L

分层	总胆固醇	甘油三酯	低密度脂蛋白胆固醇	高密度脂蛋白胆固醇
理想水平			<2.6	
合适水平	<5.2	<1.7	<3.4	
边缘升高	≥ 5.2 且 <6.2	≥ 1.7 且 <2.3	≥ 3.4 且 <4.1	
升高	≥ 6.2	≥ 2.3	≥ 4.1	
降低				<1.0

减轻体重可有效改善血脂谱，特别是降低甘油三酯和提高高密度脂蛋白胆固醇水平。

③ 肝功能指标解读

肝功能异常是超重和肥胖的常见并发症，主要表现为转氨酶升高，转氨酶持续升高提示肝细胞可能受到了某种程度的损伤。表2–2–3为谷丙转氨酶和谷草转氨酶正常范围。

表2–2–3 谷丙转氨酶和谷草转氨酶正常范围

项目	男性 /（U/L）	女性 /（U/L）
谷丙转氨酶	5 ~ 40	5 ~ 35
谷草转氨酶	0 ~ 40	0 ~ 35

转氨酶水平会受剧烈运动、饮酒、药物、溶血等影响，建议空腹抽血、避免剧烈运动后检测，以减少假性升高。

④ 肾功能指标解读

《中国慢性肾脏病早期评价与管理指南》提供了以下参考标准，如表2–2–4所示。

表2-2-4 血肌酐及尿酸正常范围

项目	男性 /（μmol/L）	女性 /（μmol/L）
血肌酐	57 ~ 97	41 ~ 81
尿酸	202 ~ 416	142 ~ 339

男性尿酸>420μmol/L，女性尿酸>360μmol/L，为高尿酸血症。血肌酐升高提示肾损伤可能。

2.2 与体重相关的内分泌指标解读

❶ 甲状腺功能指标解读

（1）促甲状腺激素：正常范围0.27 ~ 4.2mIU/L，反映甲状腺功能的敏感指标。升高常见于原发性甲减、甲状腺激素抵抗综合征等；降低常见于甲亢、过量应用甲状腺激素等。

（2）甲状腺素：正常范围66 ~ 181nmol/L。升高常见于甲亢、甲状腺激素不敏感综合征、多结节性甲状腺肿等；降低常见于甲减、应用抗甲状腺药物等。

（3）三碘甲状腺原氨酸：正常范围1.29 ~ 3.73nmol/L，诊断甲状腺功能亢进的灵敏指标。升高常见于甲亢、甲状腺激素不敏感综合征、多结节性甲状腺肿等；降低常见于甲减、应用抗甲状腺药物等。

（4）游离甲状腺素：正常范围10.3 ~ 25.7pmol/L，直接反映甲状腺功能状态。升高常见于甲亢、甲状腺激素不敏感综合征、多结节性甲状腺肿等；降低常见于甲减、应用抗甲状腺药物等。

（5）游离三碘甲状腺原氨酸：正常范围3.1 ~ 9.1pmol/L，诊断甲亢的灵敏指标。升高常见于甲亢、甲状腺激素不敏感综合征等；降低常见于甲减、应用抗甲状腺药物等。

❷ 性激素水平解读

（1）雌二醇：男性正常范围40 ~ 160pmol/L。女性根据月经周期变化，卵泡期70 ~ 530pmol/L；排卵期220 ~ 1900pmol/L；黄体期160 ~ 770pmol/L；绝经后＜110pmol/L。升高常见于雌激素依赖性肿瘤、多囊卵巢综合征等；降低常见于卵巢功能减退、垂体功能减退、长期过度运动或体重过低。

（2）睾酮：正常范围成年男性是9～27nmol/L，老年男性6～20nmol/L；育龄期女性0.3～2.6nmol/L，绝经后女性0.2～1.2nmol/L。男性睾酮升高常见于青春期提前、类固醇使用等；降低常见于性腺功能减退、老年男性睾酮缺乏症。女性睾酮升高常见于多囊卵巢综合征、肾上腺或卵巢肿瘤；降低常见于极度营养不良或垂体功能减退。

（任源源/孙静）

3 骨密度你测过吗?

骨密度是指单位体积骨组织中的矿物质含量，主要反映骨骼的强度和质量。骨密度越高，骨头中的矿物质越丰富，骨骼就越坚硬、越不容易发生骨折；反之，骨密度降低则意味着骨骼变得脆弱，更容易受伤或罹患骨质疏松症。骨密度测量是评估骨骼健康的重要手段，对于预防和诊断骨质疏松症具有关键作用。了解骨密度测量方法和结果解读，对于科学体重管理和健康维护至关重要。

3.1 骨密度测量方法

❶ 双能X线吸收测定法

双能X线吸收测定法是目前公认的骨密度测量金标准。通过两种不同能量的X线束穿透人体组织时衰减程度的差异，区分骨组织和软组织，从而精确测量骨矿物质含量。常规测量部位包括腰椎L1～L4、股骨颈、全髋和前臂远端1/3处。其中，腰椎和髋部是最常用的测量部位，因为这些部位最容易发生骨质疏松性骨折。

❷ 超声骨密度检测

超声骨密度检测是一种无辐射、便携、成本较低的骨密度筛查方法。通过测量超声波通过骨骼的速度和衰减程度，间接评估骨密度和骨质量。常用于大规模人群筛查，特别是基层医疗机构和社区健康服务中心，对于筛查结果异常者，建议进一步进行双能X线吸收测定法检查确诊。

❸ 定量计算机断层扫描

定量计算机断层扫描是一种利用X线计算机断层成像技术对骨密度进行定量评估的方法。它可以分别测量松质骨和皮质骨的密度，提供三维图像信息，有助于更精确地评估骨骼结构和骨强度。但由于其辐射剂量相对较高、设备成本较大，主要应用于科研或特殊临床场景。

3.2 骨密度测量结果解读

❶ *T*值与*Z*值的含义

（1）*T*值：与同性别年轻人平均骨密度的标准差比较。*T*值反映的是骨量相对于峰值骨量的损失程度，是诊断骨质疏松症的主要依据。

（2）*Z*值：与同年龄、同性别人群平均骨密度的标准差比较。*Z*值反映的是骨量相对于同龄人的差异，主要用于评估是否存在继发性骨质疏松。

❷ 骨密度测量结果分类

（1）正常骨量：*T*值≥–1.0。

（2）骨量减少：–2.5<*T*值<–1.0。

（3）骨质疏松：*T*值≤–2.5。

（4）严重骨质疏松：*T*值≤–2.5，并已发生一处或多处脆性骨折。

性别：男性　　送检医生：
年龄：56.6　　主管医生：
体重：　　操作员：
身高：
BMI:

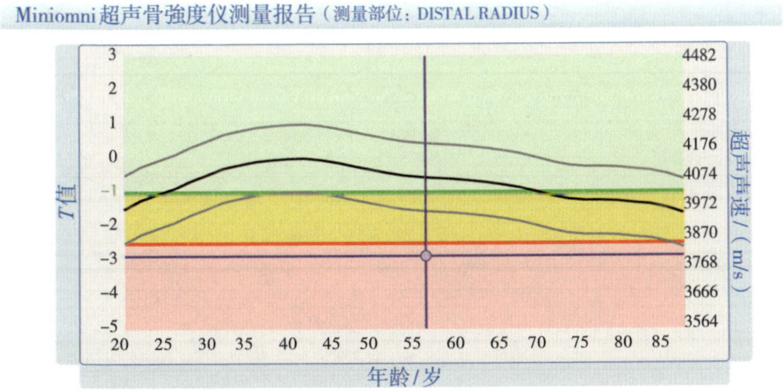

SOS结果：3807（m/s）
*T*值：–2.9（与健康成年人群峰值年龄段平均值的标准差差值）
*Z*值：–2.3（与同龄人群平均值的标准差差值）

图 2-3-1　超声骨密度测量报告示意图

如图2-3-1所示结果，T值为–2.9，≤–2.5，为骨质疏松。

需要注意的是，对于儿童、绝经前女性和50岁以下男性，建议使用Z值评估骨密度。如果Z值≤–2.0，应考虑“低于预期年龄的骨量”，并进一步排查继发性原因。

3.3 哪些人需要测量骨密度

❶ 年龄因素

（1）65岁及以上女性和70岁及以上男性，均建议进行骨密度检测。

（2）绝经后女性和50～69岁男性，如有骨质疏松危险因素，建议进行骨密度检测。

❷ 风险因素

（1）低体重或体重显著减轻。

（2）长期使用糖皮质激素。

（3）有脆性骨折史或家族史。

（4）45岁之前绝经或闭经超过1年。

（5）吸烟、过量饮酒、缺乏运动等不良生活方式。

（6）患有如类风湿关节炎、甲状腺功能亢进、慢性肾病等疾病。

（任源源/孙静）

4 骨质疏松症危险吗？

骨质疏松症是一种以骨量低下、骨组织微结构损坏，导致骨脆性增加，易发生骨折为特征的全身性骨病。骨质疏松症可发生于任何年龄，但多见于绝经后女性和老年男性。全国骨质疏松症流行病学调查显示，65岁以上人群骨质疏松症患病率为32%，其中女性为51.6%，男性为10.7%。根据《原发性骨质疏松症诊疗指南（2022）》，目前我国骨质疏松症患病人数约为九千万，其中女性约七千万。骨质疏松被称为沉默的杀手，是第四位常见的慢性疾病，也是最常见的骨骼疾病。图2-4-1为正常骨质与疏松骨质对比图。

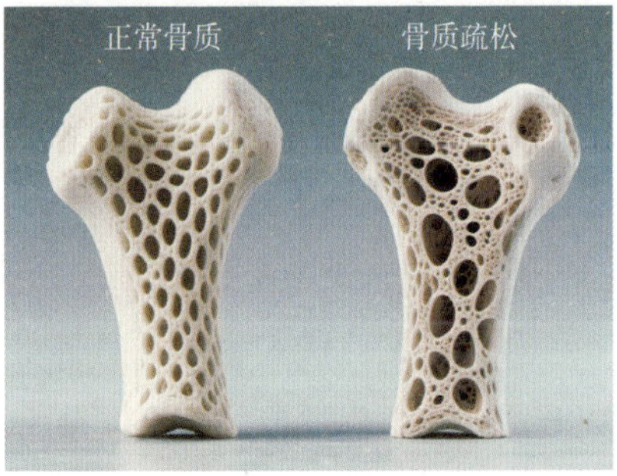

图2-4-1　正常骨质与骨质疏松对比图

4.1　骨质疏松症的严重后果——骨质疏松性骨折

骨质疏松性骨折是指受到轻微创伤即发生的骨折，是骨质疏松症的最严重后果，常见部位包括椎体、前臂远端、髋部、肱骨近端和骨盆等。

❶ 椎体骨折——最常见

椎体骨折是骨质疏松性骨折最常见的骨折，约占所有骨质疏松性骨折的40%。全国随机抽样研究表明，我国40岁以上人群椎体骨折的患病率男性为10.5%，女性为9.5%，椎体骨折的防治对于男、女两性同等重要。

❷ 髋部骨折——最严重

发生髋部骨折后1年内，约20%的患者可能死于各种并发症，如股骨头坏死，坠积性肺炎，泌尿系统感染等；约50%的患者致残，生活质量明显下降。而且，骨质疏松症及骨折的医疗和护理，还会造成沉重的家庭和社会负担。

4.2 骨质疏松症怎么防治

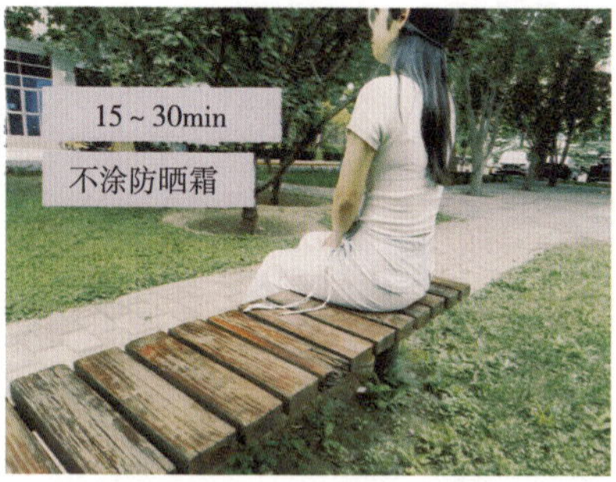

图2-4-2 充足日照示意图

❶ 调整生活方式

（1）加强营养，均衡膳食。

（2）戒烟、限酒、避免过量饮用咖啡及碳酸饮料。

（3）充足日照，每天晒太阳15～30min，不涂防晒霜（图2-4-2）。

（4）规律运动。

（5）预防跌倒，避免骨折，如清除室内障碍物，使用防滑垫，安装扶手等。

❷ 补充钙和维生素D，维持骨健康

（1）钙剂：成人推荐每日钙摄入量为800mg，50岁以上中老年、妊娠中晚期及哺乳期人群推荐每日摄入量为1000～1200mg。目前尚无充分证据表明单纯补钙可以代替抗骨质疏松药物治疗。

（2）维生素D：对于骨质疏松症患者，血清25OHD水平需长期维持在30μg/L以上。可每日口服维生素$D_3$1000～2000U，如不能使25OHD水平达到30μg/L以上，可遵医嘱适当增加剂量。

❸ 定期检查

（1）每年检测一次骨密度，查血钙和维生素D水平。

（2）如果身高变矮超过2cm或背痛加重，及时拍片检查是否新发骨折。

❹ 已有骨质疏松症（*T*值≤-2.5）或已发生过脆性骨折，及时就医并遵医嘱服用抗骨质疏松症药物

（任源源/孙静）

5 肌力能测吗？

肌力是指肌肉收缩产生的最大力量，反映了肌肉的功能状态，是评估身体功能状态的重要指标，与日常生活能力、运动表现和健康状况密切相关。定期测量肌力，有助于了解肌肉力量是否充足、是否存在减退趋势，从而科学调整训练计划，预防肌力下降带来的功能障碍与慢病风险。

5.1 肌力与体重的关系

首先，肌肉是人体最主要的代谢活跃组织，肌力越强，基础代谢率越高，有利于能量消耗和体重控制。每增加1kg肌肉，每天可多消耗约13kcal热量。其次，良好的肌力可提高运动能力和耐力，有利于进行更高强度、更长时间的运动，从而增加能量消耗。此外，肌力训练还能改善胰岛素敏感性，优化糖脂代谢，对于预防和改善代谢综合征、2型糖尿病等疾病具有重要意义。

5.2 常见肌力测试方法

❶ 握力测试

握力反映人体前臂和手部肌肉力量，是评价肌肉力量的常用指标。

（1）测量方法：受试者身体直立，两脚自然分开，与肩同宽，两臂斜下垂，掌心向内，手握测力计，用最大力量握紧，记录显示的数值。每手测试2次，取最大值，以千克为单位，精确到小数点后一位（图2-5-1）。

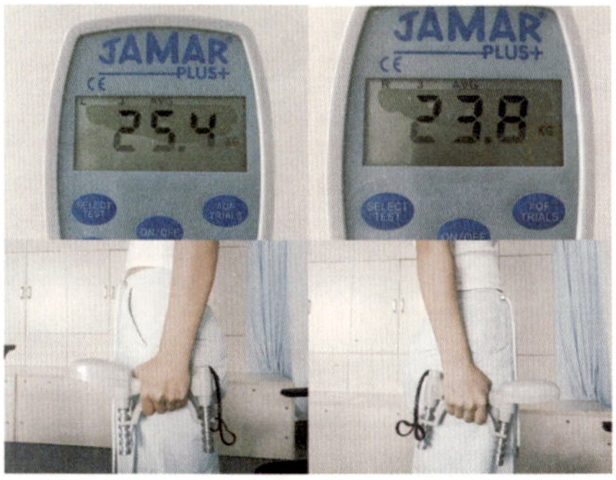

图 2-5-1 握力测试方法示意图

（2）注意事项：测试时禁止摆臂、下蹲或将握力计接触身体；每次测试前，须清空回零。

❷ 背力测试

背力反映人体腰背部肌肉力量，适用于20～39岁人群测试。

（1）测试方法：受试者直立在背力计的底盘上，两脚尖分开约15cm，两臂和两手伸直下垂于同侧大腿的前面。测试时，受试者两臂伸直，掌心向内，紧握握柄，两腿伸直，上体绷直抬头，尽全力做背伸动作。测试2次，记录最大值，以千克为单位，不计小数。

（2）注意事项：测试前，受试者应做好准备活动；测试时，受试者不能屈肘、屈膝；每次测试前，须清空回零。

❸ 纵跳测试

纵跳反映人体下肢肌肉爆发力，适用于20～34岁人群测试。

（1）测试方法：受试者踏上纵跳板，双足自然分开，呈直立姿势，准备测试。测试开始后，受试者屈膝半蹲，双臂尽力后摆，然后向前上方快速摆臂，双腿同时发力，尽力垂直向上跳起。当受试者落回纵跳板后，显示屏显示出测试数值。测试2次，记录最大值，以厘米为单位。

（2）注意事项：起跳时，受试者双腿不能移动或有垫步动作；起跳后至落地前，受试者不能出现屈髋、屈膝等动作；如果受试者没有落回到纵跳板上，测试失败，需重新测试；每次测试前，须清空回零。

（任源源 / 孙静）

6 你的力气有多大？

力量是人体基本的运动素质之一，不仅关系到日常生活能力，也与健康状况和体重管理密切相关。了解自己的力量水平，可以帮助我们制定更科学的锻炼计划，实现健康的体重管理目标。那么，如何评估自己的力量水平？不同人群的力量标准是什么？

6.1 最大肌力测试

最大肌力是指肌肉或肌群在单次收缩中能产生的最大力量，通过一次性最大重量（1RM）测试来评估。有别于握力测试等肌力测试方法，1RM量化个体绝对力量水平，用于精准制定训练强度，评估训练效果，预测运动表现及损伤风险，为科学训练提供核心依据。

如一个人在做哑铃负重臂屈伸时，其最大负荷为20kg，且只能重复一次，那么，20kg就是他的负重臂屈伸的1次最大重复负荷（1RM）。如果他能以15kg的负荷最多重复8次负重臂屈伸，那么，15kg就是他负重臂屈伸的8次最大重复负荷（8RM）。

❶ 测试动作

（1）卧推：评估上肢力量。

（2）深蹲：评估下肢力量。

（3）硬拉：评估全身力量。

❷ 测试方法

选择一个重量，尝试完成一次动作。如果成功，增加重量后再次尝试；如果失败，减少重量后再次尝试。通过多次尝试，找到能够完成一次但无法完成两次的最大重量，即为1RM（图2-6-1）。

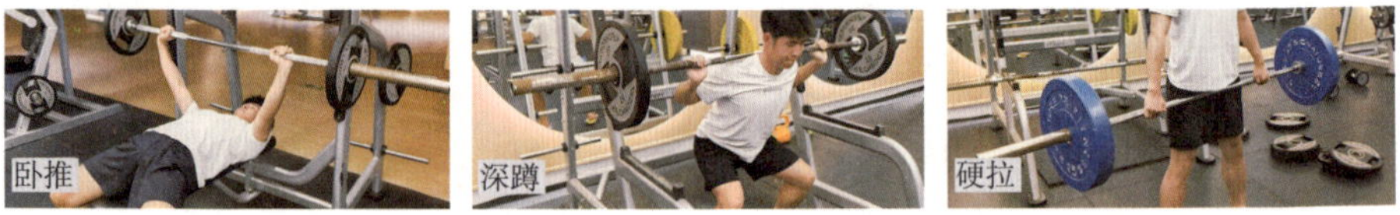

图 2-6-1 最大肌力测试方法示意图

③ 注意事项

1RM测试有一定风险，测试前应充分热身，先做5min低强度有氧运动提升心率，再针对测试集群进行动态拉伸，需在专业人员指导和保护下进行。

6.2 如何用握力判断自己的力量水平

由于肌肉量、激素水平等生理差异，男性和女性的握力标准存在明显区别。因此，判断个体力量水平时，必须严格参照基于性别划分的数据。表2-6-1、表2-6-2提供了不同年龄段男性和女性握力值的参考范围，可用于初步评估自身力量所处的水平。

表2-6-1 男性握力评分表

单位：kg

年龄（岁）	得分				
	5分（优秀）	4分（良好）	3分（合格）	2分（较差）	1分（差）
20～24	>56	49～55	44～48	37～43	30～36
25～29	>58	51～57	45～50	38～44	33～37
30～34	>58	51～57	45～50	38～44	32～37
35～39	>57	51～57	45～50	37～44	31～36
40～44	>57	50～57	44～49	37～43	30～36
45～49	>55	49～55	43～48	36～42	29～35
50～54	>53	46～53	41～45	33～40	27～32
55～59	>51	44～51	39～43	32～38	26～31

表2-6-2 女性握力评分表

单位：kg

年龄（岁）	得分				
	5分（优秀）	4分（良好）	3分（合格）	2分（较差）	1分（差）
20～24	>35	30～34	26～29	21～25	19～20
25～29	>36	31～35	26～30	22～25	19～21

续表

年龄（岁）	得分				
	5分（优秀）	4分（良好）	3分（合格）	2分（较差）	1分（差）
30～34	>36	31～35	27～30	23～26	19～22
35～39	>36	32～36	28～31	22～27	20～21
40～44	>37	32～37	27～31	22～26	19～21
45～49	>36	30～36	27～29	21～26	18～20
50～54	>34	29～34	25～28	20～24	17～19
55～59	>33	28～33	24～27	19～23	16～18

（任源源／孙静）

7 你了解自己的运动能力吗？

运动能力是人的身体形态、机能、素质、技能、智能及心理因素在运动实践中的综合表现，是衡量身体综合素质的重要指标，与健康状况和体重管理密切相关。了解自己的运动能力水平，可以帮助我们制定更科学的锻炼计划，实现健康的体重管理目标。

7.1 运动能力的组成要素

① 心肺耐力

心肺耐力是指心血管系统和呼吸系统在长时间运动中供应氧气和营养物质的能力，是运动能力的核心组成部分。

（1）有氧能力：反映身体利用氧气产生能量的效率，通常用最大摄氧量表示。良好的有氧能力意味着更高效的能量代谢和更强的耐力。

（2）无氧能力：指身体在缺氧条件下短时间内产生能量的能力，对于高强度、短时间的运动表现尤为重要。

② 肌肉力量与耐力

肌肉力量体现爆发力或抗阻力能力，肌肉耐力则反映持续收缩或重复做功的持久性。二者分别从力量峰值和持续能力两个维度，共同构成肌肉功能的核心评价指标。

（1）最大肌力：单次收缩中产生的最大力量，通常通过一次性最大重量测试评估。

（2）肌肉耐力：在一定负荷下重复动作的能力，如俯卧撑、仰卧起坐等测试项目。

❸ 柔韧性

柔韧性是指关节活动范围和肌肉伸展能力，良好的柔韧性有助于预防运动损伤，提高运动效率。

（1）关节活动度：指关节在各个方向上的活动范围，如肩关节、髋关节等。

（2）肌肉伸展性：指肌肉被拉长的能力，如腘绳肌、胸大肌等的伸展性。

❹ 平衡能力与协调性

平衡能力和协调性反映了神经系统与肌肉系统的协同工作能力，对于日常活动和运动表现都至关重要。

（1）静态平衡：保持身体在静止状态下稳定的能力，如单腿站立。

（2）动态平衡：在运动中保持身体稳定的能力，如走平衡木。

（3）身体协调性：指身体各部分协调一致完成复杂动作的能力，如投掷、跳跃等。

7.2 运动能力评估方法

❶ 心肺功能评估

（1）最大摄氧量测试：是评估心肺功能的金标准，通常在实验室条件下，通过递增负荷的运动测试，测量受试者在最大运动强度下的氧气摄取量。

（2）6min步行测试：记录受试者在6min内能走的最远距离，是评估心肺功能的简便方法。

❷ 肌肉功能评估

（1）肌力测试：通过握力计、等长肌力测试仪等设备测量肌肉力量。

（2）肌耐力测试：如30s仰卧起坐、俯卧撑等，评估肌肉持续工作的能力。

❸ 柔韧性评估

（1）坐位体前屈：评估腰背部和腘绳肌的柔韧性。受试者赤足，面向仪器坐在座板上，双腿向前伸直，脚跟并拢，全脚掌蹬在测试仪的挡板上，脚尖自然分开。测试时，受试者双手并拢，掌心向下平伸，膝关节伸直，躯干前屈，用双手中指指尖推动游标平滑前进，直到不能推动为止。

（2）关节活动度测量：使用角度计测量各关节的活动范围，如肩关节外展、髋关节屈曲等（图2-7-1）。

④ 平衡与协调性评估

单腿站立测试：记录受试者闭眼单腿站立的最长时间，评估静态平衡能力。健康成年人应能维持至少15s（图2-7-2）。

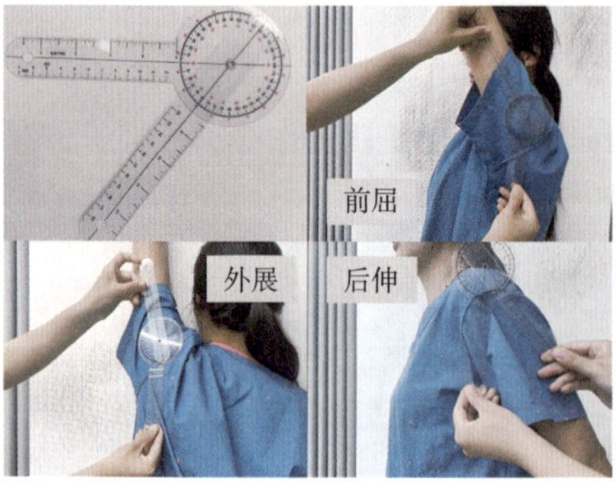

图2-7-1　肩关节活动度测量示意图

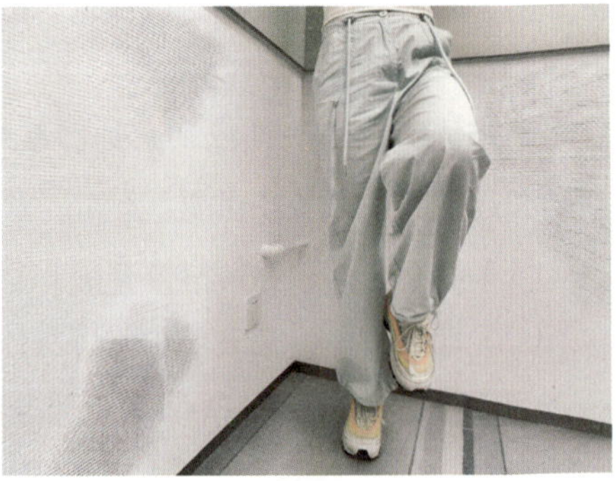

图2-7-2　单腿站立测试示意图

（任源源/孙静）

8 肌肉含量能测吗？

肌肉是人体最大的代谢活跃组织，对维持基础代谢率、控制体重和预防慢性疾病具有重要作用。随着体重管理理念的深入，人们越来越关注肌肉含量的测量和评估。那么，肌肉含量能否测量？如何测量？测量结果又该如何解读？

8.1 肌肉的重要作用

① 肌肉与代谢健康

肌肉是人体最大的代谢器官，代谢活性约是脂肪组织的3倍。每增加1kg肌肉，每天可多消耗约13kcal热量。因此，即使在静息状态下，肌肉量较高的人也会消耗更多能量，这对于长期维持健康体重非常有利。同时，骨骼肌是胰岛素刺激下葡萄糖摄取的主要靶组织，约占胰岛素介导葡萄糖摄取的70%～80%，肌肉量越多，胰岛素敏感性越高，越有利于控制血糖。

② 肌肉与活动能力

肌肉不仅在维持代谢健康方面发挥关键作用，还直接关系到日常活动能力，如行走、上下楼梯、搬运物品等。尤其对于老年人而言，充足的肌肉量是保持身体功能、延续独立生活能力的基础。随着年龄增长，肌肉量自然减少，不仅会导致活动能力下降，还会增加跌倒和相关伤害的风险。因此，积极维持和增强肌肉健康，对延缓功能衰退、提高生活质量具有重要意义。

8.2 肌肉含量测量方法

❶ 双能X线吸收测定法

双能X线吸收测定法是一种利用两种不同能量水平的X射线，对人体组织进行扫描，从而区分骨组织、脂肪组织和肌肉等非脂肪组织的成分分析方法。该方法操作简便、辐射剂量低、检测时间短，能够较为准确地反映肌肉含量，被广泛认为是临床和研究中的金标准。

（1）测量原理：利用两种不同能量的X线束穿透人体组织时衰减程度的差异，区分骨组织、脂肪组织和肌肉等。

（2）测量指标：全身和四肢、躯干等各部位的肌肉量，并计算出骨骼肌指数。

（3）注意事项：测量前应避免剧烈运动和大量饮水；测量前应脱去金属饰品、避免穿戴含金属的衣物；对于安装有金属假体者，应在解释结果时注明；女性应避开妊娠期。

❷ 生物电阻抗分析法

生物电阻抗分析法是一种利用微弱交流电流通过人体时，在不同组织中传导特性不同来评估体成分的检查方法，具有便捷、无创、成本低等优点，因此成为目前最常用的体成分测量技术之一，广泛应用于临床、体检、运动营养和公共健康管理等领域（图2-8-1）。

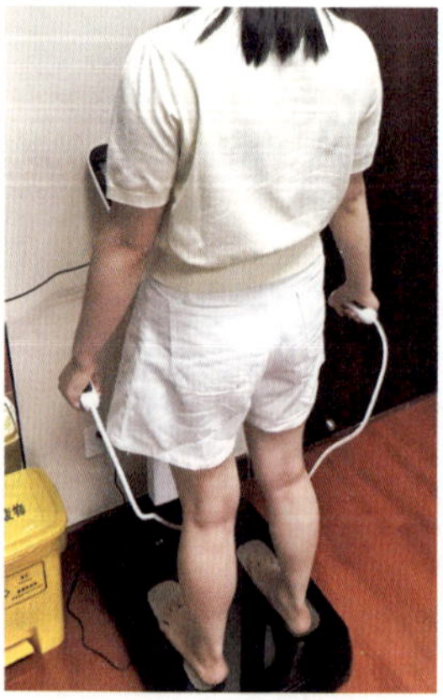

图2-8-1 生物电阻抗分析法测量示意图

（1）测量原理：基于不同组织对电流的导电性不同，通过测量人体对微弱电流的阻抗，计算出体内水分、脂肪和肌肉等成分。

（2）测量指标：包括骨骼肌量、去脂体重、体脂百分比、身体总水分等，有些设备还可计算骨骼肌指数以用于辅助诊断肌少症。

（3）注意事项：测量前保持空腹或禁食至少2h，避免剧烈运动、饮酒、咖啡和大量饮水；排空膀胱；脱除金属饰品；含有心脏起搏器等金属植入装置者禁用；女性应避开经期和妊娠期。

8.3 肌肉含量评估标准

❶ 骨骼肌指数标准

骨骼肌指数是评估肌肉含量最常用的指标，计算方法为四肢骨骼肌量（kg）除以身高的平方（m^2）。根据《中国肌肉减少症诊疗指南（2024版）》，中国人群骨骼肌指数的诊断标准为：

（1）男性：<7.0 kg/m^2为低肌肉量。

（2）女性：<5.7 kg/m^2为低肌肉量。

❷ 年龄相关的肌肉量变化

肌肉量随年龄变化明显，通常在20～30岁达到峰值，之后逐渐下降。30岁后，如不进行有针对性的肌力训练，肌肉量平均每年下降0.5%～1%；50岁后，这一下降速度可能加快至每年1%～2%。

（任源源 / 孙静）

9 核心肌群力量怎么提升？

核心肌群是指人体躯干部位的肌肉群，包括腹部、腰背部、骨盆底部和臀部的肌肉。这些肌肉共同作用，为身体提供稳定性和力量，是连接上下肢的力量桥梁。核心肌群力量对于增强体质、防治疾病、提高学习和工作效率和辅助体重管理都具有重要意义。

9.1 核心肌群的组成

① 腹部肌群

包括腹直肌、腹外斜肌、腹内斜肌和腹横肌。其中，腹直肌是形成六块腹肌的肌肉；腹横肌是最深层的腹部肌肉，对腰椎稳定性至关重要。

② 腰背部肌群

包括竖脊肌、多裂肌等，负责维持脊柱稳定和躯干伸展。

③ 骨盆底肌群

包括骨盆底肌、髂腰肌等位于骨盆底部的肌肉群，支撑盆腔内脏，控制排泄功能，同时参与核心稳定。

④ 髋部肌群

包括臀大肌、臀中肌、臀小肌和髋屈肌等，连接下肢和躯干，参与行走、跑步等活动。

如图2-9-1所示，为核心肌群位置示意图。

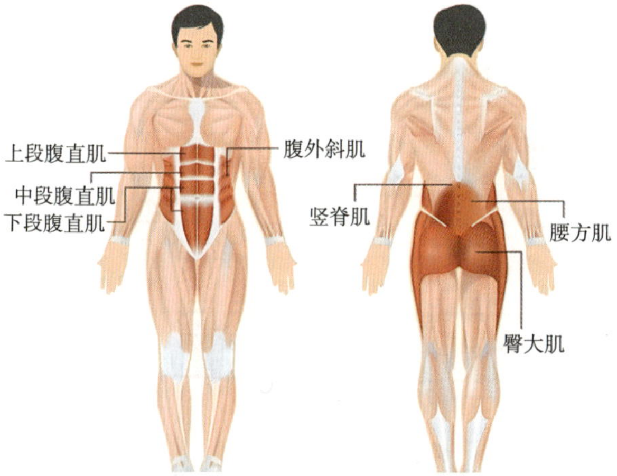

图 2-9-1　核心肌群位置示意图

9.2　核心肌群力量提升方法

❶ 基础核心训练

（1）平板支撑：最基础的核心训练动作，全身绷紧，保持身体呈一直线。初学者可从20～30s开始，逐渐增加至60s以上。每组间休息30～60s，每天进行2～3组。

（2）仰卧卷腹：仰卧，膝盖弯曲，双脚平放地面，双手交叉放在胸前，缓慢卷起上身，感受腹肌收缩，然后缓慢回落。每组12～15次，每天进行2～3组。

（3）臀桥：仰卧，膝盖弯曲，双脚平放地面，收紧腹部和臀部肌肉，抬起臀部，使身体从肩膀到膝盖形呈一条直线，保持10～15s，然后缓慢下落。每组10～12次，每天进行2～3组。

❷ 进阶核心训练

（1）侧平板支撑：侧卧，用前臂和脚外侧支撑身体，保持身体呈一直线。每侧保持30～45s，每天进行2～3组。

（2）鸟狗式：俯卧，双手撑地，身体伸直呈平板支撑姿势，然后交替抬起一只手臂向前伸展，保持身体稳定。每侧进行10～12次，每天进行2～3组。

（3）死虫式：仰卧，双腿抬起与地面呈90度，双手向上伸直，然后同时放下右手和左腿，保持腰背贴地，然后回到起始位置，交替进行。每侧进行10～12

次，每天进行2～3组。

如图2-9-2所示，为核心训练动作示意图。

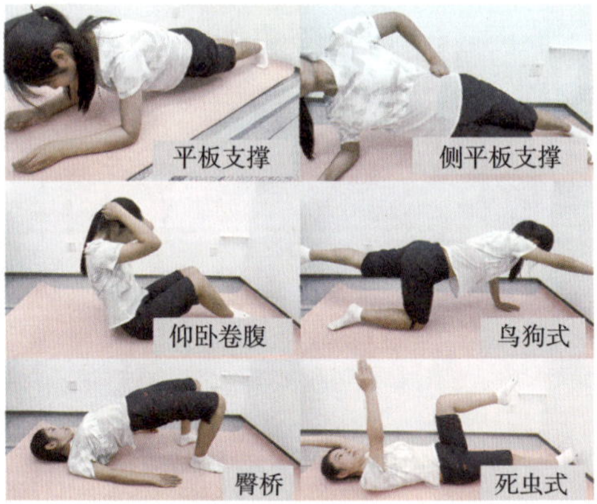

图2-9-2 核心训练动作示意图

9.3 核心肌群力量提升的意义

① 增强体质，提高健康水平

核心肌群训练可以提高人体的肌肉力量、柔韧性、平衡和反应能力，改善身体成分，从而达到增强体质、提高健康水平的效果。

② 防治疾病，提高生活质量

核心肌群训练可以增强机体免疫力，防治疾病，特别是对防治心血管疾病、糖尿病、骨质疏松症等慢性非传染性疾病效果明显。规律的核心肌群训练可以有效地控制慢性非传染性疾病的诱发因素，预防其发生，同时也是治疗的有效手段，减少由于生活方式不当、身体活动不足导致的过早死亡。

③ 提高学习和工作效率

规律的核心肌群训练活动可减少抑制性神经递质的释放，延缓中枢疲劳，对神经系统产生良好影响，有助于提高青少年学习效率和学习成绩，延长成年人有效工作时间，提高工作效率。

（任源源/孙静）

10 心肺功能评估你做过吗？

心肺功能既是人体心脏泵血及肺部吸入氧气的能力，又直接影响全身器官及肌肉的活动。心肺功能的核心指标是最大摄氧量（VO_2max），即人体在最大运动强度下每分钟能摄取和利用的氧气量，通常以毫升/千克体重/分钟［mL/（kg·min）］表示。最大摄氧量被公认为评价心肺耐力的金标准。

10.1 最大摄氧量测试方法

采用标准化的递增负荷运动测试，结合气体代谢分析仪进行直接测定。图2–10–1为最大摄氧量测试示意图。

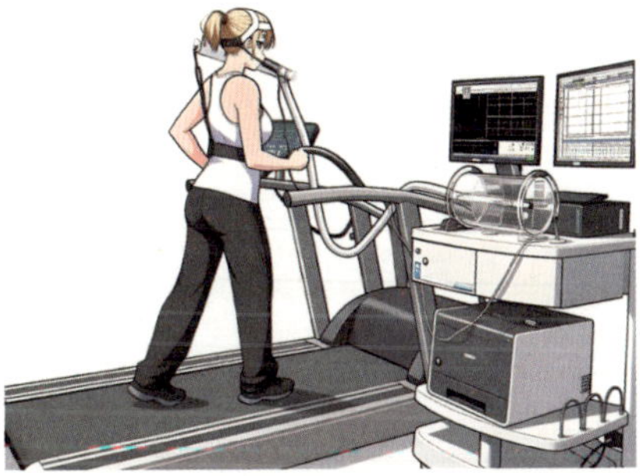

图 2–10–1　最大摄氧量测试示意图

❶ 测试流程

（1）设备准备：严格进行气体代谢分析仪的气压校准、容量校准和气体校准，气体校准包括环境空气与标准气体。连接并检查功率车、心电监测设备状态。受试者佩戴呼吸面罩和心电电极。

（2）负荷方案设定：根据受试者运动能力，设定个性化的功率车递增负荷方案，目标力竭时间为8～13min。

（3）测试执行：录入受试者信息，选择预设负荷方案。进行预测试观察数据后，进入正式测试。持续采集气体代谢数据、心率，并每2min记录一次主观体力感觉等级量表（RPE）评分。

❷ 最大摄氧量判定标准

需满足以下任意3项：

（1）主观体力感觉等级（RPE）≥17。RPE就是自己给累的程度打分，分数从6~20分，17分以上表示感觉非常吃力，已经快撑不住了。

（2）呼吸商≥1.10。呼吸商是通过仪器测量呼出多少二氧化碳、吸入多少氧气，当这个数值≥1.10时，说明身体在拼命喘气，把大量乳酸代谢产生的酸性废物排出去。换句话说，当呼吸商超过1.10时，说明真的已经达到了自己的运动极限。

（3）心率≥年龄预测最大心率，最大心率=220–年龄。

（4）摄氧量平台出现，连续负荷增加，摄氧量增幅<2［mL/（kg·min）］。

❸ 注意事项

（1）佩戴呼吸面罩后，受试者深吸气后屏住呼吸，观察测试仪器上的气流读数是否归零，然后用力呼气，仔细听面罩边缘是否有“嘶嘶”的漏气声。

（2）采样管位置一般调至水平面，防止唾液将采样管口堵住。

（3）加强运动中血压、动态心电图的监控。

（4）必须在专业人员监督下进行。

10.2 最大摄氧量评价标准

通过最大摄氧量测试，能够了解自己身体的最大摄氧量。根据《全民健身指南》，成年人最大摄氧量标准如表2–10–1和表2–10–2所示。

表2–10–1 男性最大摄氧量评分表 单位：mL/（kg·min）

年龄（岁）	得分				
	5分（优秀）	4分（良好）	3分（合格）	2分（较差）	1分（差）
20~29	>45	43~45	40~42	37~39	<37
30~39	>43	41~43	38~40	35~37	<35
40~49	>41	39~41	36~38	33~35	<33
50~59	>38	36~38	33~35	30~32	<30

表2-10-2 女性最大摄氧量评分表 单位：mL/（kg · min）

年龄（岁）	得分				
	5分（优秀）	4分（良好）	3分（合格）	2分（较差）	1分（差）
20～29	>40	38～40	35～37	32～34	<32
30～39	>38	36～38	33～35	30～32	<30
40～49	>35	33～35	30～32	27～29	<27
50～59	>32	30～32	27～29	24～26	<24

（任源源/孙静）

11 你的心肺功能适合什么运动？

心肺功能是衡量身体健康状况的重要指标，不同心肺功能水平的人适合不同类型和强度的运动。选择与自身心肺功能相匹配的运动方式，不仅能提高锻炼效果，还能确保运动安全，有效辅助体重管理。

11.1 不同心肺功能水平适合的运动类型

表2-11-1为不同心肺功能水平运动类型。

❶ 最大摄氧量得分1分或2分的人群的运动选择

（1）适合运动类型：低强度有氧运动，如慢走。

（2）运动强度：控制在最大心率的50%～60%，或运动过程中自感轻松，能够正常交谈。最大心率=220-年龄。

（3）运动频率与时长：每周3～5次，每次20～30min，可分次进行，每次至少10min。

（4）注意事项：循序渐进，从低强度、短时间开始；监测心率和主观感受；避免剧烈运动和长时间运动；有基础疾病者应在医生指导下进行。

❷ 最大摄氧量得分3分的人群的运动选择

（1）适合运动类型：中等强度有氧运动，如快走、慢跑、骑自行车等。

（2）运动强度：控制在最大心率的60%～85%，或运动过程中自感稍累，说话略有喘息。

（3）运动频率与时长：每周3～5次，每次30～45min，根据情况分次进行。

（4）注意事项：适当增加运动强度和时间；结合有氧运动和力量训练；注

意运动前热身和运动后放松；保持运动的多样性。

③ 最大摄氧量得分4分或5分的人群的运动选择

（1）适合运动类型：中等或高强度有氧运动，如网球、篮球、快速健身操、快速爬山等。

（2）运动强度：控制在最大心率的85%及以上，或运动过程中自感较累，说话时喘息。

（3）运动频率与时长：每周4～6次，每次45～60min，根据运动类型调整。

（4）注意事项：合理安排高强度和低强度训练日；监测运动强度，避免过度训练；加强运动后的恢复和营养补充；定期评估心肺功能，调整训练计划。

表2-11-1　不同心肺功能水平运动类型

心肺功能得分	运动强度	适合运动
1或2分	低强度	慢走
3分	中等强度	快走、慢跑、骑自行车等
4或5分	高强度	网球、篮球、快速健身操、快速爬山等

11.2　特殊人群的运动选择

① 超重和肥胖人群

超重和肥胖人群往往心肺功能较差，关节负担较大，应选择低冲击性运动。

（1）水中运动：水的浮力可减轻关节负担，如水中行走、水中有氧操。

（2）骑自行车：减轻下肢关节负担。

（3）快走：比跑步冲击力小，适合初期训练。

② 老年人

老年人心肺功能普遍下降，肌肉量减少，平衡能力下降，应选择安全、低强度的运动。

（1）太极：改善平衡能力，增强心肺功能。

（2）健步走：简单易行，强度可控。

（任源源/孙静）

12 体成分测试你做过吗？

体成分是指人体内不同组织成分的构成和比例，包括脂肪、肌肉、骨骼和水分等。与单纯的体重相比，体成分分析能更全面地反映身体健康状况，为科学体重管理提供重要依据。

12.1 体成分测试的意义

传统的体重测量和BMI计算无法区分体重的具体组成成分，而体成分测试能够精确测量体内脂肪、肌肉、骨骼和水分的含量及比例，提供更全面的健康评估。例如，两个体重相同的人，一个可能肌肉含量高、脂肪含量低，而另一个可能肌肉含量低、脂肪含量高，他们的健康状况和代谢水平可能完全不同。体成分测试能够揭示这些差异，为个体化健康管理提供依据。

在体重管理过程中，理想的目标是减少脂肪、保留或增加肌肉。体成分测试可以监测这一过程中脂肪和肌肉的变化，避免单纯以体重变化作为评价标准。

12.2 体成分的测试内容

体成分仪是一种用于评估人体组成成分的医疗或健康评估设备，主要通过生物电阻抗分析法等技术，非侵入性地测量人体脂肪、肌肉、骨骼和水分等指标。常用于营养评估、运动康复、慢病管理和健康体检。

具体的测量指标有体脂百分比，衡量体内脂肪在总体重中的比例，用于评估肥胖程度；基础代谢率，指维持生命活动所需的最低热量消耗，反映代谢活跃程度；骨骼肌量，评估肌肉质量，是衡量肌力和体能的重要指标；体水分，包括细胞内液和细胞外液，是判断水肿、脱水等状态的重要参数；身体质量指数，是传统体重评估指标，但无法区分脂肪与肌肉；节段性分析，分析四肢和躯干的脂肪与肌肉分布情况，用于指导局部训练或康复；内脏脂肪等级，反映脂肪在腹腔内脏器官周围的沉积情况、心血管相关疾病风险。

12.3 体成分测试的方法

❶ 全身测量法

包括水下称重法、空气置换体积测定法、生物电阻抗法和双能X线吸收法等。

（1）水下称重法：基于阿基米德定律，通过人体在空气与水下重量差计算身体体积和密度，利用脂肪约0.90 g/cm³与去脂组织约1.10g/cm³的密度差异推算体脂率。受试者需最大呼气后浸没水下称重，临床因操作烦琐已少用。

（2）空气置换体积测定法：依据波义耳定律，测量人体进入密封舱前后的气压变化，计算身体体积和密度。受试者需穿紧身衣坐入舱内，2～5min完成体积测量，无创快速，可替代水下称重。图2-12-1为空气置换法人体成分分析仪。

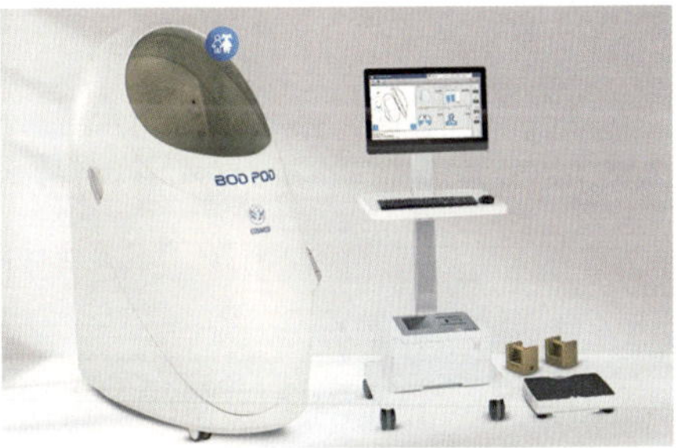

图2-12-1 空气置换法人体成分分析仪

❷ 局部测量法

包括皮褶厚度法、超声检测法、计算机断层扫描法和核磁共振法等。

（1）皮褶厚度法：通过测量身体不同部位的皮褶厚度，估算体脂率。简便易行、成本低，但对操作者技术要求高，准确度受多种因素影响。

（2）超声检测法：通过高频声波在组织界面反射差异区分皮下脂肪与肌肉；探头涂耦合剂垂直接触皮肤，直接测量腹部、大腿等部位脂肪/肌肉层厚度，估算全身成分，适用于水肿及肥胖者。

（任源源/孙静）

13 口腔健康评估你做过吗？

口腔状况与我们的全身健康息息相关，根据《中国居民口腔健康指南》，口腔健康是指无口腔颌面部慢性疼痛、口咽癌、口腔溃疡、先天性缺陷如唇腭裂、牙周或牙龈疾病、龋病、牙齿丧失以及影响口腔的其他疾病和功能紊乱。口腔健康不仅仅是没有疾病，还需要有良好的咀嚼功能、正常的语言功能、美观的面容和积极的社会心理状态。进行口腔健康评估，可以早期发现口腔问题，及时干预，预防疾病发展。图2-13-1为口腔模型。

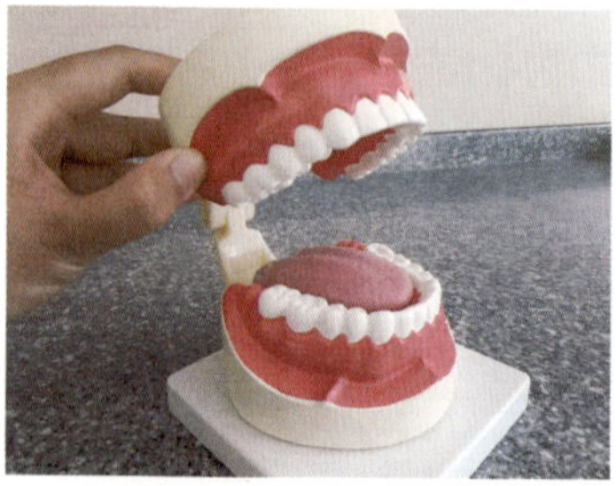

图2-13-1 口腔模型

13.1 口腔健康的重要性

根据《第四次全国口腔健康流行病学调查报告》，我国居民口腔疾病患病率较高，5岁儿童乳牙龋患率为70.9%，12岁儿童恒牙龋患率为34.5%，成年人牙周问题普遍存在。龋病、牙周病、牙缺失等常见口腔问题若不及时干预，不仅影响日常生活和社会交往，还可能成为多种全身性疾病的危险因素。

《健康中国行动（2019—2030年）》中的“口腔健康行动”专章强调，通过加强宣传教育、提升居民自我口腔保健能力、健全口腔疾病防控服务体系，是实现全民健康的重要战略措施。该文件明确提出，到2030年，我国居民口腔健康素养水平显著提高，经常开展口腔健康自检和定期就诊的比例明显上升。

此外，口腔疾病与糖尿病、心血管疾病、早产低体重儿、老年认知障碍等慢性疾病密切相关。口腔感染灶如龋齿、牙周炎等可通过血液循环引发系统性炎症反应，从而影响整体健康。因此，定期进行口腔健康评估，不仅能实现疾病的早发现、早治疗，也有助于降低全身慢性病的患病风险。

13.2 口腔健康评估方法

❶ 专业口腔检查

（1）牙齿检查：评估牙齿数量、位置、形态、颜色、硬组织状况等，检查是否有龋齿、缺损、磨损等问题；

（2）牙周检查：评估牙龈、牙周袋、附着丧失等指标，检查是否有牙龈炎、牙周炎等疾病；

（3）口腔黏膜检查：评估口腔黏膜颜色、质地、完整性等，检查是否有溃疡、白斑、红斑等病变；

（4）咬合功能检查：评估上下牙列关系、咬合接触、颞下颌关节功能等，检查是否有错颌畸形、咬合创伤等问题。

❷ 影像学检查

（1）口内X线片：用于检查牙体、牙周、根尖等局部情况，如龋齿、牙周骨吸收、根尖病变等；

（2）全景X线片：提供整个口腔的全景图像，可以观察牙齿、颌骨、颞下颌关节等结构；

（3）锥形束CT：提供三维图像，用于复杂病例的诊断和治疗计划制定，如种植前评估、复杂根管治疗等；

（4）口腔扫描：使用光学扫描设备获取牙齿及牙龈软硬组织的精确三维数字模型。主要用于数字化印模采集，应用于活动义齿等修复体的设计与制作、正畸方案制定与隐形矫治器设计等。

13.3 口腔健康评估的建议

❶ 评估频率

（1）一般人群：建议每6～12个月进行一次专业口腔检查和评估；

（2）高危人群：如糖尿病患者、吸烟者、有家族史的人群，建议每3～6个月进行一次评估；

（3）特殊人群：如孕妇、老年人、正在接受正畸治疗的人群，应根据口腔科医生的建议确定评估频率。

❷ 专业评估内容

（1）全面检查：包括牙齿、牙周、口腔黏膜、咬合功能等各方面；

（2）风险评估：评估龋齿风险、牙周病风险等，制定个性化预防计划；

（3）健康指导：根据评估结果，提供口腔保健指导，如正确的刷牙方法、使用牙线、饮食建议等。

（任源源 / 孙静）

14 口腔健康跟体重有关系吗?

口腔健康与体重管理在大多数人的认知里是两个不同的健康领域，但实际上它们之间存在着密切的联系。口腔是消化系统的起始部分，口腔健康状况不仅影响营养摄入与消化效率，还可能通过微生物途径影响全身代谢，从而在一定程度上影响体重变化与管理成效。

14.1 咀嚼功能影响体重调控

咀嚼功能良好与否，直接关系到个体的饮食结构和能量摄入，是体重调控的一个关键环节。

① 咀嚼效率与热量控制

良好的咀嚼功能可以充分粉碎食物，延长进食时间，增加饱腹感，从而减少总热量摄入。这种慢食行为被认为有助于防止暴饮暴食，有利于维持健康体重。

② 牙齿缺失与高热量摄入风险

牙齿缺失（图2-14-1）会显著影响食物选择，主要是因为牙齿缺失者往往倾向于选择软质、易吞咽但通常热量密度更高的加工食品，如精制主食、甜品等，从而增加能量摄入、减少膳食纤维摄入，易导致体重上升甚至肥胖。

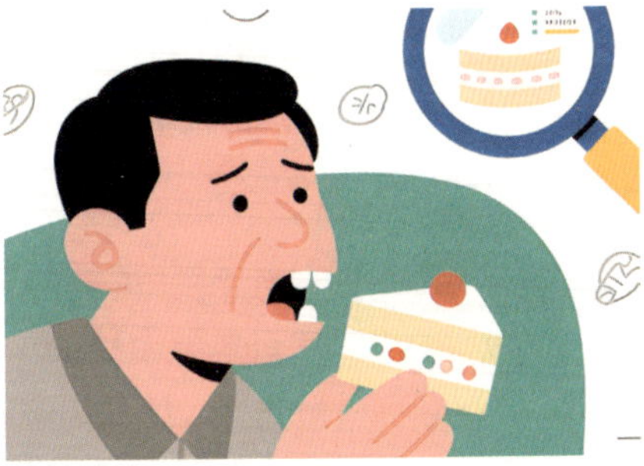

图2-14-1 牙齿缺失示意图

③ 咬合力不足与代谢效率下降

咬合力降低会减少唾液分泌和初步

机械消化效率，影响胃肠对营养的吸收及能量代谢，间接造成代谢紊乱，可能促进脂肪堆积，增加体重增长风险。

14.2 口腔疼痛改变体重相关饮食行为

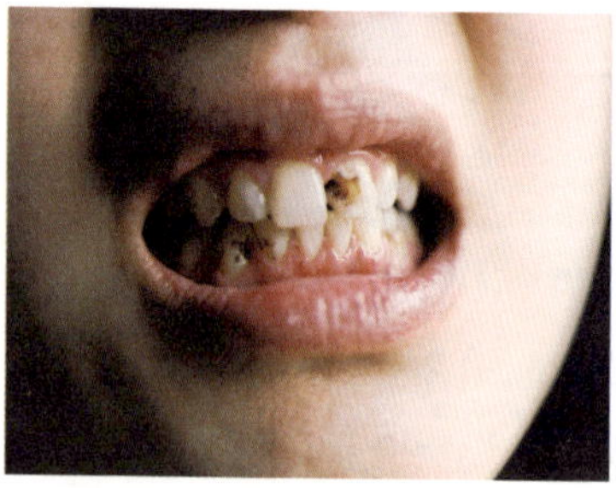

图2-14-2 口腔疼痛示意图

口腔疼痛虽看似局部问题，但其引发的饮食改变可能长期影响个体体重调控策略。

❶ 进食习惯改变影响营养均衡

龋齿、牙周炎引起的口腔疼痛（图2-14-2），可能导致患者进食习惯改变，如减少咀嚼次数、快速吞咽或偏侧咀嚼，进而影响食物消化与饱腹感的感知，可能导致过量摄食或摄入不足，引发体重波动。

❷ 疼痛引起健康食物摄入减少

口腔疼痛可能限制某些食物的摄入，特别是硬质、需要充分咀嚼的食物，如新鲜蔬果、全谷物等，这些食物通常富含膳食纤维和微量营养素，对健康体重管理至关重要。口腔疼痛者常规避这些食物，转而选择高糖高脂的软性加工食品，热量摄入增加，体重易上升。

14.3 口腔微生态影响全身代谢与体重

❶ 口腔菌群通过肠道轴影响肥胖风险

口腔是人体微生物的重要栖息地，口腔微生物可能通过吞咽进入肠道，影响肠道菌群组成，破坏肠道微生态，引发代谢紊乱、促进脂肪吸收和储存，从而增加肥胖倾向。

❷ 牙周炎与全身慢性炎症的联动机制

牙周病菌可能通过血液循环进入全身，引起低度慢性炎症，这类炎症状态被证实可降低胰岛素敏感性、增加内脏脂肪堆积，进而促进代谢综合征和体重上升。

（任源源 / 孙静）

第三章

影响因素篇

03

1 睡眠是如何影响体重的?

睡眠与体重之间存在复杂的双向关联，睡眠不足、睡眠质量差或睡眠节律紊乱，会通过激素调节、代谢变化、行为模式等机制影响体重；另外体重异常，如肥胖或消瘦，也会进一步干扰睡眠结构，规律优质的睡眠则是维持健康体重的基础。

1.1 正常睡眠的周期

人类的睡眠并非连续单一的，而是由多个睡眠周期组成，每个周期通常持续90min，但个体差异可能在80～120min之间。正常睡眠的周期（图3-1-1）包括以下阶段：

❶ NREM（非快速眼动睡眠）

N1（入睡期）：1～5min，过渡阶段，易被唤醒。

N2（浅睡眠）：10～25min，占睡眠时间约50%，大脑活动减慢，体温下降。

N3（深睡眠/慢波睡眠）：20～40min，修复组织、增强免疫、恢复能量，生长激素分泌高峰。

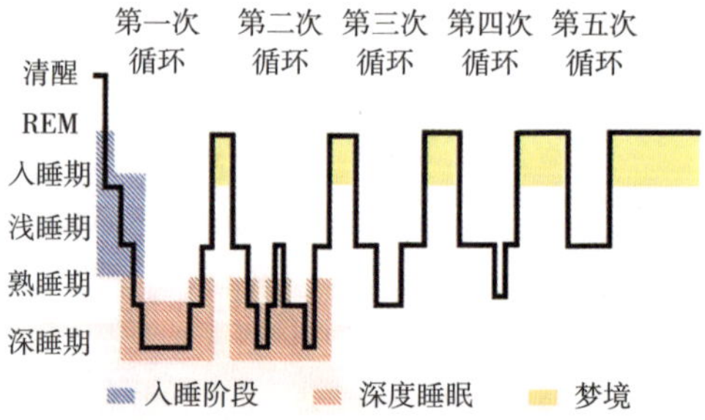

图3-1-1　正常睡眠周期

❷ REM（快速眼动睡眠）：10～60min，与记忆巩固、情绪调节相关，多梦发生于此阶段

成人每晚通常经历4～6个周期，深睡眠（N3）和REM睡眠的比例随周期变化，前半夜深睡眠多，后半夜REM多。

1.2 睡眠对体重的影响

❶ 激素失衡

（1）瘦素：可抑制食欲，睡眠不足时分泌减少，饥饿感增强。

（2）胃饥饿素：可刺激食欲，睡眠不足时分泌增多，尤其渴望高糖高脂食物。

（3）睡眠不足会抑制甲状腺素、生长激素等代谢相关激素分泌，导致基础代谢率下降5%～10%，身体燃烧热量的效率降低。

（4）褪黑素是调节睡眠－觉醒周期的核心激素。由大脑松果体分泌，受光线和生物钟调控，呈现显著的昼夜节律。睡眠不足会打破褪黑素的昼夜节律，导致夜间分泌高峰延迟或幅度降低，造成入睡困难或次日白天出现异常分泌。

（5）睡眠不足会使皮质醇分泌增加，促使身体把多余的热量转化为脂肪储存起来。

❷ 代谢紊乱

（1）糖代谢：睡眠不足降低胰岛素敏感性，增加脂肪合成和2型糖尿病风险；

（2）脂代谢：睡眠剥夺导致游离脂肪酸升高，促进肥胖；

（3）蛋白质代谢：深睡眠不足减少肌肉修复，降低基础代谢率；

（4）肠道菌群代谢：睡眠紊乱改变菌群，影响短链脂肪酸生成，加剧代谢综合征。

❸ 行为改变

（1）睡眠不足易出现疲劳，疲劳易减少活动量，进一步降低能量消耗，形成“睡眠不足→活动减少→体重增加”的恶性循环；

（2）睡眠中断或昼夜颠倒者，可能因夜间清醒时间延长而额外摄入热量。睡眠不足时，大脑负责决策和自控的前额叶皮层活跃度下降，更容易选择高热

量、低营养的“享乐型食物”。夜间身体对脂肪的代谢能力更弱，进食后更易导致体重增加。

1.3 不同人群的睡眠管理策略

❶ 学龄前儿童（5岁及以内）

培养良好睡眠习惯，确保充足高质量睡眠。

❷ 学龄儿童（6~17岁）

确保早睡，避免睡前使用电子产品。建议6~12岁儿童每日睡眠时间9~12h；13~17岁青少年每日保证8~10h睡眠。维持规律的睡眠–觉醒作息时间。

❸ 成人

规律作息，强化生物钟。改善睡眠环境，保持卧室黑暗、安静、温度在18~22℃，睡前1h关闭手机、电脑，减少蓝光暴露。

❹ 孕期及哺乳期

孕16周后建议左侧卧，可在腹部下方垫枕头减轻腰部压力，或使用孕妇枕支撑腹部和腿部（图3–1–2）。哺乳期产妇睡眠时间尽量与婴儿同步，夜间哺乳时，可采用躺喂姿势（需确保安全），减少起身次数。家人分工协作分担换尿布、哄睡等任务。优化哺乳安排，建立规律的喂养时间表，避免频繁夜醒导致妈妈睡眠碎片化。

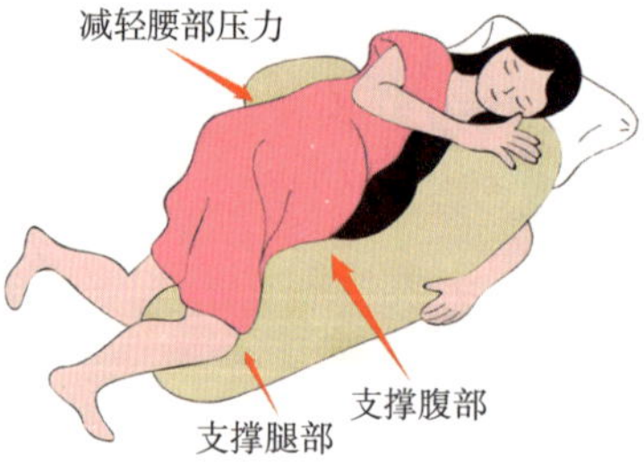

图3–1–2 孕中期睡眠姿势

❺ 老年人群（65岁及以上）

建议每日保证7h睡眠，午睡时长控制在1h以内。睡眠质量差或有睡眠障碍的老年人应及时就医。

（李爱华）

2 昼夜节律是如何影响体重的?

昼夜节律是指生物体在24h周期内发生的生理、行为或代谢的规律性波动，俗称生物钟。昼夜节律紊乱为机体内生物钟的内源性昼夜节律与外部环境之间的失调。长期昼夜节律紊乱与肥胖、糖耐量受损及2型糖尿病等多种疾病密切相关。

2.1 影响昼夜节律的因素

❶ 正常昼夜节律表现

在人体中，睡眠–觉醒周期是最明显的昼夜节律表现之一。白天，光照会影响大脑从而帮助人们保持清醒和活跃，随着夜晚到来，身体开始分泌褪黑素，帮助入睡。此外，血压、心跳、激素水平、呼吸、运动能力、凝血和免疫调节等均有明显的昼夜节律现象。

❷ 影响昼夜节律的因素

（1）生理因素：浓茶、咖啡等含有咖啡因，咖啡因通过阻断腺苷受体，抑制睡眠驱动，同时刺激肾上腺素分泌，打乱睡眠–觉醒周期的生理节律；

（2）环境因素：昼夜节律主要通过视网膜接收光线信号调控下丘脑生物钟，夜班、时差、熬夜均会打破“光照–黑暗”的自然周期，导致生物钟相位偏移；

（3）疾病因素：如脑损伤下丘脑视交叉上核，可直接导致节律紊乱；

（4）行为因素：如熬夜、白天光照不足、夜间蓝光暴露、不规律进餐时间等行为，抑制褪黑素，干扰代谢，导致节律紊乱（图3–2–1）。

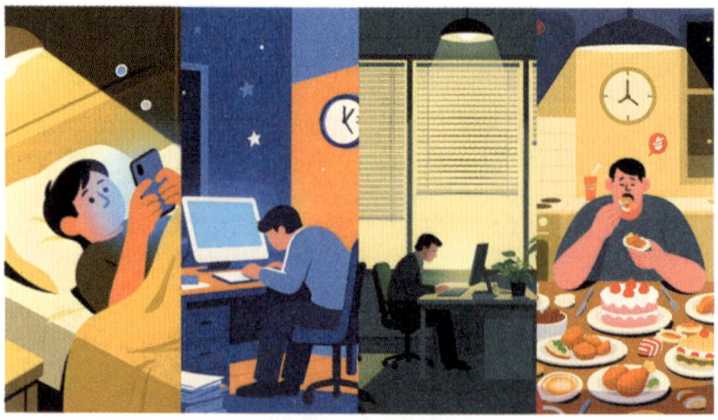
睡眠<6h
夜间蓝光暴露
白天光照不足
高糖高脂饮食

图3-2-1 打乱昼夜节律的行为

2.2 昼夜节律对体重的影响

生物钟的作用机制是通过视网膜接受外围环境光刺激，将昼夜节律性的光信号传输到位于下丘脑的中央生物钟视交叉上核（SCN），SCN会通过神经调节和激素分泌的方式同步其他组织器官的生物钟系统，不仅决定睡眠-觉醒周期，还影响代谢、食欲、脂肪储存和能量消耗，进而调控体重。

❶ 激素失调

正常情况，瘦素夜间升高，减少饥饿感。胃饥饿素白天活跃，餐后下降，食欲降低。昼夜节律紊乱时，瘦素分泌减少，饥饿感增强；胃饥饿素分泌增加，渴望高糖高脂食物。有研究表明，睡眠剥夺者每天平均多摄入300～500kcal热量。

❷ 胰岛素敏感性下降

正常情况，白天胰岛素敏感性强。昼夜节律紊乱时导致胰岛素抵抗，血糖难控制，脂肪细胞更易储存能量。有研究表明，夜班工作者患糖尿病风险增加40%。

❸ 棕色脂肪活性降低

棕色脂肪是一种特殊的脂肪组织，与常见的白色脂肪功能不同（表3-2-1），它主要以产热为目的，在维持体温和能量代谢中发挥重要作用。棕色脂肪负责产热耗能，有助于降低体内脂肪含量，但昼夜节律紊乱时棕色脂肪产热能力下降，导致脂肪存储增加。

表3-2-1 棕色脂肪和白色脂肪的区别

特征	棕色脂肪细胞	白色脂肪细胞
颜色	棕色，富含线粒体和细胞色素	白色，脂肪滴占主导，细胞色素少
主要功能	产热（消耗能量）、调节体温、改善代谢	储能、缓冲保护、分泌激素
脂肪滴	多而小（多房性）	单一巨大脂肪滴（单房性）
线粒体	数量多、体积大，含大量细胞色素	数量少，功能以储能为主
血管与神经	丰富	较少
代谢特点	活跃、消耗葡萄糖和脂肪酸，产热不生成三磷酸腺苷	储存葡萄糖、脂肪酸，必要时分解供能

④ 肠道菌群失衡

正常情况下，肠道菌群按生物钟规律波动，如厚壁菌门、拟杆菌门等按昼夜周期定植，助力营养吸收与代谢。昼夜节律紊乱时，肠道菌群失衡，影响短链脂肪酸生成，诱导炎症反应，能量吸收效率异常，从而体重增加。

2.3 如何利用昼夜节律科学控制体重

（1）固定作息：每天同一时间睡觉、起床。

（2）早餐吃好：早餐吃够蛋白质和膳食纤维，启动日间代谢。

（3）晚餐早吃：在睡前3h进晚餐，避免胰岛素夜间高峰。

（4）多晒太阳：强化生物钟，提升褪黑素夜间分泌。

（5）避免睡前蓝光：手机、电脑调至“暖色模式”。

（6）夜班人群：夜间工作间补充高蛋白零食，避免高糖。

总之，昼夜节律紊乱导致激素失调、代谢变化，增加肥胖风险，保持正常的生物钟是科学控制体重的关键。

（李爱华）

3 压力是如何影响体重的?

压力已经成为影响人体健康的重要因素。随着经济的快速发展，人们生活节奏越来越快，压力也越来越大，很多人容易因工作压力而忽略了正常的生活规律，不规律的饮食习惯、较少的运动、大量饮酒和吸烟、精神紧张、焦虑、易怒、失眠等，常出现内分泌紊乱，导致体重增加。压力对体重的影响是多维度的，主要通过激素调节紊乱、饮食习惯改变和代谢效率下降等机制实现。

3.1 皮质醇对体重的影响

皮质醇是人体应对压力的核心激素，由肾上腺皮质分泌，受下丘脑–垂体–肾上腺轴调控（图3-3-1）。正常情况下，皮质醇通过升高血糖、分解脂肪和蛋白质为身体提供应急能量，维持生命体征。皮质醇并非天然肥胖元凶，而是人体应对压力的生理产物。当慢性压力打破其分泌节律，皮质醇的调节作用就从应急供能异化到脂肪囤积。

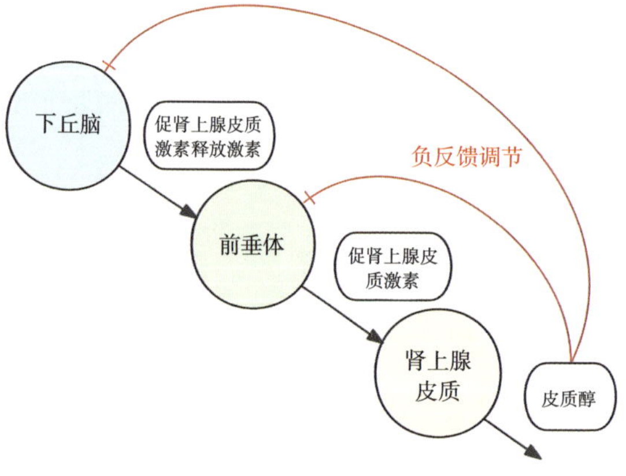

图 3-3-1 下丘脑 – 垂体 – 肾上腺轴对皮质醇的调控

❶ 诱导“中心性肥胖”

腹部内脏脂肪细胞的皮质醇受体密度比四肢高2～3倍，导致皮质醇优先促进腹部脂肪合成。皮质醇激活脂肪合成酶，同时抑制脂肪分解酶，诱导中心性肥胖。中心性肥胖又被称为腹型肥胖，主要是指脂肪在腹部的特别堆积，表现为腰围的增加。根据《肥胖症诊疗指南》，男性腰围≥90cm，女性腰围≥85cm，可诊断为中心性肥胖。

❷“高血糖–高胰岛素”恶性循环

皮质醇促进肝脏糖异生，抑制肌肉、脂肪细胞对葡萄糖的摄取，使血糖持续升高。长期高皮质醇水平会降低胰岛素受体敏感性，形成“高血糖–高胰岛素”状态，胰岛素被迫将多余血糖转化为脂肪，加剧内脏脂肪积累。

❸ 食欲调控紊乱

皮质醇可使瘦素分泌减少，大脑接收饱腹信号减弱，导致食欲持续亢奋。皮质醇刺激胃饥饿素分泌，强化饥饿感，增强对高糖、高脂食物的渴望。

❹ 肌肉分解与代谢率下降

皮质醇促进肌肉蛋白质分解，使肌肉量减少，而肌肉量每下降1kg，基础代谢率可降低3%～5%。皮质醇通过抑制促甲状腺激素释放，间接降低甲状腺激素水平，使身体进入低代谢模式。

❺ 行为诱导情绪化进食

皮质醇与多巴胺系统相互作用，使人倾向于通过摄入高糖、高脂食物缓解焦虑。这类食物能快速提升血糖，短暂改善情绪，但长期导致热量过剩。

3.2 科学调控皮质醇，阻断肥胖链条

❶ 压力管理

（1）正念冥想：每天15min正念呼吸，可使皮质醇峰值降低12%～18%。

（2）每天保证7～8h充足睡眠，可维持皮质醇正常分泌节律。

❷ 饮食干预

压力来袭时，用低糖高蛋白食物（图3-3-2），如希腊酸奶、坚果替代甜点，避免血糖骤升骤降。补

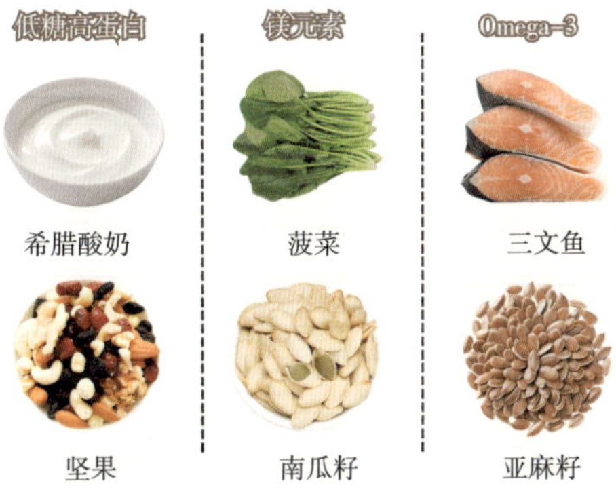

图3-3-2 应对压力的食物

充镁元素，如菠菜、南瓜籽可提升胰岛素敏感性，缓解皮质醇诱导的血糖波动。摄入Omega–3脂肪酸，三文鱼、亚麻籽中的DHA/EPA 可抑制皮质醇合成酶活性，降低皮质醇水平。

❸ 运动调节

（1）高强度间歇训练（HIIT）：20min HIIT可在运动后12h内提升胰岛素敏感性30%，促进皮质醇快速代谢，同时促进内啡肽分泌，缓解焦虑。

（2）力量训练：每周3次肌肉抗阻训练可增加肌肉含量，每增加1kg肌肉可每天多消耗30～50kcal，抵消皮质醇的肌肉分解作用。

总之，压力对体重的影响是“生理–行为”双重作用的结果，慢性压力通过激素紊乱打破代谢平衡，同时诱导不健康的饮食和生活习惯。若想阻断这一过程，需从调节神经内分泌、改善行为模式两方面入手，建立“抗压力–体重”的健康循环。

（李爱华）

4 情绪问题是如何影响体重的？

日常生活中，人们在感知生活事件引发的不良情绪时会选择不同的行为方式去调节情绪，有的人选择和朋友聊天宣泄情绪，有的人会选择冥想、听音乐来舒缓情绪，而有的人则会选择吃东西来释放情绪、增加幸福感。情绪性进食是指个体不是依据自身生理需求进食，而是依据情绪感受做出反应的不良进食行为，这种由负面情绪引起的进食是肥胖症的潜在危险因素。

4.1 情绪性进食的发生机制

❶ 神经递质与内分泌机制

（1）激活多巴胺奖赏系统：多巴胺是中枢神经系统最重要的单胺类神经递质之一，对情绪的调节呈现复杂的双向调控作用。适度分泌能帮人们对抗抑郁、焦虑，让人感到轻松愉悦。进食高糖、高脂食物可刺激多巴胺释放，人们感到兴奋、愉快，通过过度进食可以暂时逃避负面情绪和消极状态，但长期反而会让人陷入多巴胺成瘾循环，加剧负面情绪（图3-4-1）。

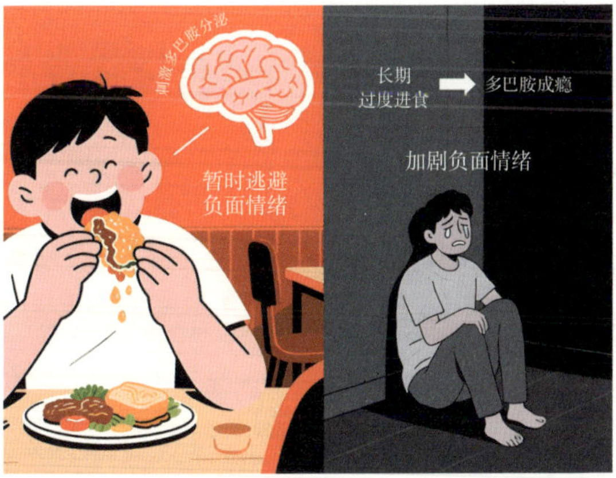

图 3-4-1　多巴胺对情绪的双向调控作用

（2）血清素与情绪调节失衡：血清素（5-羟色胺）

是一种重要的单胺类神经递质和激素，可以调节情绪，使人产生愉悦感。色氨酸是5-羟色胺的前体，通过血脑屏障进入中枢神经系统后，经色氨酸羟化酶催化转化为5-羟色氨酸。抑郁、焦虑时，血清素水平降低，而碳水化合物的摄入可促进色氨酸进入大脑，临时提升血清素浓度，导致人体通过暴饮暴食实现自我疗愈。

（3）皮质醇分泌增加：慢性压力下皮质醇持续升高，一方面刺激食欲中枢，增强对高糖、高脂食物的渴望；另一方面降低瘦素敏感性，大脑无法感知饱腹感的信号，促使食欲增加。

❷ 心理与认知因素

（1）情绪调节能力缺失：部分人缺乏健康的情绪应对方式，将进食作为逃避情绪的手段。

（2）条件反射与记忆关联：童年时期父母曾通过食物安慰儿童情绪的经历，会形成条件反射，成年后情绪性进食的风险会增高。

❸ 社会文化影响

广告与媒体将食物与幸福绑定，夸张地宣传吃甜品可治愈坏心情，强化情绪化进食的合理性。另外，在社交场景中，进食常作为缓解尴尬或排解孤独的方式。

4.2 科学应对情绪化进食

打破情绪化进食的循环，需要从生理、心理和行为多维度入手（图3-4-2）。

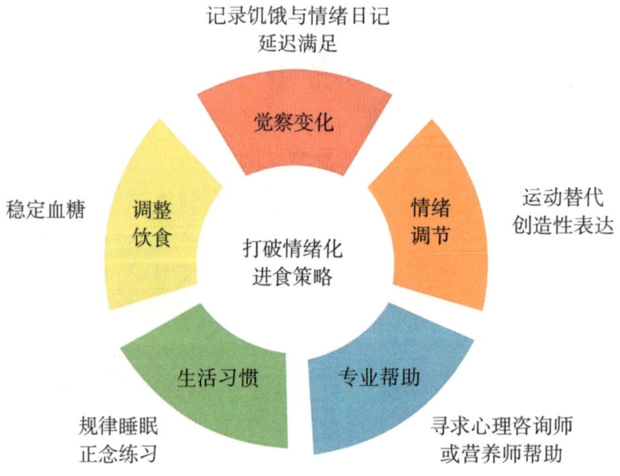
记录饥饿与情绪日记
延迟满足
觉察变化
稳定血糖
调整饮食
打破情绪化进食策略
情绪调节
运动替代
创造性表达
生活习惯
专业帮助
规律睡眠
正念练习
寻求心理咨询师或营养师帮助

图3-4-2 打破情绪化进食策略

❶ 觉察情绪变化

（1）记录饥饿与情绪日记：每次想吃东西时，先记录当下的情绪状态和身体饥饿程度，区分生理饥饿与情绪饥饿。

（2）延迟满足：产生进食冲动时，先喝杯水，等10min。多数情况下，情绪引发的食欲会随时间消退。

❷ 重建情绪应对方式

（1）运动替代：通过快走、跳舞等有氧运动方式，促进内啡肽和血清素分泌，直接改善情绪，同时消耗热量。

（2）创造性表达：通过绘画、写日记、倾诉等方式释放情绪，减少对食物的依赖。

❸ 调整饮食结构

稳定血糖：避免空腹太久，规律进食富含膳食纤维的食物，延缓血糖上升，减少暴食冲动。用希腊酸奶、坚果等低热量、高营养的食物替代薯片、蛋糕。

❹ 改善生活习惯

（1）规律睡眠：保证每天7～8h睡眠，调节饥饿素和瘦素平衡。

（2）正念练习：每天10min冥想，增强前额叶皮层对情绪的控制力，减少冲动进食。

❺ 寻求专业帮助

如果情绪化进食严重影响生活，或伴随抑郁、焦虑等症状，建议寻求心理咨询师或营养师的帮助。认知行为疗法、辩证行为疗法等专业方法，能有效切断情绪与进食的不健康联结。

情绪化进食是身体发出的求救信号，食物可以暂时安抚情绪，但无法解决问题。通过科学的方法，学会识别情绪、用健康方式应对压力，让代谢系统回归自然节律。

（李爱华）

5 生理期是如何影响体重的?

女性在生理期间体重出现波动是常见现象，主要受激素变化、体液潴留、食欲波动等因素影响，生理期的体重变化多为水分和食物滞留所致，而非真正的脂肪增长，无须过度担忧，需结合生理特点调整策略，保证身体平稳度过生理期。

5.1 正常的月经周期和激素变化

❶ 月经周期时长与规律性

从一次月经来潮的第1天到下次月经来潮的第1天，称为一个月经周期，正常时长为21～35天，平均约28天。月经持续时间通常为3～7天。

❷ 月经周期的激素变化

月经周期可按卵巢和子宫内膜的变化分为卵泡期、排卵期、黄体期，各期激素呈周期性波动（表3-5-1）。

（1）卵泡期：第1～4天为月经期，子宫内膜脱落，雌激素水平处于周期最低值。第5～14天，随垂体分泌的卵泡刺激素升高，卵巢内卵泡开始发育，雌激素逐渐增加，子宫内膜增生。至排卵前1～2天，雌激素达到第一个高峰。

（2）排卵期：在月经周期的第14天左右。雌激素高峰促使下丘脑释放促性腺激素释放激素，刺激垂体分泌促黄体生成素出现骤升高峰，持续约24～48h，促使成熟卵泡破裂排卵。

（3）黄体期：月经第15～28天，排卵后，黄体分泌大量孕激素和雌激素，形成第二个雌激素小高峰。

表3-5-1 月经周期的激素变化

分期	时间范围	主要特征	激素变化
卵泡期	第 1～4 天	子宫内膜脱落出血	雌激素、孕酮水平极低
	第 5～14 天	卵泡发育，子宫内膜增生	雌激素逐渐升高，排卵前黄体生成素出现峰值
排卵期	第 14 天左右	卵子排出	黄体生成素达高峰，雌激素短暂下降
黄体期	第 15～28 天	黄体形成，支持子宫内膜	孕酮显著升高，雌激素二次升高

5.2 激素变化对体重的影响

❶ 水钠潴留

孕激素和雌激素水平升高，会抑制肾脏对钠和水的排泄，导致体内水分滞留，易出现水肿，体重可能增加1～3kg。常见面部、手脚肿胀、腹部胀气，乳房胀痛等。月经来潮后，雌激素和孕激素水平急剧下降，水钠潴留情况缓解，体内多余水分排出，体重逐渐恢复。

❷ 刺激食欲

孕激素上升可能增加饥饿感，刺激食欲，尤其是对高盐、高糖、高脂食物的渴望。高盐饮食会进一步加重水钠潴留，而高糖、高热量摄入可能导致短期热量过剩。

❸ 情绪性进食

部分女性在生理期前因情绪波动易出现如焦虑、抑郁，可能通过进食缓解压力，间接导致体重上升。

❹ 代谢率轻微上升

黄体期孕激素水平升高，使基础代谢率提高约5%～10%，但这种变化对体重的影响相对微弱。月经来潮后，代谢率逐渐恢复正常。

5.3 生理期心理和活动对体重的影响

❶ 活动量减少的影响

部分人因经期不适减少运动量，导致能量消耗下降，可能加重体重波动。

❷ 心理暗示的影响

对生理期体重会变重的预期，可能放大对体重变化的感知，甚至因焦虑导致饮食失调。

5.4 体重变化的时间规律

月经前3～7天：体重开始上升，水肿和食欲变化最明显。

月经期第1～2天：体重达到峰值。

月经结束后1～2周：随着激素水平恢复，水分排出，体重逐渐回落至正常水平。

5.5 如何应对生理期体重波动?

❶ 饮食调整

减少高盐、高糖食物，增加香蕉、菠菜等富含钾的食物，帮助平衡电解质，促进水分排出。选择燕麦、蔬菜等高纤维食物延长饱腹感，缓解暴食冲动。

❷ 运动建议

月经前期保持快走、游泳等中低强度有氧运动，避免因疲劳加重情绪性进食。

月经期1～3天，暂停高强度训练，改为拉伸、瑜伽或散步，后期逐渐恢复力量训练。

月经期后雌激素回升，代谢相对活跃，可适当增加有氧和力量训练强度。

❸ 心理调节

认识到体重波动是暂时现象，避免过度焦虑或节食。

总之，经期体重波动是正常生理现象，并非所有女性都会出现明显体重变化，影响程度与激素敏感度、饮食结构、体质等相关。合理利用经期后代谢恢复期加强训练，同时经期前注重饮食控制，能更科学地管理体重和健康。

（李爱华）

6 肠道菌群与肥胖有关系吗?

肠道菌群是指定植在人体消化道内的复杂微生物群落，主要包括细菌、古菌、真菌、病毒和原生生物等。这些微生物与宿主形成共生关系，影响消化、代谢、免疫及神经功能等生理过程。肠道菌群还与肥胖息息相关，通过能量提取、炎症调控、食欲影响和胆汁酸代谢等多个途径影响胖瘦。

6.1 肠道菌群的特征

❶ 组成多样

健康人群肠道菌群由1000多个种型组成，主要菌门包括厚壁菌门、拟杆菌门，其次为放线菌门（如双歧杆菌）、变形菌门（如大肠杆菌）、疣微菌门、梭杆菌门、古菌等。

❷ 动态平衡和菌群失调

健康状态下，菌群与宿主保持互利共生（图3-6-1）。菌群失调则可能引发疾病，如肥胖、炎症性肠病、糖尿病等。

❸ 个体差异

不同人群的肠道菌群的多样性、优势菌群的种类和丰度不同。受宿主基因、饮食、年龄、药物、环境等因素影响，个体差异显著。肥胖人群的肠道菌群多样性和相对丰度较低，厚壁菌门/拟杆菌门比例升高，这类菌群更擅长从食物中提取能

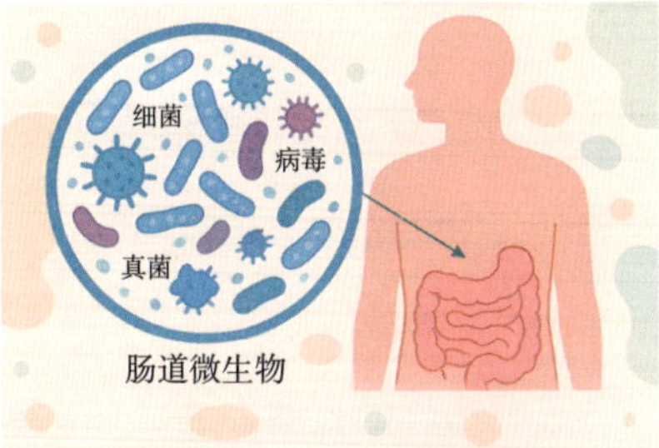

图3-6-1 肠道菌群

量，促进脂肪储存。肥胖人群的疣微菌门中的Akk菌丰度降低，维持肠屏障功能不足，抑制炎症功能较弱，促进脂肪堆积。

6.2 肠道菌群与肥胖的关系机制

肥胖的发生机制复杂多样，主要作用机制有四个方面（图3-6-2）：

❶ 能量摄取力增强

肠道菌群中厚壁菌门，能分解人体无法消化的膳食纤维，产生短链脂肪酸，包括乙酸、丙酸、丁酸，为人体提供额外能量，增加肥胖风险。

❷ 慢性炎症触发

失调的菌群可能破坏肠道屏障，使内毒素（如脂多糖LPS）进入血液，引发低度慢性炎症，导致胰岛素抵抗和脂肪细胞增生，促进脂肪堆积和肥胖发生。

❸ 食欲调控失衡

肠道菌群的代谢产物，如乙酸，可通过迷走神经或作用于中枢神经系统的G蛋白偶联受体43，促进饥饿素分泌，增强食欲，导致体重增加。

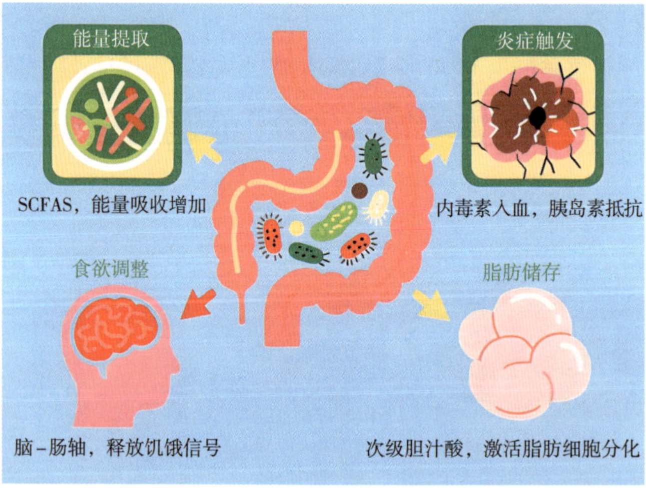

图3-6-2　肠道菌群影响胖瘦的机制

❹ 脂肪储存扩容

某些菌群的代谢产物，如次级胆汁酸，会影响脂肪细胞分化和脂质代谢，使脂肪更容易合成和储存，增加肥胖风险，尤其是腹型肥胖。

6.3 预防和改善肥胖的方法

（1）适量摄入益生元与益生菌，如低聚果糖、菊粉等；多吃膳食纤维，如全谷物、豆类、蔬菜、水果等，促进有益菌生长。适量摄入发酵食品，如酸奶、泡菜、康普茶等，辅助调节菌群平衡。

（2）避免食用伤害肠道微生态的食物。如精加工食物、糖、人工甜味剂、防腐剂、转基因食物、酒精、抗生素等，会对肠道健康造成不良影响。

（3）调整生活方式，规律作息。熬夜会扰乱菌群昼夜节律，适度运动，可增加菌群多样性，促进产生丁酸等有益代谢物。

肠道菌群平衡是体重管理的核心环节之一。通过饮食、运动等手段调节菌群，可从根源上改善能量代谢、炎症状态及食欲调控，为对抗肥胖提供了新的科学路径。但菌群调节是长期过程，需结合健康生活方式才能达到最佳效果。

（李爱华）

7 胰岛素是如何影响体重的?

胰岛素是由胰腺 β 细胞分泌的激素，可调节葡萄糖的吸收方式。正常情况下，人们进食后，食物转化为葡萄糖进入血液使血糖升高，此时胰岛素引导血糖进入脂肪细胞、肝脏和肌肉组织供能，多余血糖被储存或消耗，从而维持血糖稳定健康。当胰岛素分泌不足或胰岛素作用障碍，会打破代谢稳态，引发糖尿病、肥胖等疾病。

7.1 胰岛素对体重的影响

胰岛素的主要作用是降低血糖，通过调控糖、脂肪、蛋白质代谢，维持机体能量平衡（表3-7-1）。

胰岛素水平升高时，促进细胞主动摄取葡萄糖，转化为能量或糖原储存，抑制肝脏糖原分解和糖异生，减少葡萄糖生成。机体更倾向于储存能量，加速脂肪和蛋白质合成，抑制脂肪和蛋白质分解，促进脂肪堆积，导致体重增加。

胰岛素严重缺乏时，机体无法利用葡萄糖供能，转而分解脂肪和蛋白质，导致体重下降。

表3-7-1 胰岛素对三大物质的调控作用

代谢作用	胰岛素分泌正常	胰岛素分泌过多	胰岛素分泌不足
糖代谢	促进糖摄取、储存，抑制糖异生	过度降糖，易低血糖	血糖升高，糖利用障碍
脂肪代谢	促进合成，抑制分解	显著脂肪堆积，肥胖倾向	脂肪分解增强，酮症风险
蛋白质代谢	促进合成，抑制分解	增加肌肉合成	蛋白质分解加速，肌肉消耗

7.2 胰岛素抵抗与肥胖

胰岛素抵抗（IR）是一种常见的代谢疾病，是指机体对胰岛素的生物学效应反应性降低或丧失。此时胰腺需要分泌更多的胰岛素来维持血糖稳定，这会导致胰岛素依赖和高胰岛素血症。高胰岛素血症持续刺激脂肪合成、抑制脂肪分解，形成“胰岛素抵抗-肥胖”恶性循环。

❶ 胰岛素抵抗会导致脂肪堆积

发生胰岛素抵抗时，胰腺会分泌更多的胰岛素以维持血糖稳定，导致血液中胰岛素水平持续偏高；同时，胰岛素也会激活脂肪合成酶，促使血液中的葡萄糖转化为脂肪储存起来，使得人体脂肪含量增加。

❷ 胰岛素抵抗会导致人体基础代谢率下降

发生胰岛素抵抗时，细胞对胰岛素的利用效率降低，进而影响机体的能量代谢过程，使得基础代谢率下降，这就意味着，即使进行相同的活动，人体消耗的热量也会减少，使得减重更加困难。

❸ 胰岛素抵抗通常会伴随瘦素抵抗

瘦素是人体内负责调节能量代谢、食欲和体重的一种蛋白质激素，可减少食物的摄入量和增加能量利用。发生胰岛素抵抗时，血糖波动较大，会影响瘦素的分泌，同时身体对瘦素的信号变得不敏感，大脑收不到“吃饱了”的信号，导致食欲增加，进食过多，导致肥胖。而肥胖又反过来加重胰岛素抵抗，形成恶性循环。

7.3 如何打破胰岛素抵抗

❶ 优化饮食结构，控制血糖波动

控制碳水化合物的摄入，选择低升糖指数饮食；增加优质蛋白摄入；避免油炸食品，增加膳食纤维摄入（表3-7-2）。

表3-7-2 优化饮食结构的食物选择

食物类别	推荐食物	限制/避免食物
碳水化合物（低GI）	全谷物：燕麦、糙米、藜麦、全麦面包（GI＜55）； 杂豆类：黑豆、鹰嘴豆、扁豆； 低糖水果：蓝莓、苹果、梨	精制谷物：白米、白面、馒头、蛋糕（GI＞70，快速升糖）； 加糖食品：糖果、甜饮料、蜂蜜
优质蛋白质	动物蛋白：深海鱼、鸡蛋、鸡胸肉、低脂乳制品； 植物蛋白：豆腐、奇亚籽、亚麻籽	加工肉类：培根、香肠； 高脂红肉：肥肉、五花肉
健康脂肪	不饱和脂肪：橄榄油、牛油果、核桃、杏仁、亚麻籽油；深海鱼油	反式脂肪：油炸食品、植脂末、酥皮点心； 过量饱和脂肪：黄油、椰子油
膳食纤维	水溶性纤维：燕麦、魔芋、洋葱； 非水溶性纤维：芹菜、西兰花、麦麸	低纤维加工食品：精米白面、果汁

❷ 加强运动锻炼，提升胰岛素敏感性

交替进行有氧运动和力量训练。每周150min中等强度运动，如快走、游泳、骑自行车；搭配每周2～3次力量训练，如举重、俯卧撑、深蹲，增加肌肉量。肌肉是葡萄糖代谢的主要场所，肌肉量每增加1kg，每日可多消耗30～50kcal热量，同时提升基础胰岛素敏感性。

❸ 调整生活方式，消除胰岛素抵抗

（1）控制体重：BMI控制在18.5～23.9kg/m^2，男性腰围＜90cm，女性腰围＜85cm。

（2）改善睡眠质量：每天睡眠不足6h，会降低胰岛素敏感性，建议每晚7～9 h睡眠，保持规律作息。

（3）管理压力：长期焦虑或皮质醇升高会抑制胰岛素信号，可通过冥想、瑜伽、正念训练等缓解压力。

总之，胰岛素对体重的影响主要体现在促进脂肪储存、影响食欲和能量消耗等方面，通过调控三大营养素代谢和中枢食欲信号，推动能量向脂肪转化并抑制分解。打破胰岛素抵抗需要从饮食、运动、生活方式等多维度干预，重建细胞对胰岛素的敏感性，让代谢回归良性循环。

（李爱华）

8 多囊卵巢综合征是如何影响体重的？

多囊卵巢综合征（PCOS）是育龄女性常见的一种复杂的内分泌及代谢异常性疾病，以排卵功能紊乱或丧失、高雄激素血症、卵巢多囊样改变为主要特征，不仅影响患者生殖功能，亦增加心血管病变、2型糖尿病、子宫内膜癌的发生风险，严重影响女性生殖健康及生活质量。PCOS患者中超重、肥胖率占比高达30%～60%。

8.1 多囊卵巢综合征对体重的影响

PCOS病理机制以胰岛素抵抗和高雄激素血症为核心，两者相互作用，通过影响脂肪代谢、食欲调节和能量消耗，导致体重增加和肥胖。

❶ 激素失衡

（1）雄激素水平升高：PCOS患者雄激素水平偏高，雄性激素通过调节脂肪细胞分化和代谢影响脂肪分布。高水平雄性激素可促进腹腔内前脂肪细胞向脂肪细胞转化，并加速脂肪细胞体积增大，导致腹部脂肪堆积，形成向心性肥胖。

（2）瘦素功能受损：PCOS患者体内瘦素的功能可能受到影响。瘦素是一种由脂肪细胞分泌的激素，正常情况下可以抑制食欲、调节能量代谢。当瘦素功能受损时，会导致患者饥饿感增强，能量消耗减少，出现体重增加。

❷ 代谢异常

（1）胰岛素抵抗：PCOS患者普遍存在胰岛素抵抗的情况，身体对胰岛素的敏感性降低。为了维持正常血糖水平，机体就会分泌更多的胰岛素，过多的胰岛素会促使脂肪合成增加，抑制脂肪分解，降低身体对胰岛素的敏感性，形成恶性循环，导致体重不断上升。

（2）基础代谢率降低：PCOS患者普遍存在代谢率降低，身体消耗的能量减少，在摄入热量不变的情况下，能量消耗减少就会导致热量剩余，进而转化为脂肪储存，引起体重增加。

（3）生活方式因素：一方面，由于疾病影响，出现疲劳、嗜睡、月经紊乱等症状，导致运动量减少。另一方面，因病情产生焦虑、抑郁等心理问题，引发情绪化进食，进一步加重体重问题。

❸ 慢性低度炎症

肥胖会引发慢性炎症，脂肪细胞分泌的炎症因子，如肿瘤坏死因子-α、白介素-6会加重胰岛素抵抗和下丘脑-垂体-卵巢轴功能紊乱，刺激卵巢分泌过量雄激素，抑制卵泡成熟和排卵，形成卵巢多囊样改变，造成恶性循环。

8.2 PCOS患者的生活方式干预

《PCOS中国诊疗指南》指出生活方式干预是PCOS患者首选的基础治疗。生活方式干预应在药物治疗之前和（或）伴随药物治疗时进行。生活方式干预包括饮食控制、运动和行为干预。生活方式干预可有效改善超重或肥胖PCOS患者的生命质量。

❶ 饮食控制

监测热量的摄入和健康食物的选择是饮食控制的主要组成部分。长期限制热量摄入，选用低糖、高纤维饮食，以不饱和脂肪酸代替饱和脂肪酸。改变不良的饮食习惯、减少精神应激、戒烟、少酒、少咖啡。

❷ 运动

运动可有效减轻体质量和预防体质量增加。适量规律的体格锻炼，减少久坐的行为。图3-8-1为FITT健身原则。

❸ 行为干预

行为干预包括对肥胖认知和行为两方面的调整，是在临床医师、心理医师、护士、营养学家等团队的指导和监督下，使患者逐步改变易于引起疾病的生活习惯和心理状态。行为干预能使传统的饮食控制或运动的措施更有效。

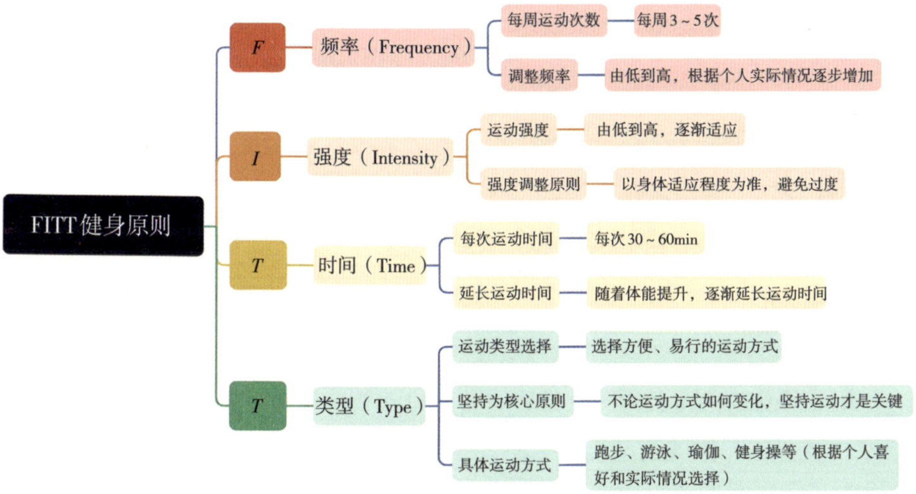

图 3-8-1 FITT 健身原则

总之，PCOS患者的饮食和运动需围绕“改善胰岛素抵抗、调节激素、减脂增肌”展开，关键在于个性化、可持续的生活方式调整，避免极端节食或过度运动，实现健康与体重的双重管理。

（李爱华）

9 甲状腺功能是如何影响体重的?

甲状腺作为人体的内分泌器官，参与机体新陈代谢。甲状腺分泌的甲状腺激素主要参与人体的能量代谢，通过中枢及周围信号通路调节能量代谢速率，进而影响体重变化。

9.1 甲状腺激素的生理作用

甲状腺激素主要包括甲状腺素（T_4）和三碘甲状腺原氨酸（T_3）两种，它们对全身代谢、生长发育和能量平衡起核心调控作用（图3-9-1）。

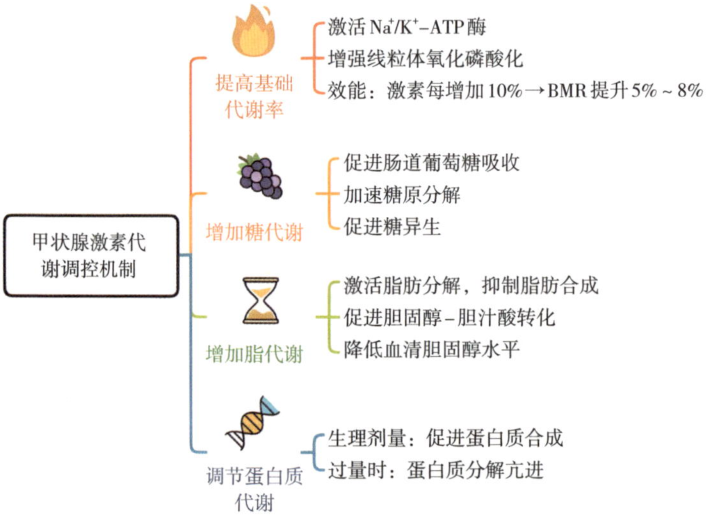

图3-9-1 甲状腺激素代谢调控机制

❶ 提高基础代谢率

通过激活 Na^+/K^+-ATP 酶和增强线粒体氧化磷酸化，提升细胞能量消耗效率。甲状腺激素每增加10%，基础代谢率可提升5%～8%。

❷ 增加糖代谢

促进肠道葡萄糖吸收、加速糖原分解和糖异生。

❸ 增加脂代谢

激活脂肪分解，抑制脂肪合成，促进胆固醇转化为胆汁酸排出，降低血清胆固醇水平。

❹ 调节蛋白质代谢

生理剂量促进蛋白质合成，甲状腺激素过量导致蛋白质分解亢进。

9.2 甲状腺功能的常见检测项目

甲状腺功能检查是体格检查的常规项目（表3-9-1），是评估甲状腺功能状态的重要手段。

表3-9-1 甲状腺激素检测项目

项目	缩写	意义
总三碘甲状腺原氨酸	TT_3	反映血液中 T_3 的总含量，甲亢时升高，甲减时降低
总甲状腺素	TT_4	反映血液中 T_4 的总含量，甲亢时升高，甲减时降低
游离三碘甲状腺原氨酸	FT_3	反映血液中游离态 T_3 的含量，更直接体现甲状腺功能，不受结合蛋白影响
游离甲状腺素	FT_4	反映血液中游离态 T_4 的含量，是诊断甲亢、甲减的敏感指标，不受结合蛋白影响
促甲状腺激素	TSH	调控甲状腺激素的合成与分泌，甲亢时 TSH 降低，甲减时 TSH 升高
甲状腺过氧化物酶抗体	TPOAb	升高常见于桥本甲状腺炎、毒性弥漫性甲状腺肿（Graves 病）等自身免疫性甲状腺疾病
甲状腺球蛋白抗体	TgAb	升高提示甲状腺存在自身免疫反应，可见于桥本甲状腺炎、甲亢等
促甲状腺激素受体抗体	TRAb	主要用于 Graves 病的诊断，也可评估甲亢的治疗效果和复发风险

9.3 甲状腺功能异常对体重的影响

❶ 甲状腺功能亢进

（1）典型表现：多食易饥、腹泻、消瘦，伴心悸、手抖；

（2）体重变化：80%的患者出现体重下降，平均减少5～10kg，主要是因为基础代谢率增加30%～60%，每日多消耗300～500kcal，蛋白质、脂肪分解加速，肌肉萎缩。少数老年患者可能因代偿性食欲亢进而体重增加，称为胖甲亢。

❷ 甲状腺功能减退

（1）典型表现：食欲减退但体重仍增，伴畏寒、便秘、皮肤干燥；

（2）体重变化：50%～70%的患者体重增加，平均增加3～8kg，主要是因为基础代谢率低，机体产热作用弱，能量消耗低；脂肪合成增加、分解降低，导致胆固醇升高；另外，甲状腺激素低常常伴随黏液水肿的发生。

总之，甲状腺功能异常是体重异常变化的常见内分泌原因，不明原因体重下降合并心悸或难治性肥胖合并疲劳，可检查甲状腺功能，排除是否患有甲亢或甲减。另外，对于正在接受药物治疗的甲状腺疾病患者，如果体重明显增加或减少，需要重新评估和调整药物剂量，以确保病情得到最好的控制。

（李爱华）

10 肥胖遗传吗?

随着肥胖症人数的逐年递增，对其病因的探究也引发了社会各界的广泛关注，关于肥胖症是否属于可遗传性疾病，大量科学研究给出了明确答案，肥胖确实存在遗传倾向，但它绝非由遗传因素单方面决定，而是基因易感性与环境因素相互交织、共同作用的结果。

10.1 遗传因素对肥胖症的影响

遗传因素通过基因突变、家族聚集性、代谢及食欲调节异常、表观遗传学机制等途径发挥作用。

❶ 基因突变

部分单基因突变可直接导致肥胖症，如瘦素基因、瘦素受体基因突变，干扰脂肪代谢信号通路，导致脂肪异常堆积。MC4R基因突变在早发性肥胖中占比可达5%～6%，表现为食欲亢进和能量消耗减少。

❷ 家族聚集性

肥胖症具有明显的家族遗传倾向，父母双方肥胖可使子女发病风险增加10～14倍。这种聚集性不仅涉及遗传因素，还包括共同生活环境中的饮食和运动习惯。在很多家庭中，饮食模式代代相传，偏爱油炸、甜食等高热量食物，家庭成员习惯了这样的饮食结构，自然更容易摄入过多热量。家庭活动习惯也会影响体重。一家人都喜欢宅在家里看电视、玩游戏，缺乏运动，身体消耗的热量就会减少，脂肪堆积的风险自然增加。这些生活方式的遗传，有时候比基因的影响更直接、更显著。

❸ 代谢及食欲调节异常

遗传因素通过影响下丘脑摄食中枢的调节功能发挥作用。例如FTO基因变异可增强对高热量食物的偏好，降低饱腹感敏感度。某些基因多态性还会降低基础代谢率，使每日能量消耗减少5%～10%。

❹ 表观遗传学机制

母亲妊娠期的健康状况也会对后代肥胖风险产生影响。如果母亲在妊娠期出现高血糖、营养不良等情况，可导致胎儿代谢基因启动子区甲基化水平改变，影响基因表达，使得后代肥胖风险显著增加。这也进一步说明，肥胖的遗传因素不仅涉及特定基因本身的变异，还包括基因表达调控层面的变化。

10.2 给肥胖症遗传倾向者的建议

❶ 早期筛查

通过家族史问卷、基因检测识别高风险个体。

❷ 饮食控制

（1）采用低升糖指数（GI）+高蛋白饮食，主食替换为燕麦、糙米，每餐蛋白质占比30%。

（2）严格限制糖摄入每日≤25g，避免触发FTO基因对甜食的敏感性。

（3）肠道菌群调节：高遗传风险者可补充Akk菌（表3-10-1），此菌是一种对肠道健康和代谢有益的益生菌，能改善肠道屏障功能，减少内毒素诱导的肥胖。

表3-10-1　促进Akk菌生长的食物

食物类别	具体食物	作用
发酵类食物	酸奶、泡菜等	可营造利于Akk菌生存的肠道环境
多酚类食物	饮品：绿茶、红酒等	可营造利于Akk菌生存的肠道环境
	水果：石榴、蓝莓等	对Akk菌生长有积极作用
富含益生元纤维的食物	蔬菜：洋葱、大蒜、芦笋、菊苣根等	可为Akk菌提供“食物”
	水果：梨、香蕉、蔓越莓等	对Akk菌有益生元效应
	豆类及补充剂：黑豆，菊粉、阿拉伯胶纤维粉等	能助力Akk菌增殖
含特定脂肪酸的食物	橄榄油、深海鱼、亚麻籽、坚果等	能刺激Akk菌生长

（4）实行饥饿耐受训练：餐前喝水、吃蔬菜，降低食欲冲动。

❸ 运动干预

养成锻炼习惯，可以交替进行抗阻和有氧训练。

❹ 行为管理

佩戴智能设备监测心率、运动，设置代谢提醒阈值。如针对FTO基因携带者，强化早餐热量占比40%，抑制午餐暴食倾向。

❺ 医学监测

定期监测BMI，每3个月检测空腹血糖、胰岛素、血脂，警惕代谢综合征。

肥胖确实存在一定的遗传因素，但它绝不是不可改变的命运。遗传给了我们一个起点，而生活方式决定了我们最终能走多远。只要我们养成健康的生活习惯，即使携带肥胖基因，也能摆脱肥胖的困扰，拥抱健康轻盈的人生。

（李爱华）

11 哪些药物会影响体重?

在药物治疗中，很多药物在发挥治疗作用的同时，会不可避免地对能量代谢、食欲调控或脂肪储存等生理过程产生副作应，进而导致体重变化，这种影响往往被忽视，但它对健康管理产生很多影响。本文中，我们将探讨可能导致体重增加的药物和作用机制，以及科学的应对方法。

11.1 导致体重增加的药物

❶ 精神科药物

三环类抗抑郁药和抗精神病药奥氮平、氯氮平等，可作用于大脑中的多种神经受体，如5-羟色胺、多巴胺、组胺受体，抑制饱食中枢、激活饥饿中枢，导致强烈饥饿感和食欲亢进，使体重明显增加。

❷ 类固醇类药物

表3-11-1为类固醇类药物对体重的影响。

表3-11-1 类固醇类药物对体重的影响

分类	药品名称	引起体重增加的机制
糖皮质类固醇	泼尼松、地塞米松	作用于下丘脑食欲中枢，显著增加进食量；促进糖原异生，升高血糖，刺激胰岛素分泌，导致脂肪向面部、颈部、腹部堆积，形成“满月脸”“水牛背”；抑制肾小球滤过率，导致体内水分和钠离子潴留，引起水肿
性激素类固醇	睾酮、雌激素	睾酮低剂量可促进蛋白质合成，轻微增加肌肉量；高剂量可能引起水钠潴留和脂肪分布改变。雌激素小剂量用于更年期治疗时，对体重影响较小；大剂量可能因水钠潴留导致轻微增重
蛋白同化类固醇	睾酮衍生物、司坦唑醇	合理使用时，体重呈健康增重趋势；违规大剂量使用可能导致水分潴留和脂肪堆积，体重快速上升。通过雄激素受体促进氨基酸进入肌肉细胞，加速蛋白质合成，增加肌肉量；抑制糖皮质激素诱导的肌肉分解

③ 降血糖类药物

表3-11-2为降血糖类药物对体重的影响。

表3-11-2　降血糖类药物对体重的影响

分类	药品名称	引起体重增加的机制
胰岛素类	各种胰岛素	胰岛素促进细胞对葡萄糖的摄取和利用，将多余的葡萄糖转化为脂肪储存起来，同时减少脂肪分解
磺脲类	格列喹酮、格列齐特、格列美脲	促进胰岛素分泌，使内源性胰岛素水平增加，胰岛素通过多种途径促进脂肪和肌肉组织中脂肪生成，使体重增加。糖尿病患者血糖控制后，能量损失明显改善，使能量得以保存
噻唑烷二酮类	吡格列酮、环格列酮	增加胰岛素敏感性的作用，保护胰岛素细胞功能。引起体重增加原因尚不清楚，研究发现可能与用药后，肾脏集合管钠排泄减少，水钠潴留而导致体重增加有关

④ β阻滞剂

用于治疗高血压和心肌缺血，如美托洛尔。长期用β-阻滞剂引起体重增加是由于其干扰儿茶酚胺诱导的脂解作用。有研究提出，儿茶酚胺类物质作用于下丘脑的β-肾上腺素能受体可产生厌食作用，从而β-阻滞剂表现出体重增加的效应。

⑤ 阻滞5-羟色胺能/组胺能受体的药物

苯噻啶用于预防偏头痛，其可选择性阻滞$5HT_2$和$5HT_{1C}$受体并轻度抑制H_1组胺能受体和M胆碱能受体，具有增进食欲的作用。

⑥ 避孕药物

避孕药成分主要是雌激素和孕激素。雌激素轻微促进体内水分和钠离子潴留，改变脂肪代谢导致体重增加，停药后多可消退。少数人可能因激素波动出现食欲亢进或减退，从而间接影响体重。

11.2　药物性体重增加的应对方法

应对药物导致的体重变化需结合具体药物类型、体重变化方向及个体健康状况，采取调整生活方式、监测指标、调整用药方案等综合措施。

① 饮食管理

限制总热量摄入，避免高糖、高脂食物，减少精制碳水，增加低热量、高纤维食物。避免药物与高热量食物的协同作用。

❷ 运动干预

进行适度的有氧运动和抗阻训练。

❸ 药物方案调整

权衡药物疗效与副作用，若体重增加严重且影响健康，在医生指导下尝试替换为对体重影响较小的同类药物或选择联合用药对抗副作用。

❹ 监测与干预代谢指标

定期检测体重、BMI、腰围、血糖、血脂、血压，警惕代谢综合征。

医学的本质是帮助患者以可接受的代价获得更好的生存质量。在体重变化等副作用面前，无须过度焦虑，权衡利弊、主动干预，远比单纯抱怨药物“不够完美”更有意义。

（李爱华）

12 孕期越胖越好吗？

很多人认为孕期补充营养越多越好，孕妈妈越胖越健康。殊不知，孕期体重超重对母亲及胎儿均不利，会导致孕期肥胖、高血压、糖尿病的发生率升高；导致巨大儿、胎儿宫内窘迫甚至死胎，造成难产、产伤、感染、剖宫产率上升；导致宝宝成年后肥胖、糖尿病、高血压、心脏病等代谢性疾病的发生率大大升高。

12.1 孕期体重增长标准

孕期增重的合理范围主要取决于孕前的身体质量指数（BMI），另外，怀孕的不同阶段体重增长标准也不同，临床上将妊娠全程分为妊娠早期、妊娠中期、妊娠晚期三个时期。妊娠早期是指妊娠未达14周；妊娠中期是指妊娠14～27^{+6}周；妊娠晚期是指妊娠第28周及其后。在孕前不同BMI情况下，单胎妊娠妇女体重增长范围及妊娠中期和妊娠晚期每周体重增长可以参照推荐值（表3-12-1）。

表3-12-1　单胎妊娠期妇女体重增长范围及妊娠中期和妊娠晚期每周体重增长推荐值

孕前BMI/（kg/m^2）	BMI分类	总增重值范围/kg	妊娠早期增长值范围/kg	妊娠中晚期每周增长值范围/kg
＜18.5	低体重	11.0～16.0	0～2.0	0.46（0.37～0.56）
18.5～23.9	正常体重	8.0～14.0	0～2.0	0.37（0.26～0.48）
24.0～27.9	超重	7.0～11.0	0～2.0	0.30（0.22～0.37）
≥28.0	肥胖	5.0～9.0	0～2.0	0.22（0.15～0.30）

12.2 孕期增加体重的构成

增重并非全是脂肪，主要包括胎儿3～4kg、胎盘0.5～1kg、羊水1～1.5kg、子宫增大1～2kg、乳房组织0.5～1.5kg、血液量增加1.5～2kg、体液潴留1～2kg、正常BMI者脂肪储备2.5～4kg。

12.3 科学管理孕期体重

❶ 孕前体重管理

（1）维持健康体重。建议孕前女性将BMI调整至18.5～23.9kg/m²。

（2）合理膳食，适当增加运动。超重肥胖者应结合饮食调整，每周至少进行150min中等强度有氧运动及2～3次抗阻运动。

❷ 孕期体重管理

（1）妊娠不同阶段能量需求。早期保持孕前能量需求，中期每日增加300kcal，晚期每日增加450kcal。

（2）饮食建议。选择低血糖生成指数、优质蛋白、低脂食物。

（3）运动建议。根据个体情况循序渐进，避免有身体接触、增加摔倒风险和胎儿伤害的运动。

（4）加强监测。定期监测体重相关指标。

❸ 产后体重管理

（1）目标明确，逐步减重。产后1年内是体重恢复的关键时期，可逐步将体重恢复至孕前体重。

（2）膳食多样，不要过量。母乳喂养者在相应年龄阶段的成年女性能量需要量基础上每日增加400kcal。

（3）循序渐进，提高运动强度。考虑到产后恢复情况，运动强度可从低至中等逐渐增加。

总之，孕期科学管理控制体重增长，需要均衡饮食、适度运动、定期监测、咨询医生。

（李爱华）

13 哺乳期怎么食补？

哺乳期是指从女性分娩后开始，以乳汁喂养婴儿的时期。医学上通常将哺乳期定义为产后6个月至2年。母乳是婴儿最理想的天然食物，为婴儿提供生长发育所需的营养，其营养成分直接依赖母亲的饮食摄入。哺乳期食补的关键是按需调整、均衡搭配，同时满足妈妈身体恢复、乳汁分泌及宝宝健康发育的需求，根据产后身体恢复阶段、乳汁量、宝宝反应动态优化饮食。

13.1 哺乳期饮食的基本原则

哺乳期妈妈每日需比孕前多摄入约500kcal热量，每天摄入2200～2300kcal的热量，并保证营养全面均衡。

❶ 蛋白质

足量优质蛋白质，奠定泌乳基础，每日比孕前增加20g蛋白质，总量约80～90g/d，优选鱼、禽、蛋、瘦肉、乳制品、豆制品等优质蛋白，其氨基酸组成与人体接近，易被婴儿吸收。

❷ 无机盐与微量元素

哺乳期产妇合理补充无机盐和微量元素不仅关系到产妇自身的身体恢复，也直接影响婴儿的生长发育（表3-13-1）。

表3-13-1 补充无机盐与微量元素的种类和作用

营养素	作用	推荐食物和摄入量
钙	保证宝宝骨骼发育，同时预防妈妈骨质疏松	牛奶500mL/d、奶酪、豆腐、深绿蔬菜。钙推荐摄入量为1200mg/d

续表

营养素	作用	推荐食物和摄入量
铁	铁是血红蛋白、肌红蛋白、呼吸酶的组成成分，参与造血、氧的运输、抗体的产生、胶原的合成	猪牛羊肉、动物肝脏、菠菜、黑木耳、橙子、番茄等，铁推荐摄入量为25～30mg/d
锌	促进婴儿生长发育和食欲，调节免疫功能，促进维生素A代谢及作用	瘦牛肉、猪肝、深海鱼、黑豆、核桃等，锌推荐摄入量为7.5mg/d
碘	有助于保护婴儿脑神经细胞和功能正常发育	建议选用含碘食盐，每日食用5g加碘盐

③ 维生素

哺乳期女性每日需通过膳食摄入多种维生素，包括脂溶性维生素A、D、E、K和水溶性维生素B族及维生素C（表3-13-2）。

表3-13-2　补充维生素的种类和作用

种类	高含量的食物	对身体的作用
维生素A	动物肝脏、深海鱼、蛋黄、全脂牛奶；胡萝卜、南瓜、菠菜、芒果、西兰花	维持哺乳期女性和婴儿的视觉健康，预防夜盲症；促进婴儿免疫系统发育；保护黏膜组织健康，维持皮肤弹性
维生素D	深海鱼类、鱼肝油、蛋黄、牛奶、酸奶；多晒太阳	促进钙、磷吸收，维持哺乳期女性骨骼健康；支持婴儿骨骼和牙齿发育，降低佝偻病风险；调节免疫系统功能
维生素E	坚果、橄榄油；菠菜、羽衣甘蓝、牛油果	抗氧化剂，减少自由基对细胞的损伤；促进乳汁分泌；增强免疫力，保护婴儿神经系统发育
维生素K	菠菜、羽衣甘蓝、生菜、西兰花、香菜、芥菜；纳豆、动物肝脏、植物油	促进血液凝固，减少产后出血风险；参与骨骼代谢，维持骨密度；预防新生儿出血症
维生素B族	糙米、燕麦、全谷物、豆类、坚果、瘦肉、鱼肉、动物内脏、绿叶蔬菜、水果、乳制品	参与能量代谢；维护皮肤、黏膜健康，预防口角炎、舌炎；预防哺乳期贫血；促进婴儿神经系统、消化系统等生长和发育
维生素C	柑橘类水果、猕猴桃、草莓、菠萝；绿叶蔬菜、番茄、土豆	促进铁的吸收，预防哺乳期缺铁性贫血；参与胶原蛋白合成，维持皮肤、血管和骨骼健康；增强免疫力，保护母婴免受感染；抗氧化，减少自由基对细胞的损伤

④ 水分与膳食纤维

（1）水分：乳汁中87%是水，哺乳期每日需饮水2000～3000mL，可喝温水、清淡汤羹、鸡汤、牛奶等，避免用含糖饮料替代。

（2）膳食纤维：可预防哺乳期便秘，推荐糙米、燕麦等杂粮，蔬菜每日500g，低糖水果如苹果、草莓。

13.2 饮食建议

❶ 营养均衡

每餐包含优质蛋白、膳食纤维、健康脂肪，如牛油果、亚麻籽油、少量坚果。建议每天尝试12种食物，每周25种以上，以实现营养均衡。

❷ 少食多餐

三餐八分饱，每两餐中间加餐，可选用无糖酸奶、水果。

❸ 饮食清淡

避免辛辣刺激性食物，如辣椒、花椒、芥末等、高盐饮食，如咸菜、腌肉等、油腻生冷食物。

❹ 补充富含脂肪酸的食物

每周2～3次食用富含Omega-3脂肪酸的食物，如深海鱼类等水产品，对于日常饮食不能满足者，可每天额外补充200mg二十二碳六烯酸（DHA）直至哺乳期结束。

❺ 饮食禁忌

忌饮茶水、咖啡、酒和含有酒精的饮品，可通过乳汁影响婴儿的大脑发育。少食味精、巧克力，这些食品中的成分影响婴儿的神经系统和心脏功能。尽量避免韭菜、麦芽等可能回奶的食物。

总之，产后饮食应以营养均衡，保持充足水分。坚持母乳喂养，既有利于宝宝健康，同时帮助妈妈恢复适宜体重。

（李爱华）

14 瘦人需要体重管理吗?

现今的形体审美以瘦为美，减肥成为人们最常讨论的话题之一。许多正常体重的人仍认为自己超重，进行不必要的减肥，误以为瘦等同于健康。体重是折射身体健康的一面镜子，肥胖者是高血压、心脏病、冠心病等疾病的高发人群；消瘦人群大多由于肠胃功能弱、消化吸收差，而长期处于亚健康状态。无论是肥胖还是消瘦都需要进行体重管理，来维护自身健康。

14.1 瘦人的评判标准

瘦人的评估不仅要看体重，更要看身体成分，需要结合BMI与体脂率指标来量化判断（表3-14-1）。

表3-14-1 瘦人的评判标准

指标	过瘦标准	健康风险提示
BMI	＜ 18.5kg/m^2	需排查营养不良、消化吸收障碍
体脂率	男性＜ 8%、女性＜ 15%	可能影响激素水平与器官保护
肌肉量	低于同性别同年龄人群平均值的 10%	提示肌力不足、代谢率低下

14.2 体重过低的危害

❶ 免疫系统崩溃

体重过低者的免疫细胞活性下降、胸腺体积缩小，直接影响细胞免疫功能，增加感染结核、肺炎等严重疾病的风险。低体重人群因膳食纤维和益生菌摄入不足，肠道屏障功能减弱，易出现反复腹泻、过敏反应。

❷ 器官功能衰退

（1）心脏：热量长期不足时，身体会分解心肌蛋白供能，导致心脏收缩力减弱，出现心率过缓、低血压。过度节食者导致电解质紊乱，可能引发室性早搏。

（2）骨骼：女性体脂率＜17%时，下丘脑会抑制促性腺激素分泌，导致雌激素不足，骨密度每年流失可达3%～5%，骨折风险增加。

（3）大脑：大脑仅占体重2%，却消耗20%的能量，长期热量不足会导致海马体体积缩小，出现记忆力减退、注意力不集中。低蛋白饮食会导致5-羟色胺合成减少，增加抑郁、焦虑风险。

❸ 代谢系统紊乱

（1）基础代谢率下降：体重过低者因甲状腺功能抑制，活性甲状腺激素水平下降；另外肌肉量减少，热能消耗减少，基础代谢率下降。

（2）血糖调控失灵：肝糖原储备不足，易出现头晕、手抖、冷汗等低血糖症状。有部分体脂率高但BMI正常的瘦人，因内脏脂肪堆积，胰岛素敏感性下降，导致血糖调控失灵。

（3）消化吸收功能退化：长期节食导致胃平滑肌萎缩，胃容积缩小，进食后易腹胀；另外胰腺因缺乏营养刺激，胰蛋白酶、脂肪酶分泌减少，消化吸收功能退化，由于铁、维生素B_{12}、叶酸等营养素缺乏出现营养不良性贫血。

（4）闭经与不孕：BMI＜15%时，下丘脑分泌的促性腺激素释放激素减少，约80%的过瘦女性出现继发性闭经，影响受孕。

14.3 瘦人科学体重管理的核心方法

❶ 摆脱“瘦即是美”的畸形审美，树立正确的健康观念

❷ 饮食调节

对于体重过轻者，首先应排除疾病原因，并根据目前的健康状况、膳食和运动情况，逐渐增加能量摄入。每日热量摄入比消耗多300～500kcal，少食多餐，注意优质营养素配比。蛋白质每千克体重摄入1.2～1.7g，碳水化合物要占每日热量的50%。选择健康脂肪，如坚果、牛油果、橄榄油，每日25～30g。

③ 运动干预

以增肌为主要目标进行抗阻运动，每周3次，每次40～60min，重点锻炼大肌群，每周增加5%的训练重量或次数，刺激肌肉生长。

④ 生活方式调整

规律睡眠，保证每天7～9h。改善消化功能，餐前喝温热汤品，餐后半小时避免平躺，必要时补充消化酶制剂。

⑤ 身体监测

监测肌肉量、体脂率，建立个性化管理档案。每周固定时间称重，关注增长趋势而非单日波动，理想增重速度为0.5～1kg/周。若3个月体重无变化，需排查甲状腺功能、肠胃吸收功能等潜在问题。

总之，体重管理不单单是减肥，通过科学调节饮食、运动、生活方式及心理状态，将体重维持在与个体生理特征相匹配的健康区间内，从而筑牢健康防线。

（李爱华）

第四章

健康饮食篇

04

1 一日三餐你会吃吗?

民以食为天，吃是人类生存的基本需求，更是维持身体健康的关键环节。科学合理的饮食能为身体提供充足的能量和营养，维持各器官的正常运转，降低慢性疾病的发生风险；而不恰当的饮食习惯则可能导致营养失衡、肥胖等问题，影响身体健康。因此，学会正确地吃，是实现健康生活的重要一步。

1.1 膳食结构合理化

科学饮食需遵循多样化、均衡性、适量性的原则，通过合理搭配各类营养素来满足身体需求。

❶ 饮食多样化要求每日饮食涵盖丰富的种类

不同种类食物起到的作用也不同，谷薯类作为主食可以提供能量，蔬菜水果类富含维生素与膳食纤维，畜禽鱼蛋奶类提供优质蛋白和微量元素，大豆坚果类补充植物蛋白与不饱和脂肪酸。

❷ 饮食均衡性主要是指一日三餐的热量配比及不同营养素功能的热量配比

一日三餐的能量摄入可遵循“3∶4∶3”原则：早餐约占全天能量的25%～30%，为新的一天高效“开机”，激活身体代谢；午餐约占30%～40%，提供充足能量支撑日间的活动；晚餐则精简至30%～35%，顺应夜间代谢放缓的自然规律（图4–1–1）。

三大主要营养素的供能比例也需合理搭配：碳水化合物应提供50%～60%的能量，优选全谷物、薯类等复合碳水来维持血糖稳定；蛋白质应提供15%～20%的能量，来自鱼虾、瘦肉、豆制品等优质来源，助力肌肉维护和免疫健康；脂肪应提供20%～30%的能量，优先选择富含不饱和脂肪的植物油、坚果等，对维持细胞功能和体内激素平衡至关重要。这样双管齐下的科学配比，是维持身体健康和活力的重要基础（图4-1-2）。

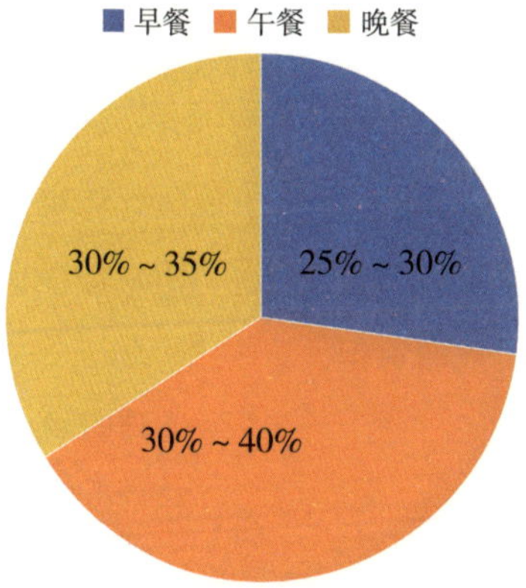

图4-1-1 三餐热量占比图

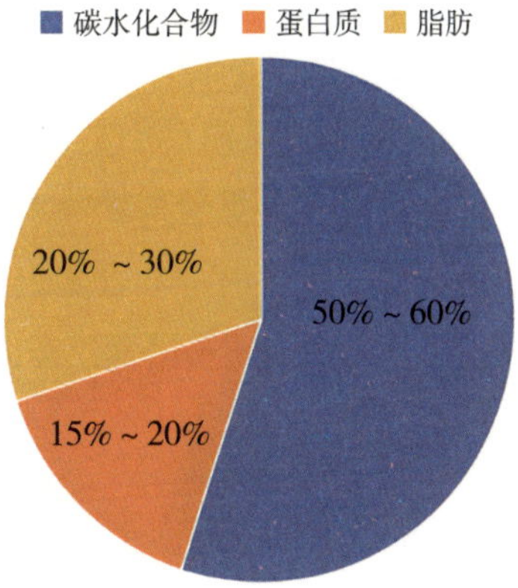

图4-1-2 三大营养素占比图

③ 饮食适量性则是指膳食要有度

这意味着即使是身体必需的营养素，过量摄入也会带来健康风险。虽然钠是维持生命活动不可或缺的矿物质，但成人每日摄入量应严格限制在2g（相当于5g食盐）以内，儿童和青少年则需根据生长发育阶段相应调整。1～3岁的幼儿每天需要1.8g盐；4～6岁的孩子每天需要2.3g盐；6～10岁，每天不要超过4g盐；11岁以上，每天不要超过5g盐。同时，控制总热量也是适量性的关键。对于轻体力活动人群来说，成年男性建议每日能量摄入约2250kcal，女性约1800kcal。特殊人群更需精准把握这个“度”：如糖尿病患者需关注食物的血糖负荷（GL），痛风患者则要严格控制嘌呤摄入量。

1.2 常见的不规律饮食行为及其危害

① 暴饮暴食

短时间内大量进食胃部会急剧扩张，导致胃轻瘫和反流性食管炎；更危险的是刺激胰酶过量分泌，可能诱发死亡率高达30%的急性胰腺炎。长期来看，这种饮食模式会引发血脂异常及分泌胰岛素的β细胞功能衰竭，增加动脉粥样硬化、2型糖尿病等代谢性疾病的风险。

❷ 忽略早餐

早晨空腹使得胆囊内胆汁过度蓄积，其中的胆固醇易形成结晶，令胆结石风险增加25%。长期饥饿，午餐代偿性暴食的概率也大大提升，脂肪肝风险提升2.3倍。空腹状态下，大脑被迫依赖酮体供能，导致认知迟钝和学习效率下降；同时基础代谢率下降5%～10%，逐渐形成易胖体质。

❸ 混乱的进餐时间

晚餐过晚时，褪黑素与胰岛素分泌会发生冲突，不仅干扰睡眠质量，更会加速脂肪合成。进餐时分心会延迟饱腹感信号的接收，比如一边吃饭一边刷手机，人在不知不觉中超量进食，会进一步加重代谢负担。

（陈若轻/孙静）

2 一日三餐你吃对了吗?

上一节提到科学饮食需遵循多样化、均衡性、适量性的原则。那么，如何判断自己现在的饮食是否符合科学饮食的条件呢，请将视线转向我们的餐盘。

2.1 膳食宝塔自测指南

中国居民平衡膳食宝塔以直观的图形化方式，将平衡膳食原则转化为五类食物的具体摄入量，是评估日常饮食的黄金标尺（图4-2-1）。

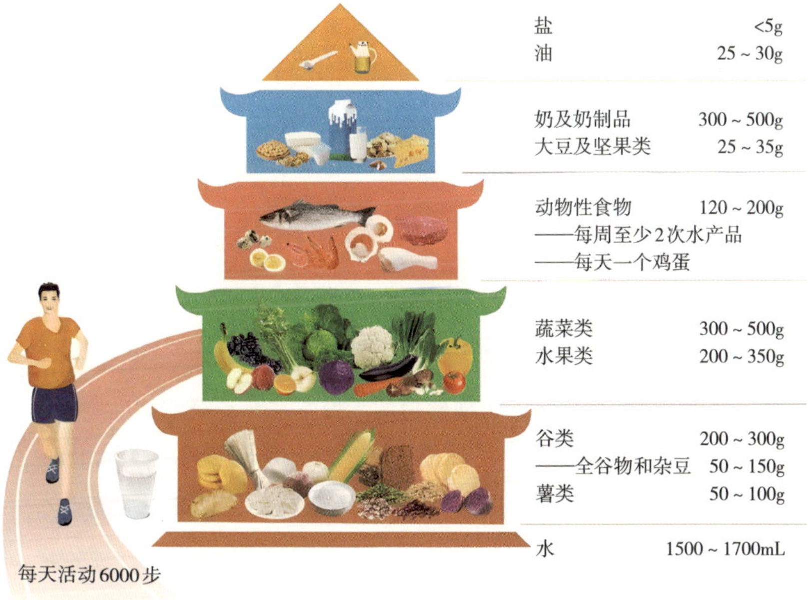

图4-2-1 中国居民平衡膳食宝塔

① 谷薯类

建议每日摄入200～300g，其中全谷物杂豆应占50～150g，薯类50～100g。这相当于每日大约摄入一碗半到两碗米饭，再加上半根玉米或一个中等土豆的分量。然而，精米白面常常垄断我们的餐桌，全谷物占比不足1/3。过度加工不仅让谷物失去60%的膳食纤维，还流失近50%的B族维生素。应避免用面包、肠粉等精制主食替代糙米、燕麦等全谷物。

② 蔬果类

推荐每天蔬菜不少于300g，其中深绿色、红黄色等深色蔬菜占一半以上，水果200～350g。形象地说，每天需要吃够一盘半炒青菜和1到1.5个苹果大小的水果。应当注意，正餐选择面条或盖饭时，蔬菜占比常不足100g。一杯果汁约等于3个橙子的糖，若用果汁替代水果则会摄入浓缩糖分，同时损失90%的纤维、导致维生素C和叶酸普遍缺乏。

③ 动物性食物

每日应控制在120～200g，优先选择鱼虾每周2次以上，禽畜肉选瘦肉，每天食用掌心大小的瘦肉1～2份，再加一个鸡蛋。日常生活中我们常常选择香肠、培根等加工肉，但加工食品会增加18%的结直肠癌风险；同时鱼虾类摄入严重不足，造成Omega-3脂肪酸缺乏。

④ 钙质补充

建议每天摄入奶制品300～500g，大豆及坚果类25～35g。即每天喝1～2盒牛奶，再加一小把核桃或杏仁。乳糖不耐受人群也可以选择无糖酸奶或低乳糖奶。坚果摄入注意适量，一小把坚果热量约为180kcal，过量摄入会增加热量负担。

⑤ 油盐警戒区

建议每日摄入烹调油25～30g，食盐不超过5g。用瓷勺计量，全天的用油量建议为2～3勺，盐则需控制在一个啤酒瓶盖内。目前，国人日均盐摄入达10.5g，食用油超40g。这是因为隐形盐油无处不在，清淡的挂面中、白面包中、外卖浓汤及调味酱料中的盐与油都常常被忽略，我们熟悉的煎炒烹炸更是用油大户。因此为了健康，我们必须警惕这些隐形陷阱，主动减少盐油摄入。

2.2 如何判断自己的饮食是否科学

想要清晰了解自己的饮食是否科学，可以采用“膳食自检三步法”：首先，采用“三日记录法”，选择 2个典型工作日加上1个周末休息日，用手机拍照记录下这三天吃的所有食物和饮料，这是获取真实数据的基础；接着，进行“宝塔对照”，根据中国居民平衡膳食宝塔的分类，将记录的食物归类整理，计算出各类食物每日平均摄入量；最后，运用红黄绿灯评估法来解读这些数据。红灯食物代表摄入超标的项目，需要立即减少；黄灯食物则是摄入不足的类别，提醒你需要增加补充；而绿灯食物则表示你目前的摄入量符合健康推荐，可以继续保持。在日常生活中，也可以选择平衡膳食餐盘，来提示我们如何更均衡进食（图4-2-2）。

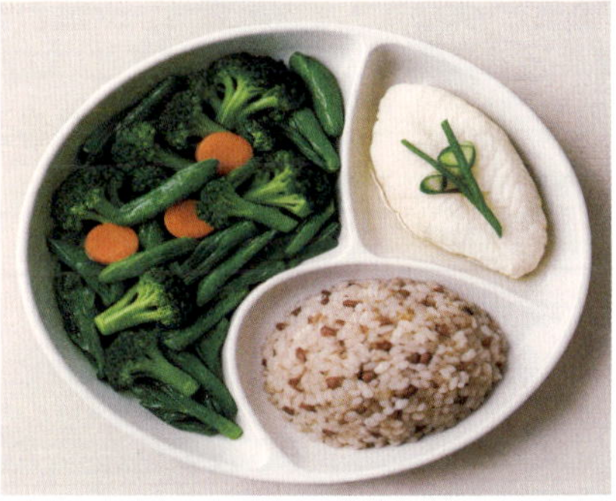

图 4-2-2　平衡膳食餐盘

（陈若轻 / 孙静）

3 一日三餐该吃多少？

科学合理的饮食是体重管理的重要基础，食物能为机体提供必需的能量与营养，但也与体内脂肪堆积程度及代谢性疾病风险密切相关。那么，具体应该怎么吃呢？

3.1 每天应该吃多少

对于健康成人女性来说，每日需摄入碳水化合物200～300g、蛋白质55～65g、蔬菜300～500g来满足1800kcal的能量摄入需求。健康成年男性的摄入总量比女性增加20%～25%，约为2250kcal，因此建议每天摄入碳水化合物250～350g、蛋白质65～80g、蔬菜400～600g。无论性别，三餐都建议按照按3：4：3的能量配比来进行分配。

以成年女性为例，早餐建议摄入碳水化合物50～60g，蛋白质40g左右，蔬菜100～150g；午餐建议摄入碳水化合物80～100g，蛋白质50～60g，蔬菜150～200g；晚餐建议摄入碳水化合物50～60g，蛋白质40～50g，蔬菜150～200g。

成年男性具体的建议摄入量可按比例扩大，具体为：早餐摄入碳水化合物60～75g，蛋白质40g，蔬菜150g；午餐摄入碳水化合物100～120g，蛋白质60g，蔬菜200～250g；晚餐摄入碳水化合物60～75g，蛋白质50g，蔬菜200g。

3.2 如何简单地判断摄入量

① 211饮食法

具体是指以体积比例为基础的配餐原则，将每餐食物分为三类并按比例分配，每餐摄入占餐盘1/2的蔬菜，占餐盘1/4的蛋白质和占餐盘1/4的主食。

② 万能手测法

对于主食而言，可以遵守拳头法则：每餐选择一个拳大小的米饭或面条，大约对应80～100g米饭。但100g米饭并不相当于100g碳水化合物，大约每40g生米含有28g的碳水化合物，可煮出100g米饭。因此，对于健康成年女性来说，每餐选择一拳大小的米饭，是刚好合适的摄入量。对于红薯等杂粮来说，一拳大小约等于120g，约为25g碳水化合物，每餐可以选择一拳半大小的量（图4-3-1）。

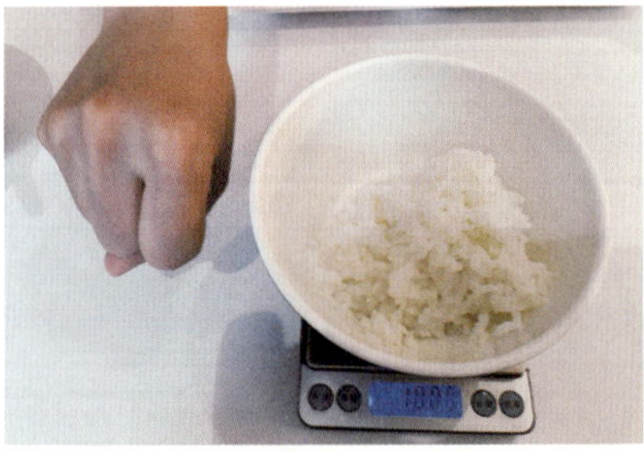

图4-3-1　成年女性一餐应摄入的主食量

对于肉、豆腐、鸡蛋等蛋白质类食物，则建议使用手掌法则：一掌心大小的肉类、豆腐、鸡蛋等于80～100克，正好是每餐建议食用量（图4-3-2）。

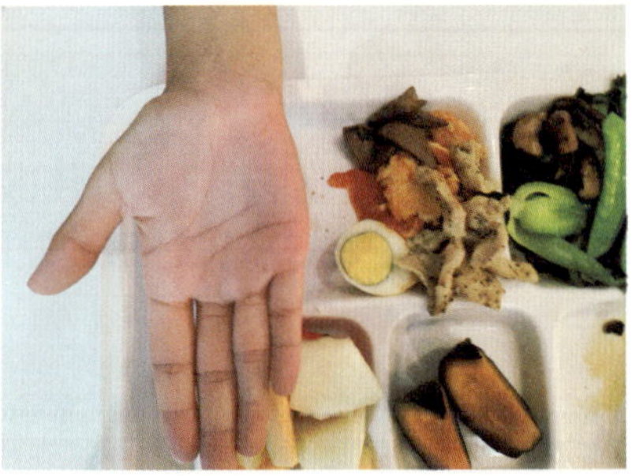

图4-3-2　成年女性一餐应摄入的蛋白质量

蔬菜类则对应双手捧法则，满满一大捧新鲜的绿叶菜约为160g。考虑到烹饪后缩水，煮熟的蔬菜建议每餐的摄入量不少于两拳（图4-3-3）。

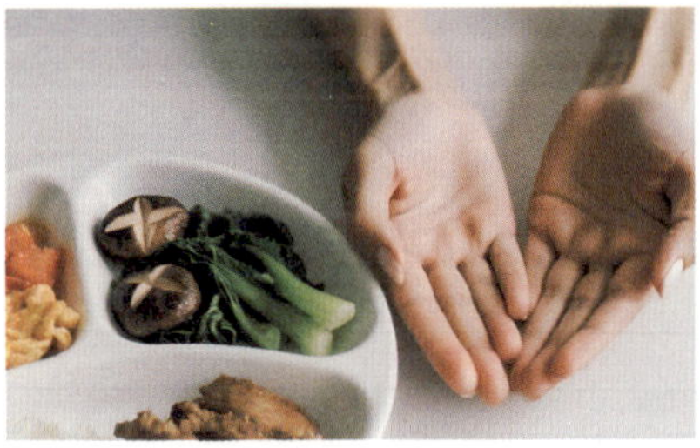

图4-3-3　成年女性一餐应摄入的蔬菜量

③ 餐具定量法

对于食堂、家庭等使用餐具较为固定的场所来说。可以利用电子秤，具体地测量一碗饭大约是多少。例如，食堂小碗的体积约为300mL，半碗饭约100g，正好满足成年女性午餐主食摄入量。

换上更好分区的餐盘，在吃饭前看向自己的一拳一掌一捧，这些小小的举动所能带来的，是更清醒，更明确的进餐方式。原来科学管理饮食，是这样的如此触手可及，而健康美好的身心状态，也正在不远处等着我们。

（陈若轻／孙静）

4 一日三餐几点吃合适？

科学的用餐时间本质是顺应人体生物钟与代谢规律，合理的用餐时间不仅影响食物消化吸收效率，还与体内脂肪代谢、代谢性疾病风险密切相关。结合体重管理需求，科学安排三餐时间可辅助调控血糖波动、减少脂肪堆积。

4.1 早餐：启动代谢黄金期

皮质醇是由肾上腺分泌的一种糖皮质激素，受生物钟调控呈现昼夜节律性波动。晨起后7:00～9:00是代谢的黄金时段，此时皮质醇达到峰值，代谢酶活性最高。在这个时间段吃早餐可以激活消化系统，避免皮质醇持续升高导致的脂肪分解抑制。

因此，建议早餐时间不晚于8:30。错过早餐或吃得过晚，会导致空腹时间过长，显著增加午餐热量摄入，并可能引发午餐暴食。有研究显示，9:00后吃早餐者，午餐热量摄入平均增加15%。

科学的早餐要坚持“早而丰”原则。在早餐中摄入一天当中25%～30%的食物，以复合碳水，如燕麦或全麦，优质蛋白，如鸡蛋或豆浆为主；搭配蔬菜、低糖水果等膳食纤维。每口咀嚼15次以上，用餐时间≥15min，避免血糖骤升触发胰岛素过度分泌。如有条件餐后30min进行10min左右步行或拉伸，借助皮质醇峰值加速脂肪氧化。

4.2 午餐：平衡能量需求

空腹时胰高血糖素分泌增加，促进肝糖原分解及脂肪动员供能。因此午餐时间过早，易导致15:00～16:00饥饿感强烈，增加高热量零食摄入。而过晚，空腹时间过长会降低基础代谢率，过度激活胰高血糖素，可能引发晚餐前低血糖性暴食（图4-4-1）。

午餐时间建议选择在11:30～13:30，对于肥胖人群来说，建议餐后进行10min步行，可使餐后血糖峰值降低20%，减少脂肪合成。同时避免午餐后立即久坐，站立或轻活动30min，促进脂肪氧化分解。

4.3 晚餐：预留代谢时间

进食后，血糖升高会刺激胰腺分泌胰岛素，促进血糖进入细胞转化为能量或脂肪储存。晚餐最佳窗口是距睡前大约3h。以22:00睡觉的人为例，进食时间建议不晚于19:00，此时段胰岛素敏感性较高，食物更易被代谢而非储存为脂肪。而在20:00后进食会显著增加内脏脂肪堆积风险，影响睡眠质量，从而造成恶性循环（图4-4-1）。

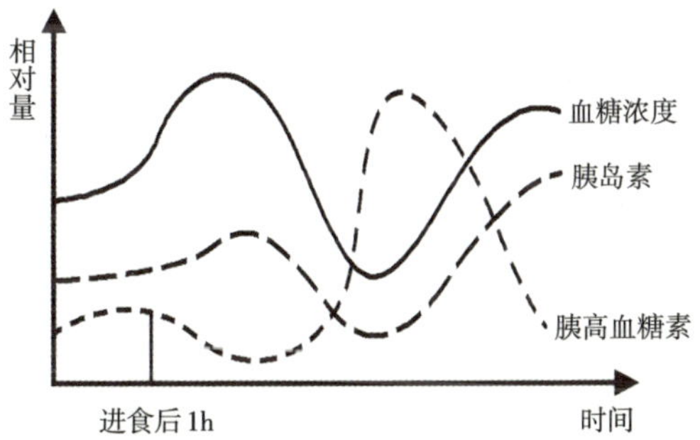

图4-4-1 胰高血糖素、胰岛素与进食关系的变化曲线图

（顾喻淇/孙静）

5 你会喝水吗?

水是人体最重要的组成部分之一，约占成年人体重的60%~70%，参与新陈代谢、调节体温、运输营养物质和代谢废物等多项生理功能。然而，科学饮水需结合季节变化、运动强度等因素动态调整，避免因饮水不当影响健康。

5.1 每日饮水有基准

根据《中国居民膳食指南》建议，健康成年人饮水应遵循“少量多次”原则，每日基础饮水量为每次100~200mL，间隔20~30min，一次性大量饮水，可能会增加心脏、肾脏等器官负担。

对于孕中期的孕妇，由于胎儿生长加快，羊水需求量增加，因此每日需饮用1800~2000mL水；而哺乳期间每泌乳100mL，就需要额外补水150mL；老年人对口渴不敏感，建议每隔1~2h主动饮水100~150mL，全天不少于1500mL；高血压人群清晨建议喝200mL温水稀释血液；肾结石患者需通过增加饮水量，来降低尿液中晶体物质浓度，预防结石形成或复发，建议每日≥2500mL。

对于心、肾功能不全患者来说，水喝多了可能排不出去，会出现水肿、心衰等症状，多喝一口水都可能喘不上气。因此对于这些特殊群体，每日饮水量不能一概而论，要听从专业的医生建议。

5.2 季节变化下的饮水策略

① 夏季/高温环境

夏季高温常伴随大量出汗，人体每日需水量较日常基准值增加30%~50%，建议每天饮用2000～2500mL。此时补水需注意“量与质”的平衡：一方面，每出汗1000mL需额外补充1000～1500mL水分；另一方面，需在水中适量补盐，可在1000mL水中加入0.9g盐，或直接饮用电解质饮料补充随汗液流失的钠、钾等物质，维持体内酸碱平衡。

❷ 冬季/干燥环境

冬季天气寒冷，出汗减少，但干燥的空气也会加速呼吸道和皮肤的隐性失水，每日基础饮水量仍需维持在1500～1700mL。由于冬季户外运动较少，代谢相对减缓，建议每隔1～2h饮水100～150mL，以更温和的方式补充水分，避免肾脏短时间内承受过大的代谢压力。

5.3 运动锻炼的科学补水方法

❶ 运动前，做好补水基础

在进行低强度运动前1～2h，可以先喝300～500mL温水，让身体提前存水。进行中高强度运动时，建议提前30min，分2～3次喝500mL电解质饮料，钠的添加可以使得细胞增加水分储备，减少运动时脱水的风险。但在运动前避免快速大量引用含糖饮料，忽高忽低的血糖水平，也会对身体健康产生影响。

❷ 运动中，维持体内平衡

运动时间不足1h，每15～20min补充100～200mL水分；运动超过1h，建议选择电解质饮料，每30min喝150～200mL，及时补充汗液流失的钠和钾，稳定体内电解质水平。

❸ 运动后，补足流失水分

运动完补水量可以根据体重减少量进行计算：

补水量＝失水量×1.5＝下降体重（kg）×1000×1.5

补水建议选择温水或电解质饮料，分2～3次喝，每次饮150～200mL。切勿快速大量饮水。特别是剧烈运动后，一次性大量饮水可能因循环血量骤然增加，导致心脏前负荷过重及肺循环压力升高，进而引发胸闷、刺激性咳嗽等不适症状，严重时可能出现类似“急性肺水肿”的压迫感。因此，建议遵循“少量多次”原则，分次补充水分以给予机体充分的缓冲时间（图4-5-1）。

健身前

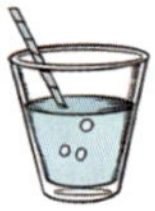

- ✔ 健身前2～3h，喝500mL左右水
- ✔ 健身前15min，再喝约100～200mL水

健身中

- ✔ 高强度或耐力性运动，每15～20min补充少量水或电解质，约150mL
- ✔ 中低强度运动，每超过30min，补充150mL左右水

健身后

- ✔ 根据体重的丢失量补充相应量的水（即健身前、后体重差）
- ✔ 若差值较大，少量多次缓慢喝，每次100mL左右水
- ✔ 40min后，再次补充100mL左右水

图4-5-1 运动与补水

（顾喻淇/孙静）

6 进食顺序你做对了吗?

吃饭时，您关注过自己先夹哪道菜吗？是迫不及待地扒拉米饭面条，还是先来一大口肉？可别小看这吃饭的先后顺序！科学的进食顺序，就像一把打开健康大门的金钥匙。它能在不知不觉中帮助您稳住血糖、减轻肠胃负担，甚至控制体重。

6.1 什么是正确的进食顺序

专家们一致推荐最健康的进食顺序是：先喝一小碗清淡的汤，然后吃蔬菜，接着吃蛋白质，如肉、鱼、鸡蛋或豆腐，最后再吃主食。坚持“汤→菜→肉→饭”的进食顺序，不仅会让血糖更平稳，还能更容易获得饱腹感、促进营养吸收（图4-6-1）。

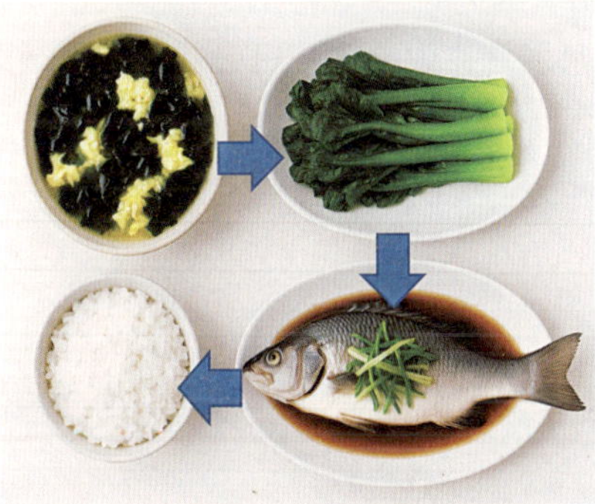

图4-6-1 进食顺序图

饭前先喝汤能温和地唤醒肠胃，促进消化液的分泌从而提供更好的酸性环境，保护蔬菜里面娇贵的维生素，提升其利用率。蔬菜富含膳食纤维，先吃蔬菜，就像在肠道里铺了一层滤网，物理性地包裹住之后进来的主食，减慢淀粉被分解成葡萄糖的速度。再吃蛋白质类食物，蛋白质消化起来比较慢，待在胃里的时间更长，进一步延缓了胃把食物送入小肠的速度，减慢糖分的吸收。同时，富含的纤维蔬菜和消化较慢的蛋白质先进入胃里，能更快地触发饱腹感信号，这样自然就吃得少了。

6.2 进食顺序存在哪些误区

❶ 误区 1 先吃主食

这样会造成血糖骤升骤降，同时主食带来的饱腹感相对短暂，先吃主食会使得我们的饥饿感来得更快，从而在之后的加餐中摄入了过多额外的能量。

❷ 误区 2 饭后立刻吃水果

水果中的果糖会与淀粉竞争消化酶，延长消化时间，而长期停留在胃里的果糖可能发酵产酸，从而伤害胃黏膜，引起胀气、反酸。

❸ 误区 3 边吃饭边喝下大量汤水

首先，汤水会冲淡胃里的消化液，导致食物消化不好。其次，汤水送饭的做法也会间接减少我们的咀嚼次数，从而不知不觉地摄入了过多的食物。大量汤水还会加速胃排空，使糊化的淀粉快速进入小肠被吸收，导致血糖迅速升高、脂肪合成。食物加大量液体还会增加胃内压力，增加胃食管反流的风险。

健康的生活，往往始于餐桌上那些容易被忽视的细节。掌握科学的进食顺序，就是将健康主动权握在自己手中的开始。这小小的改变，正是我们用智慧与爱意，为身体开启更轻盈、更健康明天的第一步。

（陈若轻 / 孙静）

7 如何选择一份优质的三餐？

食堂的餐线，宛如一场隐形的营养博弈，不同的选择，摄入的热量与营养天差地别；琳琅满目的食物背后，暗藏着高油、高盐、精制碳水的热量陷阱。让我们走进食堂，来看看什么是优质的三餐吧。

7.1 早饭应该吃点什么

忙碌的工作日，无论是走进食堂还是在门口的小店购买，面对琳琅满目的食物，想要吃得健康，关键在于识破高油、高盐、精制碳水的常见陷阱，并掌握科学筛选的方法。

以“包子，搭配甜豆浆、油条”这种常见的早餐组合为例，看似丰盛的搭配实则暗藏健康危机。面粉（包子、油条）提供了高精制碳水化合物，甜豆浆中大量的添加糖，油炸食品和肉馅中的肥肉则带来高饱和脂肪和不健康油脂。即使是素馅包子，能够提供的膳食纤维也有限，而馅料本身的含盐量也极高，每100g包子可导致330mg的钠摄入，而面皮的味道缓冲作用更让人在不知不觉中摄入过量盐分。这种高糖、高盐、高脂却缺乏膳食纤维、优质蛋白的早餐模式，长期食用可能成为代谢综合征、心血管疾病等慢性病的诱因。

科学营养的早餐应当遵循“最小化加工”原则。理想的早餐组合可以是：一份包含鸡蛋、鸡胸肉、生菜和番茄的全麦三明治，搭配无糖酸奶或纯牛奶，佐以少量原味坚果和半颗苹果。我们推荐“1+1+1+1”早餐公式：早餐=1份优质蛋白+1份粗粮+1份蔬果+1份健康脂肪+足量水分。这一搭配的科学性在于：全麦面包在提供能量的同时富含膳食纤维；鸡蛋、鸡胸肉、奶制品是优质蛋白的良好来源；坚果作为优质脂肪贡献了有益的不饱和脂肪酸；新鲜的蔬菜水果提供了丰富的维生素、矿物质和抗氧化剂与足量的膳食纤维，在避免了添加糖、过度加工和油炸食品的同时，营养全面且热量控制得当。

7.2 午餐应该怎么选择

两份分量相近、价格相当的午餐（图4-7-1、图4-7-2），在营养价值上可能存在着天壤之别。选择前者或许能满足一时的口腹之欲，而后者则代表着一种更为自律的生活方式。这种选择不仅关乎当下的味觉体验，更影响着长期的健康状态。每一餐的选择，都是对自身健康管理的一次实践。

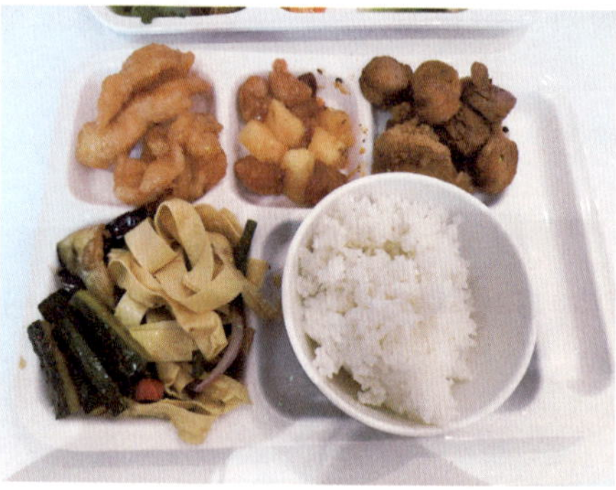

图4-7-1 高油高盐高热量的午餐

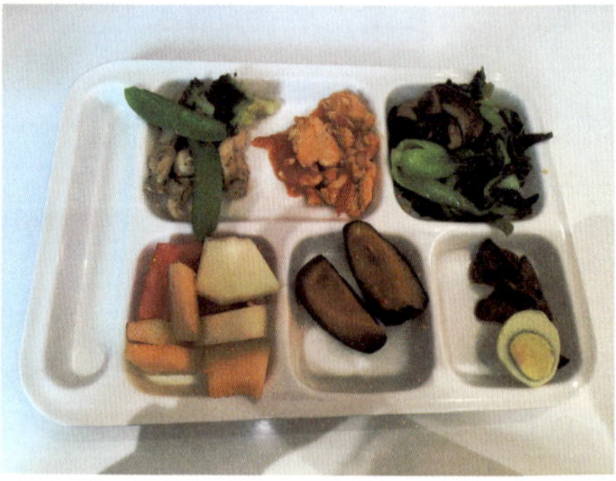

图4-7-2 健康合理的午餐

以常见的午餐选择为例：一份锅包肉，其热量可达330kcal；茄子这种本属健康的蔬菜，经过油炸后却会成为“吸油纸”，在无形中带来大量的脂肪与热量；而常被误认为是优质蛋白来源的豆皮，其脂肪含量为13.5g/100g，而鸡腿肉的脂肪含量仅为7.2g/100g。这些隐藏在美味表象之下的营养真相，恰恰是我们在日常饮食中最容易忽视的健康陷阱。

7.3 晚餐有什么注意事项

一餐麻辣香锅热量超900kcal，不仅存在热量超标的问题，其核心调味料辣椒素还会过度刺激交感神经系统，导致入睡困难、睡眠质量下降，并可能引发胃食管反流等消化系统问题。而烧烤类食物在高温烹饪过程中会产生苯并芘等明确致癌物质，同时高脂肪、高蛋白的特性也会显著加重夜间消化负担。晚餐要做到轻烹、早食，烹饪方式建议以蒸、煮、凉拌为主，减少用油量。进食时间越早，对睡眠的影响就越小，建议进餐时间要早于睡前3h，减轻肠胃负荷，顺应夜间代谢规律。

让科学的饮食选择，成为一种无须刻意坚持的习惯。一日三餐，我们收获的不仅仅是平稳的血糖、轻盈的体态和优质的睡眠，更是一种由内而外的活力、一份抵御疾病的底气。

（陈若轻/孙静）

8 高血压应该怎么吃？

高血压是以血压升高为主要特点的全身性疾病。在未使用降压药物的情况下，非同日3次测量诊室血压，收缩压≥140mmHg和（或）舒张压≥90mmHg，即可诊断为高血压。高钠、低钾膳食、过量饮酒等都是可能造成高血压的影响因素。因此，学会科学合理的膳食方法，养成良好饮食习惯，对于预防与改善高血压具有重要意义。

8.1 减钠增钾，饮食清淡

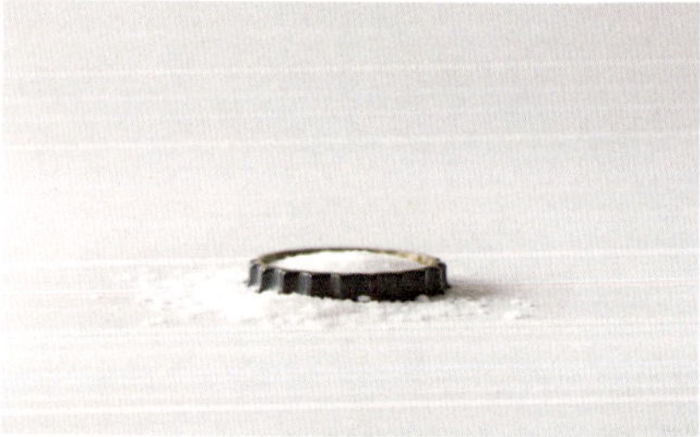
图4-8-1 5g盐约一啤酒瓶盖平铺

钠盐摄入过多会增加高血压风险。在日常烹饪时要尽量少添加或不添加盐，每人每天食盐摄入量不超过5g（图4-8-1）。对于健康人群，可以用含钾的低钠盐代替普通食盐。酱油、大酱、蚝油、鸡精、味精等调味品虽然名字上不含盐，但实际上也是含钠的调味料，摄入过多也可能存在高血压风险。可选择醋、柠檬汁、葱、姜、蒜等调味品在控制钠摄入的情况下，增加风味。

许多加工食品，含钠量也极高。以常见的酱牛肉为例，每100g酱牛肉中就含有659mg的钠，是一个成年人推荐一天钠摄入量的33%。因此对于高血压或有高血压风险的人群，更推荐吃新鲜、加工少或不加工的食物。在进行食物的选择时也要学会看营养成分表，从而选择低钠食品。在外点菜时也可提出“少放盐”的合理需求，优选清蒸、白灼等低盐烹饪方法，不喝菜汤，不吃菜汤拌饭。对于平时口味重的人，建议将桌子上的酱油瓶、盐罐拿掉，慢慢培养口味，逐步减少食盐摄入量，最终达到每天不超过5g盐的目标。

膳食中的钾有助于降低血压。新鲜蔬菜水果中富含钾，建议每天食用新鲜蔬菜不少于300g，其中深色蔬菜占总蔬菜量的一半以上，推荐食用菠菜、芥兰、莴笋叶等富钾蔬菜。建议每天摄入水果200～350g。

饱和脂肪酸与反式脂肪酸会升高血脂和血清胆固醇水平，从而增加高血压患者发生冠心病、脑卒中等疾病的风险。因此建议高血压风险人群要避免食用油炸食品、动物内脏、加工红肉制品等高油食品。推荐交替使用不同种类的植物油，每天控制在25～30g，优选富含不饱和脂肪酸的菜籽油、亚麻籽油、橄榄油等。

8.2 戒烟限酒，心情愉快

戒烟可降低心血管疾病风险。建议高血压风险人群彻底戒烟，同时远离二手烟，避免被动吸烟。过量饮酒也会显著增加高血压的发病风险，且饮酒量越多，风险越高。建议高血压风险人群不饮酒或限制饮酒。

精神紧张会激活交感神经从而使血压升高。作为高血压风险人群更要学会压力管理，可通过认知行为干预的方式缓解精神压力。规律作息，保证充足睡眠，避免熬夜也是维持血压稳定的重要措施。

高血压虽然难以治愈，但只要遵从医嘱、做好自我管理，就能够实现与疾病的和谐共处。

（陈斯琦／孙静）

9 糖尿病应该怎么吃?

对于糖尿病患者来说，疾病管理的关键在于如何平稳血糖，这不仅是已确诊糖友的必修课，更是临界状态下的黄金干预方法。控糖的本质不是吃不饱，而是通过智慧的食物选择、烹饪方式和进食策略，减少血糖波动对身体造成的损伤。

9.1 如何正确摄入碳水化合物

碳水化合物是影响血糖水平最主要的营养素，因此科学选择碳水化合物的类型和质量至关重要。糖尿病患者及高危人群应优先选择升糖指数低（低GI）的优质碳水，它们消化吸收缓慢，能提供持久能量并避免血糖骤升。低GI食物包括：全谷物，如糙米、燕麦、藜麦、全麦面包、玉米、小米等；薯类，如红薯、紫薯、山药、芋头等；杂豆类，如红豆、绿豆、芸豆、鹰嘴豆等。

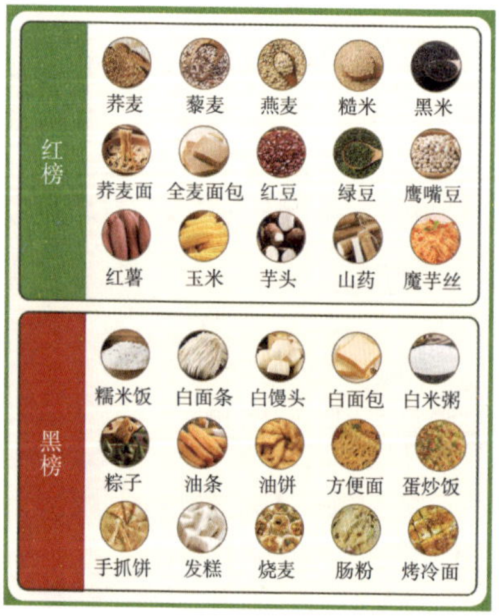
红榜
荞麦
藜麦
燕麦
糙米
黑米
荞麦面
全麦面包
红豆
绿豆
鹰嘴豆
红薯
玉米
芋头
山药
魔芋丝
黑榜
糯米饭
白面条
白馒头
白面包
白米粥
粽子
油条
油饼
方便面
蛋炒饭
手抓饼
发糕
烧麦
肠粉
烤冷面

图 4-9-1 糖尿病人主食红黑榜

同时，糖友们必须限制精制碳水化合物和高升糖指数食物的摄入，对于日常主食来说，包含白米饭、白面包、馒头、面条等。在零食上，更要严格限制饼干、蛋糕、糖果、各种含糖饮料及蜂蜜和糖浆等。这些食物消化吸收速度极快，会迅速转化为葡萄糖涌入血液，导致血糖快速、大幅升高，对血糖控制极为不利，更可能影响胰岛功能，进一步导致糖耐量下降，血糖更加不稳，图 4-9-1 为糖尿病人主食红黑榜。

9.2 其他食物如何选择

充足的膳食纤维摄入能有效延缓糖分的吸收速率，帮助稳定餐后血糖波动，同时显著增加饱腹感，减少后续进食量，并有益于维护肠道健康。因此对于糖尿病人来说，建议多吃非淀粉类蔬菜，如菠菜、生菜、油菜、芥蓝、白菜、西兰花、花椰菜、西红柿、黄瓜、茄子、芦笋、芹菜、洋葱、辣椒、蘑菇等。

优质蛋白的摄入有助于维持肌肉量，提供饱腹感，且对血糖直接影响较小。主要包括鸡胸肉、鱼虾、瘦牛肉、瘦猪肉、蛋类、豆制品以及低脂或脱脂奶制品等。

虽然水果含有天然果糖，但对糖友来说也并非完全禁忌，控制好水果种类、进食时间、食用量。选择上应优先考虑低升糖指数（GI）的种类，如草莓、蓝莓、树莓、柚子、橙子、苹果、梨、桃子、李子等。进食水果时机建议放在两餐之间作为加餐，或者在餐后血糖控制平稳时少量食用。控制摄入水果分量是关键，另外食用水果时，应相应减少当餐或下一餐主食的摄入量，以控制总的碳水化合物负荷。但果汁与水果不同，即使是鲜榨的，也因去除了宝贵的膳食纤维而导致升糖速度加快，糖尿病人应尽可能避免食用。图4–9–2为糖尿病人水果红黑榜。

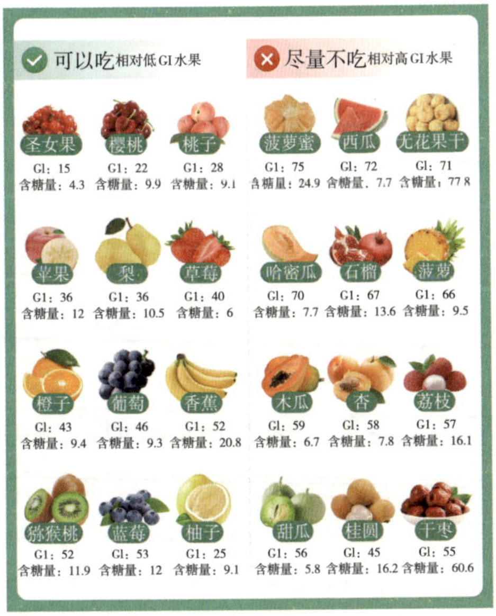
可以吃 相对低GI水果
尽量不吃 相对高GI水果
圣女果
Gl：15
含糖量：4.3
樱桃
G1：22
含糖量：9.9
桃子
G1：28
含糖量：9.1
菠萝蜜
G1：75
含糖量：24.9
西瓜
Gl：72
含糖量．7.7
无花果干
Gl：71
含糖量：77.8
苹果
G1：36
含糖量：12
梨
G1：36
含糖量：10.5
草莓
G1：40
含糖量：6
哈密瓜
Gl：70
含糖量：7.7
石榴
G1：67
含糖量：13.6
菠萝
G1：66
含糖量：9.5
橙子
Gl：43
含糖量：9.4
葡萄
Gl：46
含糖量：9.3
香蕉
G1：52
含糖量：20.8
木瓜
Gl：59
含糖量：6.7
杏
Gl：58
含糖量：7.8
荔枝
G1：57
含糖量：16.1
猕猴桃
G1：52
含糖量：11.9
蓝莓
Gl：53
含糖量：12
柚子
G1：25
含糖量：9.1
甜瓜
G1：56
含糖量：5.8
桂圆
Gl：45
含糖量：16.2
干枣
Gl：55
含糖量：60.6

图 4-9-2　糖尿病人水果红黑榜

（陈若轻 / 孙静）

10 高血脂应该怎么吃?

高脂血症是指血液中脂质水平异常升高的代谢性疾病，主要是胆固醇和甘油三酯升高，长期高脂状态会导致动脉粥样硬化、血管堵塞等问题，是心脑血管疾病尤其是冠心病、脑卒中的主要风险因素。

如何判断自己是不是高脂血症呢？请关注您每年健康体检报告，存在以下结果，就属于高血脂。总胆固醇（TC）≥6.2mmol/L、低密度脂蛋白（LDL-C）≥4.1mmol/L、甘油三酯（TG）≥2.3mmol/L或高密度脂蛋白（HDL-C）<1.0mmol/L。高脂血症是可逆的，通过科学饮食管理，调整膳食结构，可以有效降低血脂水平。

10.1 控制饱和脂肪的摄入

饱和脂肪和反式脂肪是导致血脂升高的主要物质，它们会增加LDL-C水平，促进动脉斑块形成。饱和脂肪主要存在于动物性食品中，例如动物油和黄油，每日饱和脂肪摄入量不超过总热量的10%。反式脂肪则常见于加工食品中，如薯条、炸鸡等油炸食品、饼干、蛋糕等烘焙点心和人造奶油。反式脂肪摄入建议为零。

健康的不饱和脂肪建议作为摄入脂肪的主要来源，它们能降低LDL-C、提升HDL-C水平，减少炎症，促进脂溶性维生素的吸收，可以有效控制和减轻高脂血症。多不饱和脂肪酸包括对人体必需的Omega-3和Omega-6脂肪酸，主要来源为深海鱼等，建议每周食用2次鲑鱼、鲭鱼等。单不饱和脂肪酸主要来源为橄榄油、菜籽油、花生油、牛油果、坚果等（图4-10-1）。建议烹饪时用这类油代替猪油、黄油，使用冷榨橄榄油、亚麻籽油调凉拌菜，建议每日食用25g无盐坚果。

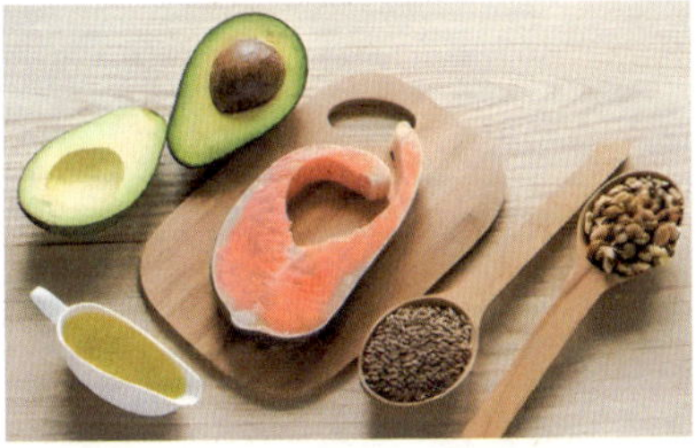

图4-10-1　不饱和脂肪类食物

10.2　增加膳食纤维的摄入

膳食纤维是血脂管理的天然物质，尤其是可溶性纤维能结合肠道中的胆固醇，减少其吸收并促进排泄，降低总胆固醇和LDL-C水平。高纤维食物是富含膳食纤维的天然食物，主要包括全谷类、豆类、蔬菜、水果、坚果和种子等（图4-10-2）。建议每日摄入25～30g纤维，食用原则为：粥一饭有全谷，餐餐青菜半斤足；每日水果两三种，豆坚轮换不重样。

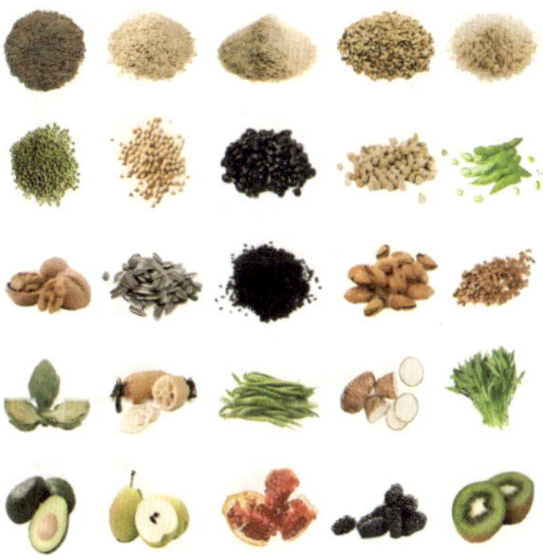

图4-10-2　富含膳食纤维类食物

10.3　增加植物性食物摄入

植物性食物不仅富含纤维，还含有植物固醇和抗氧化物质，植物固醇结构与胆固醇相似，可竞争性抑制胆固醇吸收，能有效对抗与高脂血症相关的血脂异常。建议每日摄入2g植物固醇，来源包括坚果和种子。此外，植物蛋白，例如豆腐、豆浆等豆制品也是优质蛋白来源，且其中的大豆异黄酮也有助于降低血液中的LDL-C水平。建议每天摄入1～2种豆制品，优先选择豆腐、豆浆等原味、非油炸、低盐豆制品。

（李春续/孙静）

11 高尿酸血症（痛风）应该怎么吃?

高尿酸血症是嘌呤代谢紊乱引起的代谢性疾病。正常膳食状态下，非同日2次检测空腹血尿酸水平>420μmol/L，即可诊断为高尿酸血症。随着尿酸的增高，易导致单钠尿酸盐结晶形式析出，沉积于关节、软组织或肾脏，发展为痛风。

痛风防治需树立“治未病”理念，将血尿酸管理视为终身健康目标。积极调整生活方式是尿酸管理的关键策略，不仅能从源头上减少尿酸生成，更能减少关节与脏器的损害。

11.1 限制嘌呤，减少熏腌

食物中的嘌呤可经过人体代谢生成尿酸。过高的嘌呤摄入增加尿酸产生，易引起高尿酸血症。因此限制高嘌呤食物摄入，有助于控制血尿酸的水平及减少痛风的发生。

海鲜类中的贝类、虾类、蟹类等是高嘌呤食物，应尽量避免食用。动物内脏如肝、肾、心等，嘌呤含量普遍高于普通肉类，应尽量避免选择。鸡蛋的蛋白、牛奶等嘌呤含量较低，可安心食用。虽然大豆嘌呤含量略高于瘦肉和鱼类，但植物性食物中的嘌呤人体利用率低，豆腐、豆干等豆制品在加工后嘌呤含量有所降低，可适量食用。高尿酸痛风饮食红黑榜，如图4-11-1所示。

合理的食物烹饪和加工方式对于高尿酸血症与痛风的预防与控制也具有重要意义。少盐少油、减少调味品、清淡膳食有助于控制或降低血尿酸水平。对于肉类，提倡汆煮后食用，尽量不喝汤。高盐饮食会影响肾脏对尿酸的排泄，

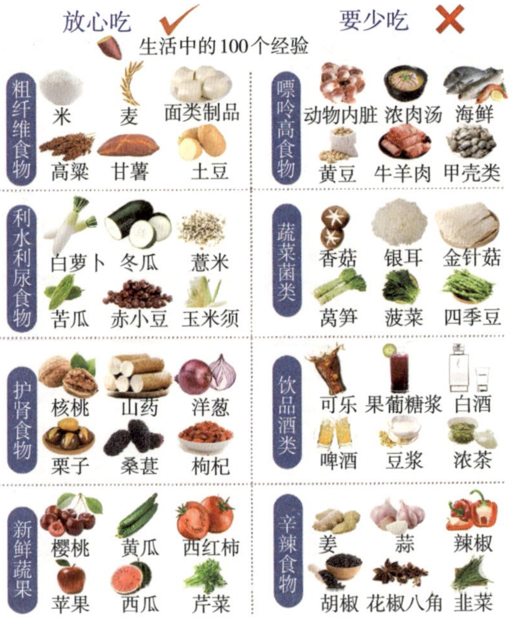

图 4-11-1　高尿酸痛风饮食红黑榜

因此应限制盐的摄入，每天不超过6g。腊制、腌制或熏制的肉类，其嘌呤、盐分含量高，高尿酸血症与痛风人群不宜食用。

11.2　足量饮水，限制饮酒

定时、规律性饮水可促进尿酸排泄。高尿酸血症与痛风人群，在心、肾功能正常情况下应当足量饮水，每天建议2000～3000mL。尽量维持每天尿量大于2000mL。优先选用白水，避免过量饮用浓茶、浓咖啡等。

饮酒会增加高尿酸血症与痛风的风险。酒精的代谢会影响嘌呤的释放并促使尿酸生成增加，酒精还导致血清乳酸升高，从而减少尿酸排泄。部分酒类还含有嘌呤，通常黄酒的嘌呤含量较高，其次是啤酒。白酒的嘌呤含量虽然低，但是白酒的酒精度数较高，容易使体内乳酸堆积，抑制尿酸排泄。因此，应限制饮酒，且急性痛风发作、药物控制不佳或慢性痛风性关节炎的患者应不饮酒。图4-11-2为常见酒类嘌呤含量。

酒类	嘌呤含量（mg）	酒精浓度	备注
啤酒	5 ~ 15	4% ~ 6%	麦芽发酵，嘌呤+酒精双重危害
黄酒	20 ~ 30	14% ~ 20%	高嘌呤+高酒精，风险最高
白酒	S2	40% ~ 60%	嘌呤低，但酒精抑制尿酸排泄
红酒	1 ~ 5	12% ~ 15%	嘌呤低，但酒精仍影响代谢
威士忌	S1	40% ~ 50%	嘌呤极低，酒精危害同白酒
日本清酒	10 ~ 15	15% ~ 20%	类似黄酒，嘌呤较高
果酒（梅酒）	1 ~ 3	8% ~ 12%	嘌呤低，但含糖量可能较高

酒精的危害 > 嘌呤含量：
酒精代谢产生乳酸，竞争性抑制尿酸排泄，即使低嘌呤酒类（如白酒）仍会升高血尿酸；
饮酒是痛风发作的常见诱因，尤其是啤酒和黄酒（高嘌呤+高酒精）

图 4-11-2　常见酒类嘌呤含量

11.3　限制果糖，少食生冷

果糖可诱发代谢异常，具有潜在诱发尿酸水平升高的作用，应限制果糖含量较高的食品，如含糖饮料、鲜榨果汁、果葡糖浆、果脯蜜饯等。尽管水果中含有果糖，但水果中的维生素C、黄酮、多酚、钾、膳食纤维等营养成分可改变果糖对尿酸的影响作用，因此水果的摄入量与痛风无显著相关性。

对于高尿酸血症与痛风人群，经常食用生冷食品如冰激凌、生冷海鲜等可能导致尿酸盐结晶析出增加，诱使痛风发作。因此，痛风患者应少吃生冷海鲜等食品。

（陈若轻 / 孙静）

12 情绪不好应该怎么吃?

在繁忙的学习、工作压力下，是不是总有一些日子感觉心情不好，总是闷闷不乐，干什么都觉得没有兴趣呢？当情绪陷入低谷时，食物不仅是能量来源，更能通过神奇的化学反应给我们带来快乐（图4-12-1）。同时，倘若您正在使用一些精神类药物，有些食物则可能引发健康风险。让我们走进情绪与食物的世界，来看看这些神奇的反应吧。

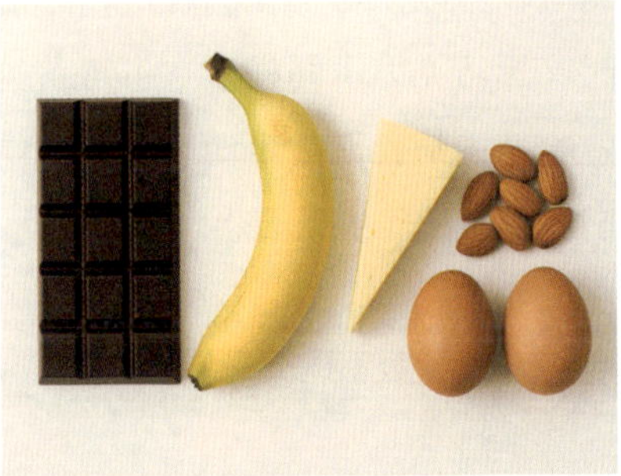

图4-12-1 可以带来快乐的食物

12.1 哪些食物能带来快乐

① 多巴胺类食物

酪氨酸可以通过一些酶的作用，生成多巴胺。多巴胺受体主要分布在脑组织上，当这些受体捕捉到多巴胺的信号时，人类就会感到快乐。杏仁、黑巧克力、鸡胸肉、奶酪等物质中，含有丰富的可被人体吸收的酪氨酸。而香蕉、三文鱼中的维生素B_6可以激活酪氨酸羟化酶，加速多巴胺合成。菠菜中的叶酸可以保证多巴胺受体的敏感性。当心情不好时，不妨尝试来一小把杏仁，再吃一根香蕉，让我们的身体重新感受到快乐。

② 血清素类食物

色氨酸在酶的作用下可以生成血清素，血清素与多巴胺有类似的途径来让我们感到快乐。火鸡肉、蛋黄、南瓜子、豆腐等食物中，都含有色氨酸，但色氨酸进入大脑的途径中必须依赖碳水化合物的摄入，这也就是为什么很多人在减肥时选择不吃主食，心情就会变得格外不好。维生素D、食物中的镁，都存在着促进血清素合成的作用，香菇中富含维生素D，黑巧克力、腰果中有丰富的镁离子。因此在心情不好时，也可以选择鸡蛋+香菇+腰果的组合，来提升我们的幸福感。

③ 内啡肽类食物

内啡肽可以通过抑制负面信号传递、激活多巴胺通路的方式来减轻痛苦，带来快乐。这也就是为什么许多人都爱吃辣的原因。辣本身作为一种小的疼痛刺激，可以使得下丘脑释放内啡肽的前体物质，而运动也有着类似的作用。同时，黑巧克力中同样富含可可黄烷醇，它可以延长内啡肽作用时间。心情不好就吃辣，是我们在生活中自己总结的科学智慧。而用运动来代替吃辣，也是我们可以尝试的快乐策略。

12.2 精神类药物与哪些食物同食有风险

在当代高压社会环境下，抑郁、焦虑及睡眠障碍等心理健康问题往往难以通过单纯的膳食调整与生活方式干预获得显著改善，需要合理应用精神类药物来缓解症状、维持社会功能。需要特别注意的是，精神类药物治疗期间需慎重评估特定膳食成分与药物可能产生的相互作用。图4-12-2为常见的精神类药物。

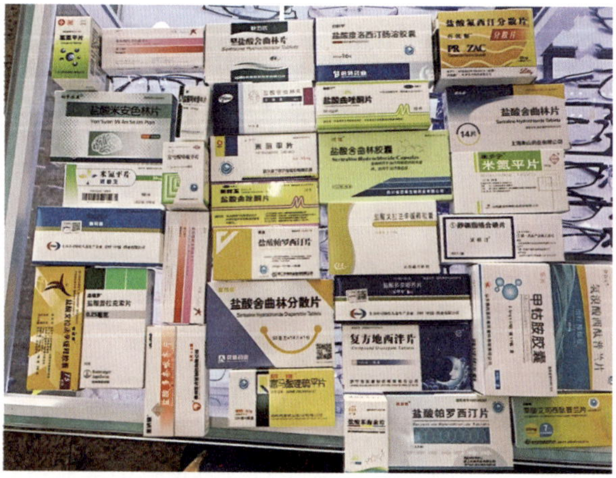

图4-12-2 常见的精神类药物

❶ 苯二氮䓬类药物

主要是镇静安眠药物与抗焦虑类药物。常见的有地西泮（安定）、艾司唑仑、劳拉西泮等。此类药物具有镇静、抑制呼吸中枢的作用，如果与酒精、葡萄柚、柚子等同服，可能会加剧呼吸抑制，有一定的窒息风险。

❷ 锂盐类药物

主要用于双相情感障碍的治疗。代表药物为碳酸锂，在服药期间，一定要保证钠，也就是我们常说的盐的摄入，低钠可能会造成锂盐中毒，危及生命，因此像椰子水、芹菜汁等排钠排水的食物，要谨慎地进行选择，同时切记不可低钠饮食，要保证每日摄入的盐在7.5g以上，才能保证用药时的安全。

❸ 奥氮平或氯氮平

服药期间要控制每天咖啡因的摄入，建议每天不超过两杯600mL的量，咖啡因可能导致血药浓度提升，存在中毒风险。

❹ 抗抑郁药

如氟西汀、舍曲林、文拉法辛等，在服药期间要控制色氨酸的摄入，因为血清素的提升连同药物反应，形成血清素综合征，从而造成高热或惊厥。建议每次摄入奶酪、火鸡肉、坚果的量不超过50g。

（陈若轻/孙静）

13 食物中的营养素你了解吗?

营养素是维持人体生命活动、促进生长发育和保障生理功能所必需的化学物质，一般分为七大类。包括宏量营养素三类：蛋白质、脂肪、碳水化合物；微量营养素两类：维生素、矿物质；膳食纤维；水。均衡全面的营养素摄入是健康的保证，统计发现全球约20亿人存在隐性饥饿，即营养素缺乏。超过50%的慢性病与营养素失衡直接相关，孕妇叶酸缺乏会导致胎儿神经管缺陷风险增加，老年人钙缺乏性骨质疏松会使骨折后死亡率激增。因此，均衡的营养素摄入对维护健康意义显著。图4–13–1为食物中的营养素示意图。

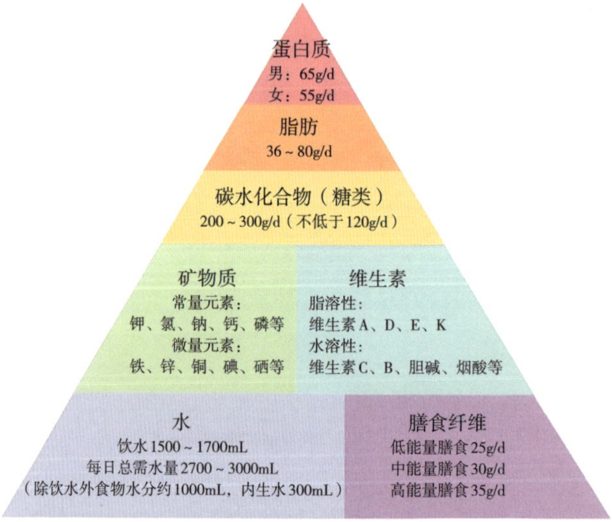

图 4–13–1 食物中的营养素

13.1 宏量营养素

宏量营养素是指人体每天需大量摄取、提供能量并支持基本生命活动的营养成分，主要包括蛋白质、脂肪和碳水化合物。

① 蛋白质

蛋白质是生命的建筑材料，主要功能为构建组织和生理调节。蛋白质是构成肌肉、骨骼和皮肤等人体组织的建筑材料，是合成酶、激素、抗体等活性物质的原材料，其作用是为人体维持免疫功能、运输营养物质和在必要时提供能量。蛋白质是由氨基酸通过肽键连接而成的高分子化合物，氨基酸是构成蛋白质的基本单位，蛋白质由20种氨基酸构成，其中有9种为人体必需氨基酸，人体无法合成，必须通过食物摄取。优质的蛋白质主要来源于鸡蛋、牛奶、肉类等动物蛋白，以及谷物、大豆等植物蛋白。

② 脂肪——细胞膜与激素的原料

脂肪是一种由甘油和脂肪酸构成的有机化合物，主要作用为提供高能量、帮助吸收脂溶性维生素、构建细胞结构、调节激素以及保护内脏和维持体温。脂肪分为饱和脂肪、不饱和脂肪和反式脂肪。脂肪的来源包括动物性食物如肉类、乳制品，以及植物性食物如植物油、坚果和种子等。表4-13-1为科学摄入脂肪的原则。

表4-13-1 科学摄入脂肪的原则

脂肪类型	推荐来源	每日占比
单不饱和脂肪	橄榄油、牛油果、坚果	占总能量的12%～15%
多不饱和脂肪	深海鱼、亚麻籽、核桃	占总能量的6%～10%
饱和脂肪	红肉、黄油（需限制）	占总能量的＜10%

③ 碳水化合物

碳水化合物是由碳、氢、氧构成的有机营养素，分为单糖、双糖和多糖，主要作用是为身体提供能量，维持血糖稳定，参与细胞结构和代谢调节。主要来源包括谷类、薯类、豆类、水果和蔬菜。根据《中国居民膳食指南》，成年人每天碳水化合物摄入应占总能量的50%～65%，且应优先选择富含膳食纤维的复合碳水化合物，如全谷物。

13.2 微量营养素

微量营养素是指人体每日所需量极少但对维持生命活动至关重要的营养素，主要包括维生素和矿物质，它们参与调节代谢、维持免疫、促进生长发育和保护细胞功能。表4-13-2为科学摄入微量营养素的原则。

表4-13-2 科学摄入微量营养素的原则

微量营养素	作用	来源	成人推荐摄入量
维生素A	维持视力、免疫	动物肝脏、胡萝卜	男900μg，女700μg
维生素C	抗氧化、促进铁吸收	新鲜水果、蔬菜	100mg
维生素D	促进钙吸收、骨骼健康	阳光、鱼油、蛋黄	15μg
维生素E	抗氧化、保护细胞	植物油、坚果	15mg
钙	骨骼健康、肌肉功能	奶制品、豆制品	1000mg
铁	输氧、能量代谢	红肉、豆类、菠菜	男10mg，女18mg
锌	免疫、伤口愈合	海鲜、肉类、坚果	男11mg，女8mg
硒	抗氧化、免疫	巴西坚果、鱼、肉	55μg

13.3 膳食纤维

膳食纤维是存在于植物性食物中不可消化的碳水化合物，主要分为可溶性和不可溶性两类，具有促进肠道蠕动、调节血糖和血脂、维持肠道菌群平衡等作用。可溶性纤维，如果胶有助于降低胆固醇；不可溶性纤维，如纤维素可促进排便。成年人每日推荐摄入膳食纤维25～30g，建议均衡摄取两类纤维以维护消化道健康。

多吃蔬菜，在摄取到膳食纤维的同时，也能够摄取到植物中的化学物。植物化学物是植物中天然存在的非营养性化合物，具有抗氧化、抗炎和促进健康的作用，常见种类包括多酚类、类胡萝卜素、黄酮类和植物甾醇等。

（李春续/孙静）

14 如何进行零食的选择？

平日里，很多人都喜欢吃点小零食作为日常生活的调剂，但不节制地吃零食会造成饮食节律混乱、肥胖等一系列不良后果。正确选择零食，不仅可以满足个体对口感的追求，还能让零食作为营养的补充。了解健康饮食原则，学会分辨零食的营养成分，就可以轻松掌握零食的挑选技巧，让你吃得放心，吃得健康。

14.1 选择零食看好营养成分表

在我们选择健康零食时，可以遵循三个原则：第一，避免选择高油、高盐、高糖零食；第二，控制脂肪类型，避免选择含有反式脂肪酸的零食；第三，首选含高膳食纤维及优质蛋白的零食。要识别符合条件的零食，就需要学会从营养成分表和配料表中获取有效信息。

营养成分表要怎么看？首先，常规包含能量、蛋白质、脂肪、碳水化合物和钠等常见营养成分在该食物中的含量。不同食物可有不同标注，如部分食物会标记脂肪酸和其他营养成分的含量。

能量表示该食物含有的总热量。若食品营养成分表能量大于200kcal（837kJ）/份，就属于高热量食物。碳水化合物简单来说就是食物中糖含量的指标，若碳水化合物含量大于10g/100g，则属于高糖食物。钠盐含量大于500mg（0.5g）/100g，则属于高盐食物。

观察成分表时需要注意，通常食物标记的成分含量单位为每100g含量（图4-14-1左）。需要特别注意，一些零食看似健康热量不高，但实际上食物标记的成分含量单位不是100g含量（图4-14-1右）。

营养成分表最右侧一栏的营养素参考值百分比，一般是大家不太了解的部

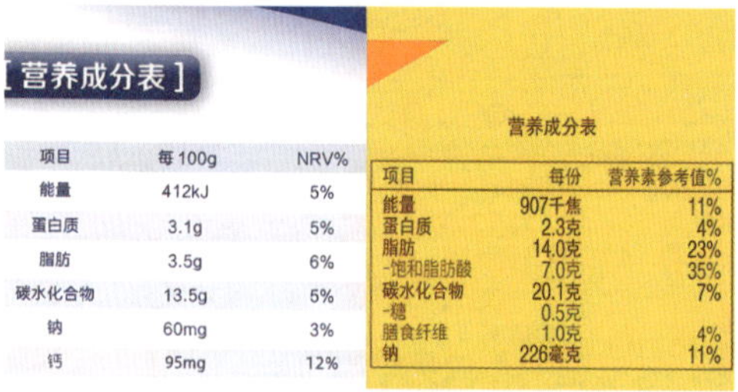

图 4-14-1 营养成分表示例

分。它表示100g或100mL或一份食物所含的某种营养成分，提供了人体一天需求量的百分比。比如图4-14-1右中，蛋白质含量2.3g，对应的营养素参考值为4%，意味着吃这种食物100g，就能摄入一天应当摄入蛋白质的4%。

假设某一种食品钠的营养素参考值（NRV）%为105%，则表示吃100g该食品不仅摄入了一天所需钠的全部分量，还有5%的超标。因此，观察该指标也可以帮助较好地判断该食物一天能够合理摄入的分量。

14.2 健康零食的智慧吃法

知道了如何查看营养成分表，那么，到底什么零食是健康的呢？虽然多数零食都多少存在高油高糖高盐的问题，但只要控制摄入总量都是可以选择的。我们也选择了一些健康零食的范例以供参考（表4-14-1）。

表4-14-1 健康零食的范例

类别	推荐选择	每日建议量	科学依据
水果类	新鲜水果、冻干水果等	200～300g	富含维生素C和膳食纤维
坚果种子	原味巴旦木、南瓜籽等	10～15g	提供不饱和脂肪酸和镁
乳制品	无糖酸奶、低钠奶酪等	100～150g	钙和蛋白质促进骨骼健康
全谷物	全麦面包、燕麦棒等	30～50g	低升糖指数（GI），稳定血糖
豆制品	低盐豆干、鹰嘴豆泥等	50～80g	植物蛋白替代高脂肉类

除了零食的种类，吃零食的时间也有讲究。一般建议在两餐中间的时间吃零食，比如上午十点或下午三点等，尽量避免在睡前两小时进食。如果觉得遵照健康饮食挑选零食比较麻烦，也可以选择自制零食，比如无油烤红薯、冷冻香蕉冰淇淋等，好吃好玩又健康。

零食虽美味，请不要贪嘴。自觉控制摄入量，同时积极配合锻炼消耗，零食就是能带来美好心情的小确幸。

（彭思畅/孙静）

15 零卡是没有热量吗？

货架上琳琅满目的零卡饮料、零卡果冻，是不是会很有吸引力，因为这很容易让你产生一个误解，就是零卡等于零热量，就等于零负担，就等于可以随便吃。但事实并非如此，根据《预包装食品营养标签通则》（GB 28050—2024）要求，食品每100g或mL食品热量≤17kJ（约4kcal），即可标注“零卡”。那么这就意味着，一瓶500mL的“零卡”饮料实际可能含有20kcal的热量，这至少相当于半根香蕉的热量。关键这样的标注是合法合规的，所以如果我们处在严格控制热量阶段，那么这些隐形热量也一定要警惕。

15.1 零卡背后的热量空间

根据国际食品法典委员会及各国标准，零卡均存在明确的热量宽容空间：

（1）美国：每份食物热量＜5kcal可标零卡；

（2）欧盟：热量≤4kcal/100mL饮料可标零卡；

（3）日本：每100mL饮料或每100g固体≤5kcal可标无热量；

（4）加拿大：与美国相似，每份≤5kcal允许标无热量；

（5）澳大利亚/新西兰：与中国相似，每100g≤17kJ（约4kcal）可标无热量。

15.2 零卡食品的添加

零卡食物除了常见的代糖外，还常添加一些非热量或低热量的添加剂，以改善口感、质地和保存性，长期食用存在健康风险（表4-15-1）。

表4-15-1 常见添加剂及其可能存在的健康风险

添加剂类型	代表物质	作用	潜在健康影响
增稠剂 / 胶体	黄原胶、瓜尔胶、卡拉胶	增稠、改善口感	腹胀、腹泻，炎症
乳化剂	卵磷脂、单甘酯	稳定油水混合	影响肠道菌群、炎症
防腐剂	苯甲酸钠、山梨酸钾	延长保质期	肝肾负担，过敏体质
人工香精	香兰素、乙基麦芽酚等	模仿天然香味	干扰内分泌
人工色素	阿斯巴甜色素、日落黄等	赋色	儿童注意力障碍、过敏
膳食纤维填充物	菊粉、抗性糊精	提高饱腹感、调节质感	胀气、肠道不适

15.3 正确应对零卡食物

❶ 食品包装标识的真正含义

表4–15–2为不同食品包装用语的含义与应对。

表4-15-2 不同食品包装用语的含义与应对

包装用语	真实含义	行动建议
零卡	≤ 17kJ /100g	计算整包热量
不添加糖	可能含果汁 / 浓缩液	查看碳水含量
代糖来源	混合多种人工甜味剂	警惕成分叠加效应

❷ 满足口感又健康的天然物质

在零卡食品中，许多人工添加剂可以用天然物质替代，以减少潜在健康风险。例如，甜味剂可用甜叶菊、罗汉果提取物或赤藓糖醇替代人工甜味剂如阿斯巴甜或三氯蔗糖，既不升高血糖，又相对更安全；增稠剂常用的卡拉胶可以由果胶、魔芋粉或海藻提取的琼脂替代，不仅起到增稠作用，还能增加膳食纤维；在乳化剂上，来源于蛋黄或大豆的卵磷脂可替代聚山梨酯类化学乳化剂，用于饮料和巧克力中；在防腐剂方面，可选用迷迭香提取物、茶多酚或维生素C来延长保质期，兼具抗氧化功效；人工色素如日落黄可用甜菜红、姜黄素、叶绿素或胡萝卜素等天然色素替代，不仅赋色温和，还具有营养价值；香精可由天然香草豆、柠檬皮油或肉桂提取物替代。

（李春续 / 孙静）

16 如何进行饮料的选择?

市售饮料多种多样，口味香甜，是很多人解渴和社交的首选。但饮料中含有添加糖、高果糖玉米糖浆、人工甜味剂、磷酸盐、咖啡因、人工色素和防腐剂等成分，长期过量摄入可能引发肥胖、2型糖尿病、蛀牙、骨钙流失、胃肠不适、内分泌紊乱甚至影响肠道菌群和心理健康。即使是零卡或无糖饮料，也常含代糖、防腐剂和人工香精，可能干扰肠道菌群、食欲调节及内分泌平衡。因此需要了解含糖饮料的热量和含糖量陷阱，避开饮料危险区，采取正确的喝饮料方法。

16.1 含糖饮料的两大陷阱

① 含糖量陷阱

常见的饮料中含糖量普遍偏高，是隐形糖摄入的重要来源。一瓶500mL的普通可乐约含53g糖；一杯全糖奶茶含糖50～70g；果汁饮料含糖量通常在40～60g之间，即便是标注为“纯果汁”的产品，也天然富含果糖，每瓶含40～50g糖。运动饮料或乳酸菌饮料，常含有30～45g糖；市售的加糖咖啡饮品，含糖量可达20～40g。世界卫生组织建议，成年人每日添加糖摄入量应控制在50g以下，最好不超过25g。可见，只喝一瓶含糖饮料就会轻易超标。图4-16-1为常喝饮料含糖量。

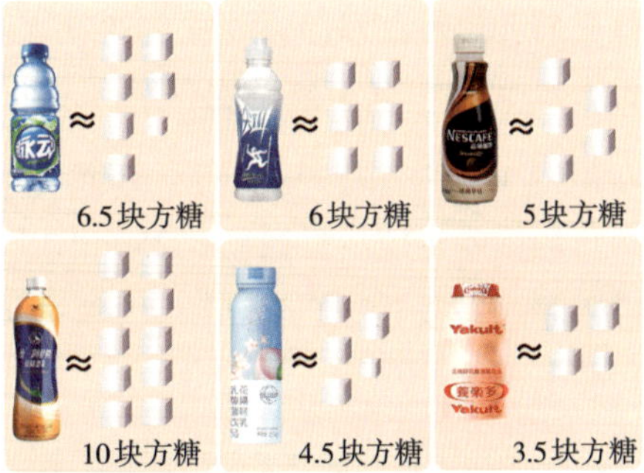

图4-16-1 常喝饮料含糖量

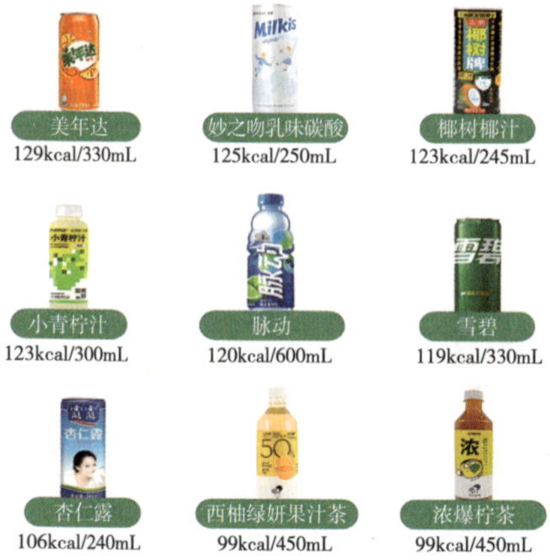
美年达
129kcal/330mL
妙之吻乳味碳酸
125kcal/250mL
椰树椰汁
123kcal/245mL
小青柠汁
123kcal/300mL
脉动
120kcal/600mL
雪碧
119kcal/330mL
杏仁露
106kcal/240mL
西柚绿妍果汁茶
99kcal/450mL
浓爆柠茶
99kcal/450mL

图4-16-2 不同含糖饮料的热量

② 热量陷阱

不同含糖饮料的热量（图4-16-2）差异较大，但普遍偏高，例如一瓶500mL的普通可乐约含210kcal热量，相当于吃下一碗米饭；同样容量的果味饮料或运动饮料热量在150～250kcal之间，即使是标榜“低糖”的茶饮或乳饮，每瓶也常含100kcal以上。部分奶茶、咖啡饮品加上奶精和糖浆，热量可高达300～500kcal甚至更高。

16.2 科学地选择饮料

当你在超市中选择健康饮料时，应以“少糖、少添加、多天然”为原则，优先选择白开水、苏打水、无糖绿茶或无糖黑咖啡等无糖饮品，避免高糖高添加的果味饮料、乳酸菌饮料、功能饮料和加糖奶茶。选购前要认真查看营养成分表和配料表，尽量选择每100mL中糖含量低于5g、配料表简单、无人工香精和色素的产品。即使是果汁饮料，也应优先选择100%纯果汁，适量饮用并建议用白开水稀释。

中国营养学会建议在日常饮品选择中践行“211”饮料法则，即2份白水、1份无糖茶饮、1份低脂或脱脂奶，以帮助人们减少含糖饮料摄入、控制热量，同时补充水分、抗氧化成分和优质蛋白。这一饮用比例有助于维持能量平衡、降低肥胖和慢性病风险，建立健康饮水习惯。美国膳食指南建议成年人每天饮水量2.7～3.7L，其中绝大部分来自水和无糖饮料。英国国家医疗服务体系建议成人每天至少喝1.2～1.5L水，优先选择喝白开水、无糖茶饮和黑咖啡，含糖饮料每周摄入量应尽量控制在250mL以下。澳大利亚的澳新健康指南建议每日水摄入量推荐女性2.1～2.6L，饮料中优先选择水和无糖饮料，果汁每日不超过125mL。

（李春续/孙静）

17 “16+8”饮食你会吃吗？

“16+8”饮食，是一种间歇性断食法，通过限制进食时间窗口，可以避免因为进食过度、时间过晚，导致热量摄入过多，从而达到减肥目的。具体操作是指在一天24h中，有16h禁止食用任何有热量的食物，仅允许饮用水、无糖茶等零热量饮品，而在剩余8h进食。

17.1 “16+8”饮食减肥的原理

当我们连续12h以上禁食时，体内储存的糖原趋于耗竭。这时，身体即开始分解脂肪来提供能量，帮你减掉多余的肥肉。此外，饥饿时，身体还会启动“自噬”的过程，即细胞会趁机清理掉那些老旧、受损的代谢废物及细胞器，减少体内的炎症反应，让身体内部焕然一新。

17.2 “16+8”饮食带来的风险

任何一种减肥法绝非一劳永逸。“16+8”饮食法对于已患心脏病的人可能导致更高的发病风险。同时，在饥饿时间过长后进食，肠道会像饿极了似的，拼命吸收食物里的脂肪，吸收量可能达到平时的2倍。这可能会让血管里更容易形成斑块，从而对心脑血管造成危害。

同时，在间接性断食期间可能出现身体营养摄入不足，从而导致肌肉消耗、便秘、头晕无力甚至停经等身体问题。同时，对于新手来说，很可能出现过度饥饿，反而暴食高热量、高糖、高油的食物。

因此对于以下人群，无论什么类型的断食方法，都存在极大的风险。

（1）需注射胰岛素的糖尿病患者：饥饿极易引发低血糖，断食期间可能造成较为严重的血糖波动；

（2）孕妇和哺乳期妈妈：妈妈和宝宝在此期间都需要持续的营养供应，不建议采用任何的减肥方式；

（3）胆结石患者：长时间饿肚子可能出现胆汁反流从而诱发胆绞痛。

哪些人要特别小心？

（1）曾经有暴食、厌食等饮食问题的人：不规律的饮食方式对食欲的影响较大，可能出现病情反复；

（2）正处于发育期的青少年：需要规律营养支持成长，饥饿可能影响发育；

（3）有胃病或其他消化系统疾病的人：需先行咨询医生。

17.3 什么人群适合“16+8”饮食

（1）单纯性肥胖的健康成年人，对于BMI ≥ 24kg/m^2或腰围超标的人来说，可以尝试使用“16+8”饮食法来减轻体重，减少内脏脂肪堆积；

（2）胰岛素抵抗前期人群，对于患有胰岛素抵抗，或体检指标已经呈现出空腹血糖5.6 ~ 6.9mmol/L，糖化血红蛋白5.7% ~ 6.4%的人群来说，可以借此提示胰岛素敏感性，降低糖尿病风险；

（3）非疾病性代谢问题人群，对于轻度脂肪肝，高甘油三酯血症患者来说，可以利用空腹期促进肝脏脂肪分解的特征，减缓疾病进展；

（4）作息规律的轻体力劳动者，对于可自主安排进餐及无夜班的职业人群，“16+8”饮食法更容易实现，更值得尝试；

（5）减脂平台期突破者，该饮食法可以打破代谢适应，突破体重平台期。

17.4 具体应该怎么吃

对于有早餐需求的人，可以采用早吃型方案，即：

（1）早餐（8:00）唤醒消化系统；

（2）午餐（12:00）稳定血糖能量；

（3）晚餐（16:00前）开启燃脂时间。

对于晚上有聚餐的特殊情况，可改用11:00～19:00进食窗口：

（1）早餐（11:00）；

（2）午餐（16:00）；

（3）晚餐（19:00前）。

由于夜间的消化功能较差，代谢较慢，不推荐将进食期放在夜间。在进食时间内，可以根据自身食欲，选择合理加餐（图4-17-1）。

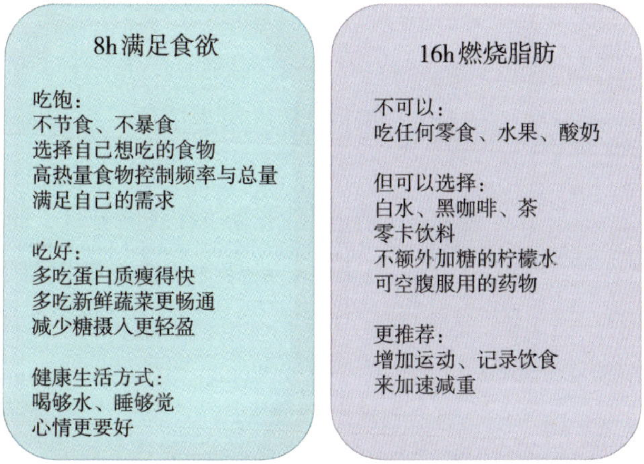

图4-17-1 “16+8”注意事项

16h的克制食欲不是为了饿瘦自己，而是为了构建更健康的饮食时间及8h自由进食。遵守进食规则，塑造更好的身体。

（陈若轻/孙静）

18 “5+2”饮食你会吃吗？

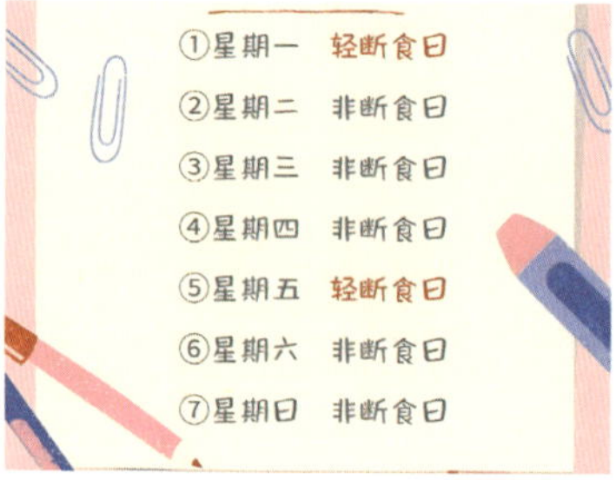

图4-18-1 “5+2”饮食法

“5+2”饮食法，是一种间歇性断食模式。它指的是以周为单位，在一周七天内选择不连续的2天进行限制性饮食，如选择周一和周四或周二和周五作为断食日，而在剩余的5天里正常、规律地进食。断食日，并非完全不吃，而是大幅减少热量摄入。女性通常建议摄入约500kcal，男性约600kcal（图4-18-1）。

18.1 “5+2”饮食的原理与益处

与“16+8”饮食法相同，“5+2”饮食法也可以通过促进代谢转换与激活细胞自噬的机制来实现减脂。此外，通过每周2天的显著热量限制，还可以实现以周为单位创造总热量缺口。还有研究发现，断食期间胰岛素水平显著下降，有助于改善细胞对胰岛素的敏感性，对预防和控制2型糖尿病有益。

18.2 “5+2”饮食的风险

断食日由于摄入热量较低，可能出现饥饿感与食欲波动、易疲劳与头晕头痛、失眠与注意力不集中、便秘、耐寒能力下降等问题。为了减少断食带来的风险，建议在进入“5+2”饮食法之前，先尝试进行一日轻断食观察反应，并在早期进行血糖、血压等基础生命体征的监测以确保安全。特别是有低血糖、低血压病史的人群，对该饮食法需要更加谨慎。如需服用降糖药、降压药等对饮食摄入有一定要求的药物，必须咨询医生后再进行间歇性断食。另外，断食日也可能影响聚餐等社交活动或带来心理压力。

18.3 什么人群适合“5+2”饮食

主要目标人群有：

（1）需要体重管理或减脂的健康成年人（BMI＞24kg/m^2）：尤其适合每天节食难以坚持的人；

（2）胰岛素敏感性低或有糖尿病风险者；

（3）血脂、血压等指标轻微异常，需要进行生活方式干预者。

18.4 具体应该怎么开始

① 如何选择断食日？

选不连续且生活节奏平缓的2天，避开重要会议、高强度运动或聚餐日，减少饥饿感干扰，避免因突发活动中断计划。初次尝试者建议从工作日开始，更易控制饮食环境。

② 具体怎么吃？

断食日（500～600kcal）核心原则：高蛋白+高纤维+低升糖食物（图4–18–2）。

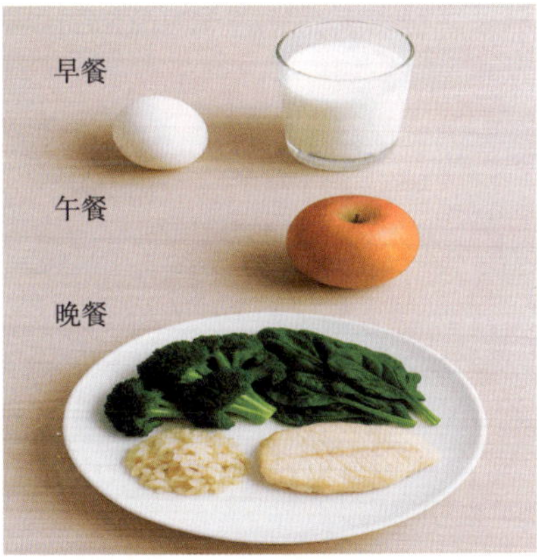

图4–18–2 断食日一日食谱

早餐：1个水煮蛋 + 1杯脱脂牛奶（250mL），约200kcal；

午餐：1个中等苹果/梨（拳头大小），约100kcal；

晚餐：50g鸡胸肉/清蒸鱼（掌心大小）、250g水煮西兰花/菠菜（两大捧）、25g杂粮饭（约2汤匙），约300kcal。

加餐：饿时喝温水、淡茶或黑咖啡，

全天饮水≥2000mL。

非断食日关键：吃饱不暴食，选择好吃、爱吃、营养均衡的食物，尊重自己的食欲。

③ 断食日的注意事项

如出现心慌、手抖、冒冷汗立即吃半片面包或糖果，停止断食。搭配复合维生素预防营养素缺乏；只做散步、瑜伽等低强度运动，避免跑步、无氧等高强度运动；睡眠≥7h，降低饥饿素分泌。

“少吃日营养吃，正常日健康吃”，科学利用身体“燃脂窗口期”，同时避免代谢损伤。

（陈若轻/孙静）

19 生酮饮食你会吃吗?

生酮饮食是一种超低碳水、高脂肪、适量蛋白的饮食模式，简单说就是少吃或几乎不吃主食，多吃油和肉。它把常规饮食中碳水比例从50%～60%压缩到5%，约50g/d，脂肪提高到70%～80%，诱导身体消耗脂肪产生酮体来满足能量需求。这种方法最初用于治疗儿童难治性癫痫，近年被尝试用于减肥。尽管许多人通过这种方法在短期内获得了体重上的减轻，但生酮饮食本身的危险性不容小觑。

19.1 生酮饮食的作用机制

生酮饮食通过强制切换供能模式来降低体重：当一个人连续几天几乎不吃米饭、面条等碳水化合物，体内储存的糖原（约500g）会在3～4天内耗尽。此时身体被迫进入脂肪供能模式，将直接通过分解脂肪产生酮体，替代葡萄糖供能，从而消耗脂肪。同时，大量摄入的油脂和蛋白质带来强饱腹感，酮体本身还能抑制饥饿素分泌，自然减少食量（图4-19-1）。

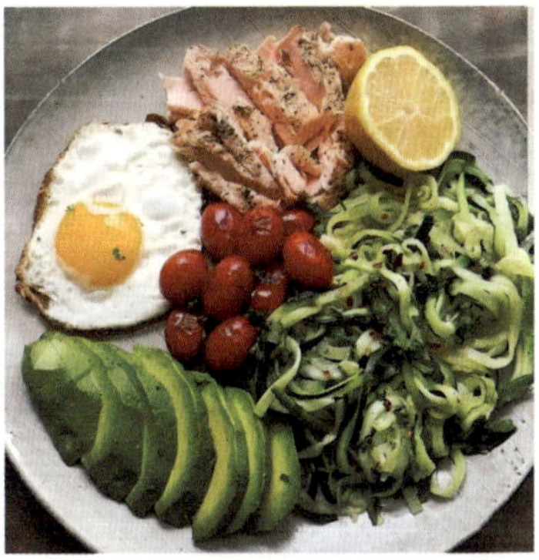

图4-19-1 生酮饮食一餐食谱

虽然这听起来非常诱人，但在早期快速大量减少的体重不完全来自于脂肪，由于每克糖原会结合3g水，初期快速减掉的体重，实则为2～4kg水分，一旦恢复饮食，糖原重新生成，这2～4kg水分也会迅速的恢复。

有研究指出，超重者严格生酮3个月平均能减10～15斤，但长期效果与普通低脂饮食并无显著差异。

19.2　酮体是什么，产生酮体安全吗

酮体是脂肪分解时产生的代谢产物，能为大脑和肌肉供能。安全状态下血酮浓度在0.5～3.0mmol/L，但若超过5.0mmol/L会引发一种致命性疾病——酮症酸中毒。患者可能出现恶心呕吐、呼气带烂苹果味甚至昏迷，这种疾病多出现在1型糖尿病患者因胰岛素缺乏，脂肪分解失控的情况下（图4-19-2）。但也有案例发现，自行尝试生酮饮食，同样可能造成这样的风险。且健康人食用生酮饮食发生酮症酸中毒时，因缺乏典型高血糖预警，送医较晚，病死率更高。

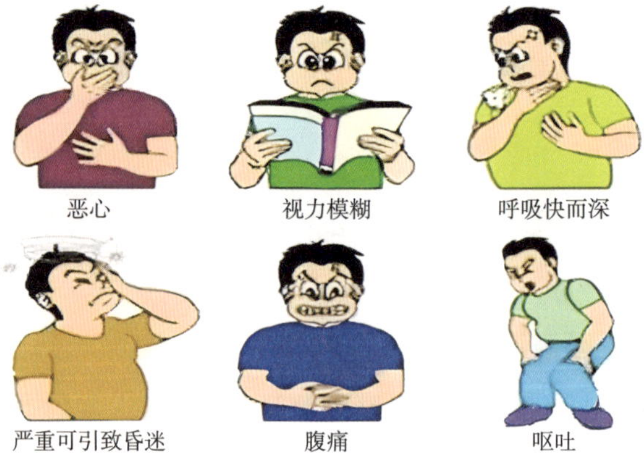
恶心
视力模糊
呼吸快而深
严重可引致昏迷
腹痛
呕吐

图4-19-2　酮症酸中毒的主要表现

长期生酮饮食还会悄然腐蚀全身器官：高浓度酮体与蛋白质结合形成的产物，会使血管壁脆化，心脏疾病及中风风险激增300%，《美国心脏病学会杂志》证实生酮者冠状动脉钙化速度是常人的2.5倍；肾脏也会由于血液酸化，承担更大的压力，肾结石发生率飙升40%；最危险的是大脑，脑细胞无法高效利用酮体供能，长期生酮者记忆力测试得分暴跌15%，相当于提前衰老10年。

19.3　什么人适合使用生酮饮食

在医学上，生酮饮食几乎只用于难治性癫痫患儿、需短期急速减重的手术

患者及需要改善胰岛素抵抗的人群，除医生推荐使用生酮饮食的人外，不建议任何正常人自行尝试生酮饮食。对于1型糖尿病患者，由于胰岛素分泌不足，更易诱发酮症酸中毒；对于存在严重肝肾病患者，因无法代谢酮体，可能导致中毒风险；对于长期处于酮症状态的孕妇，其胎儿发育异常及死亡率都会有所提升；未成年人正处于生长发育期，生酮饮食可能导致发育受损；对于胰腺炎、胆囊疾病患者，高脂肪饮食更是绝对禁忌；对于存在情绪障碍的患者，易诱发或加重焦虑、抑郁等心理问题。

如果真的对生酮饮食有所好奇，请务必在医生的监督与照顾下进行尝试，并定期前往医院监测血酮浓度，体重管理不只是瘦下来，更需要保证身体的健康。

（陈若轻/孙静）

20 外卖你会选吗?

在当今快节奏的都市生活中，外卖已成为许多上班族、学生党的日常饮食选择。然而，长期依赖外卖可能带来一系列健康隐患。高油高盐的烹饪方式、营养不均衡的搭配、过量精制碳水化合物的摄入，这些都可能导致肥胖、高血压、糖尿病等慢性疾病的风险增加。如果不得不经常依靠外卖就餐，该如何降低健康风险呢？其实，只要掌握科学的点餐方法，外卖也能吃得营养均衡、安全健康。

20.1 平衡膳食，科学搭配

无论是家庭烹饪还是外卖，食物多样都是十分重要的原则。多样的食物应该包括谷薯类、蔬菜水果类、畜禽肉蛋奶类、大豆坚果类等，建议平均每天摄入12种以上食物，每周25种以上。

在主食选择上，白米饭、白面条、炒饭、炒饼等精制碳水化合物虽然口感好，但缺乏膳食纤维和B族维生素，容易导致血糖快速升高。若再搭配由高淀粉食物做成的饭菜，如炖粉条、炒土豆丝，则会造成“碳水+碳水”的不合理搭配。因此，在点外卖时要注意选择含有全谷物的主食，包括杂粮或杂豆。

在挑选菜肴上，要注意荤素搭配。建议按（3∶1）~（2∶1）的比例搭配蔬菜与肉菜，以清淡为主。许多受欢迎的菜品如红烧肉、糖醋排骨、回锅肉等，都含有大量饱和脂肪，易导致胆固醇升高，诱发肥胖。建议选择鱼、虾、去皮鸡胸肉、瘦牛肉等低脂肉类，并避免腊肉、香肠、火腿等加工肉类。豆腐、豆浆等可以提供优质植物蛋白，且脂肪含量较低，可以适当用豆制品替代部分肉类。蔬菜常常是外卖订单中不足的部分，或多为高淀粉类蔬菜。建议在点餐时，保证菠菜、西兰花、胡萝卜等深色蔬菜占蔬菜总量的一半以上。选择土豆、莲藕、南瓜等淀粉含量高的蔬菜作为配菜时，应相应减少主食的分量。另外，注意菜肴的种类和食料要勤调换，并搭配无糖茶饮、无糖酸奶、低脂/脱脂牛奶等。

例如，选择中式外卖时，可以点一份清蒸鱼搭配杂粮饭和清炒时蔬（图4-20-1）；选择西餐轻食时，则可选烤鸡胸肉沙拉配藜麦和橄榄油醋汁（图4-20-2）。

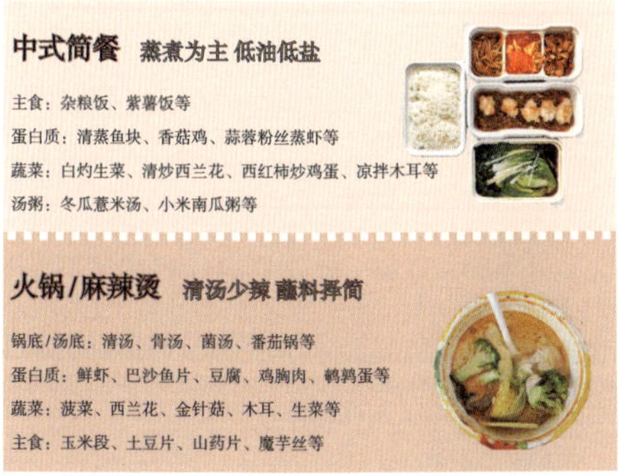
中式简餐　蒸煮为主 低油低盐
主食：杂粮饭、紫薯饭等
蛋白质：清蒸鱼块、香菇鸡、蒜蓉粉丝蒸虾等
蔬菜：白灼生菜、清炒西兰花、西红柿炒鸡蛋、凉拌木耳等
汤粥：冬瓜薏米汤、小米南瓜粥等
火锅/麻辣烫　清汤少辣 蘸料择简
锅底/汤底：清汤、骨汤、菌汤、番茄锅等
蛋白质：鲜虾、巴沙鱼片、豆腐、鸡胸肉、鹌鹑蛋等
蔬菜：菠菜、西兰花、金针菇、木耳、生菜等
主食：玉米段、土豆片、山药片、魔芋丝等

图4-20-1　中餐简餐外卖点餐示例

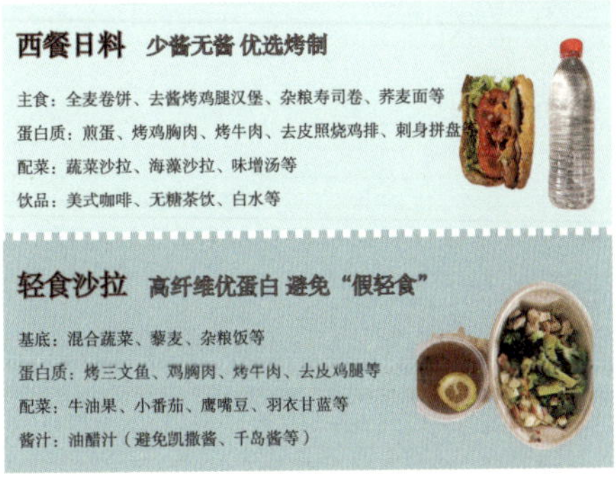
西餐日料　少酱无酱 优选烤制
主食：全麦卷饼、去酱烤鸡腿汉堡、杂粮寿司卷、荞麦面等
蛋白质：煎蛋、烤鸡胸肉、烤牛肉、去皮照烧鸡排、刺身拼盘等
配菜：蔬菜沙拉、海藻沙拉、味增汤等
饮品：美式咖啡、无糖茶饮、白水等
轻食沙拉　高纤维优蛋白 避免“假轻食”
基底：混合蔬菜、藜麦、杂粮饭等
蛋白质：烤三文鱼、鸡胸肉、烤牛肉、去皮鸡腿等
配菜：牛油果、小番茄、鹰嘴豆、羽衣甘蓝等
酱汁：油醋汁（避免凯撒酱、千岛酱等）

图4-20-2　西餐轻食外卖点餐示例

20.2　少油少盐，清淡烹饪

尽量不选或少选油炸、烧烤、干锅类的菜品，多选蒸煮、白灼、清炖、快炒等烹调方式的菜，从而减少油盐摄入。外卖点餐时也可合理提出口味需求，在备注中要求商家“少放/不放盐、油、味精”，或“酱料分开装”。若不小心点到重口味菜品时，可用温水涮洗，减少表面油脂和盐分。

20.3　控制分量，细嚼慢咽

餐量控制也是健康点餐的重要环节。可选择小份菜肴或采用“211”饮食法，即每一餐包含2个拳头大小的蔬菜、1个拳头大小的主食、1个拳头大小的高蛋白食物。还需注意调整进食顺序，先吃蔬菜，再吃蛋白质，最后吃主食，从而有助于控制总热量摄入。

随着消费者健康意识的提升和餐饮行业的进步，越来越多的外卖平台开始提供详细的营养信息和健康选择。作为消费者，我们应当善用这些资源，同时培养自身的营养知识。食物没有绝对的好、坏之分，只有合理或不合理的饮食模式。通过科学搭配和适度控制，即使是外卖也能成为健康生活的组成部分。

（李湘森）

21 奶茶、咖啡你会选吗?

在快节奏的现代生活中，奶茶和咖啡已成为年轻人日常喜爱的饮品。然而，高糖、高脂、添加剂过量等问题，让我们陷入美味与健康的两难。掌握科学挑选方法，才能兼顾味蕾享受与身体健康。

21.1 奶茶的健康隐患与科学选择

奶茶，看似简单的“奶”加“茶”组合，实则暗藏健康风险。糖分超标是最突出的问题，一杯正常甜度奶茶含糖量高达34g，远超《中国居民膳食指南》推荐的每日添加糖摄入量＜25g的标准。部分标榜“无糖”的产品，实际含糖量仍达0.84～8.43g/100g，长期饮用会增加肥胖、糖尿病等风险。

脂肪问题同样不容忽视，许多奶茶用植脂末替代牛奶，其中含有的反式脂肪酸会增加心血管疾病风险。奶盖由高脂奶油制作，更让奶茶成为“热量炸弹”。此外，奶茶咖啡因含量也不容小觑，平均270mg/L，最高可达428mg/杯，接近每日安全上限400mg，过量咖啡因摄入可能引发焦虑、失眠等。面对这些健康隐患，我们该如何科学选择奶茶（图4–21–1）?

（1）优选鲜奶基底，避免反式脂肪酸摄入。

（2）严格控制糖分，选择“无糖”或“少糖”选项，并逐步降低对甜味的依赖。

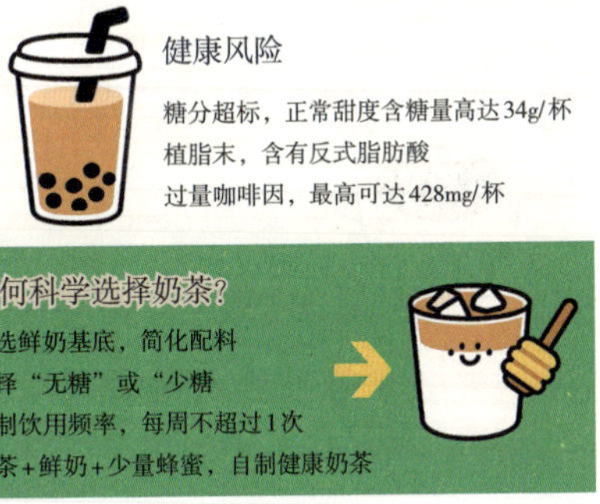
健康风险
糖分超标，正常甜度含糖量高达34g/杯
植脂末，含有反式脂肪酸
过量咖啡因，最高可达428mg/杯
如何科学选择奶茶?
优选鲜奶基底，简化配料
选择“无糖”或“少糖
控制饮用频率，每周不超过1次
红茶+鲜奶+少量蜂蜜，自制健康奶茶

图4–21–1 奶茶的健康隐患与科学选择

（3）简化配料，避免添加珍珠、布丁等高糖高热量配料。

（4）控制饮用频率，建议每周不超过1次。

（5）用红茶+鲜奶+少量蜂蜜自制健康奶茶，既安全又经济。

（6）对于特殊人群，建议更加谨慎：儿童代谢咖啡因能力较弱，应避免饮用；孕妇不建议饮用含有咖啡因的饮品；老年人及胃肠功能弱者应减少饮用，避免消化不良。

21.2 咖啡的健康效益与饮用建议

与奶茶相比，咖啡在适量饮用情况下可能带来多种健康益处。近年来研究表明，咖啡中的氯原酸可以减少肠道对糖的吸收，促进葡萄糖的转运和氧化，从而帮助控制血糖浓度；同时还能降低血总胆固醇和低密度脂蛋白胆固醇，保护血管内皮功能，预防动脉粥样硬化和心血管疾病。此外，咖啡因的适量摄入还能提高警觉性和认知功能，对预防神经退行性疾病如阿尔茨海默病也有潜在益处。然而，咖啡的健康效益与饮用方式密切相关（图4-21-2）：

（1）优选黑咖啡：避免添加糖、奶精等高热量配料。可使用少量牛奶或天然甜味剂，如甜菊糖调味。

（2）健康成人每日咖啡因摄入不超过400mg，相当于体重60kg的成年人每日摄入969g液体咖啡，孕妇不建议饮用含有咖啡因的饮品。

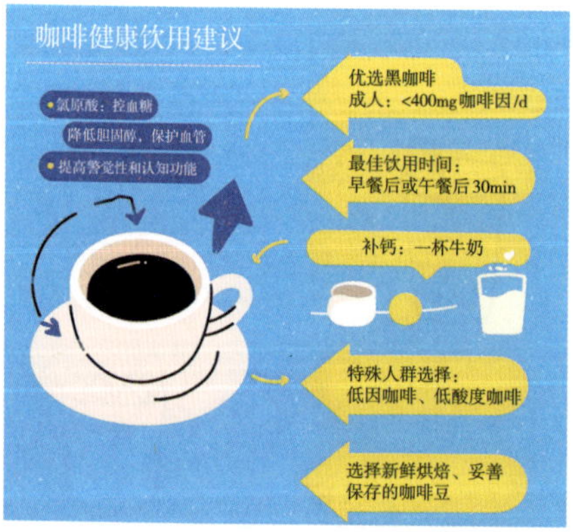
咖啡健康饮用建议
氯原酸：控血糖
降低胆固醇，保护血管
提高警觉性和认知功能
优选黑咖啡
成人：<400mg咖啡因/d
最佳饮用时间：
早餐后或午餐后30min
补钙：一杯牛奶
特殊人群选择：
低因咖啡、低酸度咖啡
选择新鲜烘焙、妥善
保存的咖啡豆

图4-21-2 咖啡的健康效益与饮用建议

（3）早餐后或午餐后30min为最佳饮用时间，避免空腹饮用，刺激胃酸分泌；应在睡前6h内饮用，以免影响睡眠。

（4）咖啡因可能增加钙排泄，建议每日额外补充钙，特别是更年期女性和骨质疏松风险人群。

（5）对咖啡因敏感者可选择低咖啡因咖啡；高血压患者应避免在压力大时饮用；胃肠疾病患者宜选择低酸度咖啡。

（6）选择新鲜烘焙、妥善保存的咖啡豆，避免廉价速溶咖啡，可能含有添加剂。

奶茶和咖啡作为现代饮食文化的重要组成部分，对健康的影响不容忽视。合理选择奶茶与咖啡，让美味与健康同行，开启科学饮品生活，为健康加分。

（李湘森）

22 轻食、代餐真的健康吗？

在快节奏的现代生活中，“轻食”与“代餐”凭借其便捷性和健康光环迅速走红。社交媒体上，精致的沙拉和五颜六色的代餐营造出“健康即时尚”的消费景观。然而，这些被包装成完美解决方案的饮食方式，真的健康吗？

22.1 轻食：健康表象下的双面性

轻食本质上是一种强调“三低两高”（低脂、低糖、低热量、高纤维、高营养）的饮食模式，常见的有沙拉、三明治、果蔬汁饮料等。

轻食通常以新鲜蔬菜、水果、粗粮、低脂蛋白质为主要食材，这种搭配确实能带来多重健康益处：在热量控制方面，一份典型轻食的热量通常维持在300～500kcal，相较于普通餐食要低得多，对于体重管理而言十分有利；丰富的膳食纤维不仅能增强饱腹感，还能促进肠道健康；而多元的食材组合更能提供维生素K、铁、抗氧化剂等多种微量营养素。此外，其烹饪方式多为凉拌、水煮、蒸烤等，能减少油脂、盐分及糖的摄入，保留食物营养，符合健康饮食理念。

然而，轻食市场暗藏玄机。高热量酱料成为“隐形热量炸弹”，一勺蛋黄酱就能让沙拉热量翻倍。部分商家用豆类或碳水凑数，蛋白质含量不达标。一些沙拉中生食的蔬菜量低于烹饪后的蔬菜量，建议每日蔬菜量300～500g。更值得警惕的是，生食蔬菜若清洗不彻底，可能引发寄生虫或细菌感染，导致肠胃敏感者腹泻（图4–22–1）。

22.2 代餐的利与弊

代餐是通过科学配比替代正餐的食品，在控制热量的同时提供基础营养。目前主流产品包括蛋白粉、能量棒、代餐奶昔、高纤维粥、代餐饮料等。

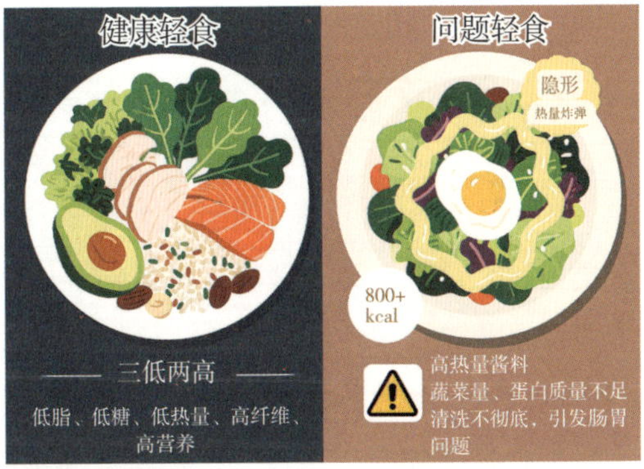
健康轻食
问题轻食
隐形
热量炸弹
800+
kcal
三低两高
低脂、低糖、低热量、高纤维、高营养
高热量酱料
蔬菜量、蛋白质量不足
清洗不彻底，引发肠胃问题

图 4-22-1 轻食的双面性

代餐作为便捷的体重管理工具，确实具有一定优势。其科学配方能提供充足的蛋白质、维生素和矿物质，避免节食导致的营养不良；高蛋白成分有助于维持肌肉量和提升代谢率；膳食纤维则能增强饱腹感，减少额外进食。对于时间紧张或烹饪技能不足的人群，代餐极大简化了饮食管理流程。

然而，代餐也存在明显局限。其难以替代天然食物的多样性，长期食用易导致营养失衡。过度依赖代餐，不仅无法培养健康饮食习惯，停用后体重极易反弹。部分产品还存在糖分、添加剂超标的隐患。若将代餐视为减肥捷径，忽视运动和生活习惯的调整，最终可能陷入恶性循环。图 4-22-2 为代餐使用指南。

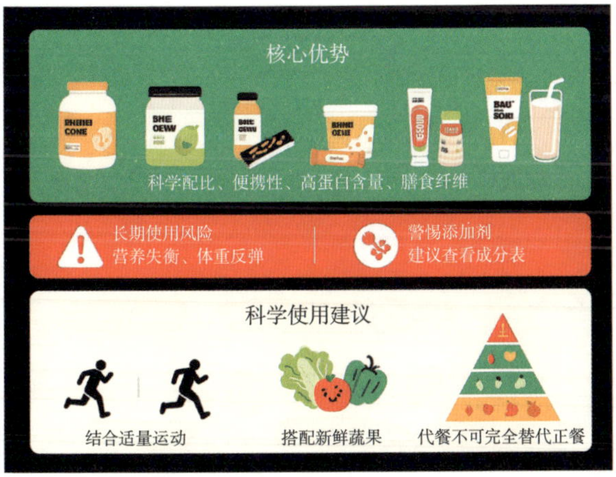
核心优势
科学配比、便携性、高蛋白含量、膳食纤维
长期使用风险
营养失衡、体重反弹
警惕添加剂
建议查看成分表
科学使用建议
结合适量运动
搭配新鲜蔬果
代餐不可完全替代正餐

图 4-22-2 代餐使用指南

22.3 饮食的科学选择与合理搭配

《中国居民膳食指南》指出，健康饮食应包含谷薯类、蔬菜水果类、畜禽鱼蛋奶类、大豆坚果类等食物，保证碳水化合物、蛋白质、脂肪、维生素和矿物质的合理摄入。

轻食和代餐并非完全不可取，关键在于科学选择与合理搭配。对于轻食，应注重食材搭配的均衡性，增加蔬菜和优质蛋白质的摄入，选择健康的调料，如酸奶、食用醋等。同时，注意食材的新鲜度和卫生状况。代餐则应选择正规产品，并严格控制食用频率和剂量，避免长期完全替代正餐。此外，无论选择轻食还是代餐，都应结合适量运动，以达到更好的健康效果。

轻食和代餐本身并非不健康，关键在于如何正确选择和合理搭配。健康没有捷径，也不存在一劳永逸的解决方案。只有建立科学、可持续的饮食习惯，才能让身体真正受益。

（李湘森）

23 孕期应该怎么吃？

在孕期进行良好的体重管理，到孕晚期才会有良好的分娩结果。而维持孕期适宜的体重增长速度，是保障母婴健康的重要环节。孕期体重偏离正常范围，过轻或过重可能引发妊娠糖尿病、难产、早产以及巨大儿等问题。鉴于这些风险直接威胁母婴安全，孕期体重管理不容忽视。那我们应该如何基于个体情况，制定合理的孕期饮食计划呢？

23.1 孕期体重增长的标准

在整个孕期，都需要定期监测孕妇的体重变化，并判断孕妇的体重增长速度是否正常。孕期体重增长的合理范围因人而异，主要取决于孕前体重指数（BMI）。图4–23–1为不同孕前BMI体重增长建议。

（1）孕前BMI正常（18.5 ~ 24kg/m^2）的孕妇，孕期体重增长宜控制在8 ~ 14kg。在孕早期（从妊娠开始到妊娠12周末），体重增加0 ~ 2kg较为适宜；进入孕中期（妊娠13周起到27周末）和孕晚期（妊娠28周以后），每周体重增长0.26 ~ 0.48kg较为适宜。

（2）孕前BMI偏低（<18.5kg/m^2）的孕妇，孕期体重增长可提高到11 ~ 16kg，孕早期体重增长可在0 ~ 2kg，孕中晚期每周体重增长应控制在0.37 ~ 0.56kg。

（3）孕前BMI达超重标准（24 ~ 28kg/m^2）的孕妇宜将体重增长控制在7 ~ 11kg，而肥胖（BMI ≥ 28kg/m^2）的孕妇则应将体重增长严格控制在5 ~ 9kg，孕早期体重增长不宜超过2kg，孕中晚期每周体重增长应控制在0.15 ~ 0.3kg，以降低并发症发生风险。

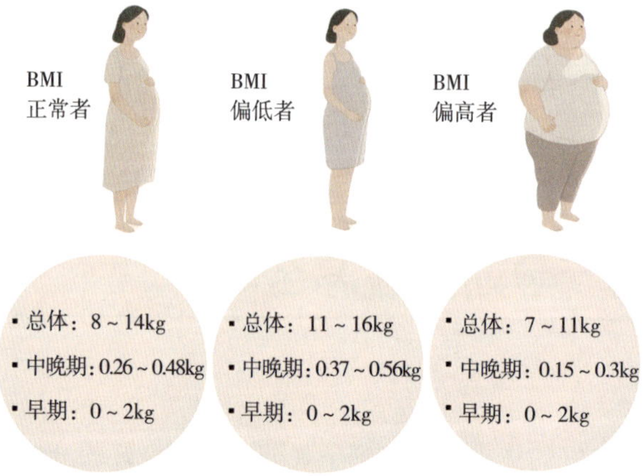

图 4-23-1　不同孕前 BMI 体重增长建议

23.2　能量需求、营养素需求

① 蛋白质

孕期每日的蛋白质需求量要比非孕期增加 10 ~ 15g。优质蛋白质的来源广泛，瘦肉、鱼类、豆类及其制品，以及奶制品都是孕期补充优质蛋白质的重要食物。

② 铁

母体在孕期对铁的需求大幅增加，每日需摄入约 30mg。红肉和豆类中均含有丰富的血红素铁。绿叶蔬菜中所含铁虽不是血红素铁，但与含有维生素 C 的食物一起摄入，能够显著提升铁的吸收率。如吃菠菜时可搭配吃一些橙子，促进铁元素的吸收利用。

③ 钙

孕妇对钙的需求量为 1000mg/d。奶制品是钙的主要来源，250mL 的牛奶中一般含有 250 ~ 300mg 的钙；奶酪作为浓缩形式的奶制品，其钙含量更高，是补充钙的优质选择。西蓝花之类的绿叶蔬菜，还含有丰富的维生素 K 等营养素，有助于促进钙在骨骼中的沉积与利用，能进一步增强钙的吸收。

④ 叶酸

孕妇每日需要摄入叶酸 600μg。在食物中，菠菜、苋菜等深绿色蔬菜叶酸含量相对较高，每 100g 菠菜大约含有 190μg 叶酸；豆类及全谷物也是叶酸的重要膳食来源。此外，为确保充足的叶酸摄入，在孕前3个月至孕早期3个月可额外服用叶酸补充剂。

⑤ 维生素D

孕期母体的维生素D推荐摄入量为600IU/d。阳光照射是人体获取维生素D的重要途径，建议孕期女性每周进行适度日光浴，要让皮肤直接接触阳光以合成维生素D。同时，饮食中可以增加富含维生素D的食物，如鲑鱼、金枪鱼等深海鱼。必要时，可在医生指导下服用维生素D补充剂（图4-23-2）。

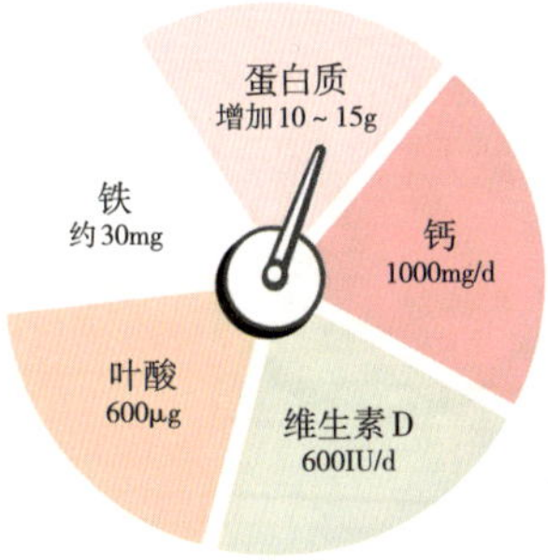

图4-23-2 孕期各元素摄入量建议

（刘思森/孙静）

24 代糖真的健康吗?

代糖是能代替糖提供甜味，但几乎低卡或零卡的物质，主要分为阿斯巴甜等人造代糖和赤藓糖醇等天然代糖，常见于无糖饮料、口香糖等无糖食品中。而在人们既渴望甜食又担忧糖分健康风险的矛盾中，代糖凭借其低热量、高甜度及抗龋齿的特点，成为食品工业的重要替代品。然而，代糖可能干扰肠道菌群平衡、影响代谢功能，甚至增加心脑血管疾病风险。图4-24-1为常见食品中的代糖。

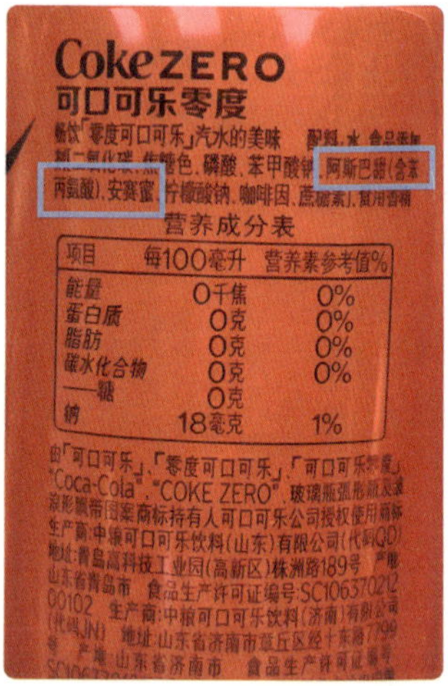

图4-24-1 常见食品中的代糖

24.1 长期使用代糖的危害

① 影响肠道和口腔细菌

即使是短期食用常见的代糖，如糖精、三氯蔗糖、甜菊糖苷、阿斯巴甜，也会改变人体肠道内细菌的种类和功能，其中三氯蔗糖的影响最明显。更值得警惕的是，这种肠道细菌环境的改变，还可能进一步削弱身体调节血糖的能力。

② 糖代谢能力下降

健康成年人在摄入糖分后，血糖会平稳上升再回落。但短期食用糖精和三氯蔗糖后，血糖水平会出现更剧烈的波动，并且恢复到正常水平的速度变慢。这表明身体处理糖分的效率下降了，意味着代糖可能削弱人体对血糖的调控能力。

③ 对下一代的可能影响

如果母亲在怀孕期间经常喝含有人造甜味剂的饮料，她们生下的婴儿在早期可能身体质量指数（BMI）更高，未来出现肥胖和血糖问题的风险也可能增加。同时，这些婴儿肠道中的有益细菌数量减少，与炎症有关的细菌数量增多，减弱肠道的保护功能。

4 可能增加血栓和心脏病风险

血液中如赤藓糖醇等代糖水平较高的人，发生严重心脏病事件，如心脏病发作、中风，甚至死亡的风险更高。另外，赤藓糖醇会促使血液中负责凝血的细胞释放出更多有助于形成血栓的物质，从而增加了血液凝结成块的风险。

5 可能与某些癌症风险增加相关

阿斯巴甜摄入量较高，会增加患乳腺癌以及结直肠癌、绝经后乳腺癌等肥胖相关癌症的风险。

24.2 如何正确使用代糖

认识到代糖的潜在风险后，我们也不必完全拒绝它，但需要更明智地使用。

1 明确目的，避免依赖

代糖主要用于帮助糖尿病患者等特定人群短期替代糖分，健康人群没有必要刻意用代糖取代天然糖，尤其不要因为食物标注“无糖”或“零卡”就放松警惕。

2 严格控制摄入量

所有代糖都有建议的安全摄入量上限。例如，常见的阿斯巴甜，中国食品安全标准建议成年人每日摄入不超过每千克体重40mg。比如体重60kg的人，每天约2.4g。关键在于注意隐形代糖，许多饮料、酸奶、零食中都可能添加了代糖，要留意查看食品标签，避免一天内从不同食物中累积摄入过多。

3 优先选择天然来源

在必须使用代糖时，可以考虑安全性相对更充分的天然植物提取物，如甜菊糖苷或罗汉果甜苷。对于糖精、阿斯巴甜、三氯蔗糖等人工合成的代糖，应更加谨慎，严格控制用量。

4 特殊人群需格外注意

孕妇、哺乳期女性和儿童最好避免长期大量食用含代糖的食品和饮料，这可能对胎儿发育和儿童自身代谢产生潜在影响。此外，部分代糖容易引起腹胀、腹泻等肠胃不适，尤其是糖醇类如赤藓糖醇，肠道敏感的人需留意。

（刘思淼/孙静）

25 抗炎食物是不是智商税?

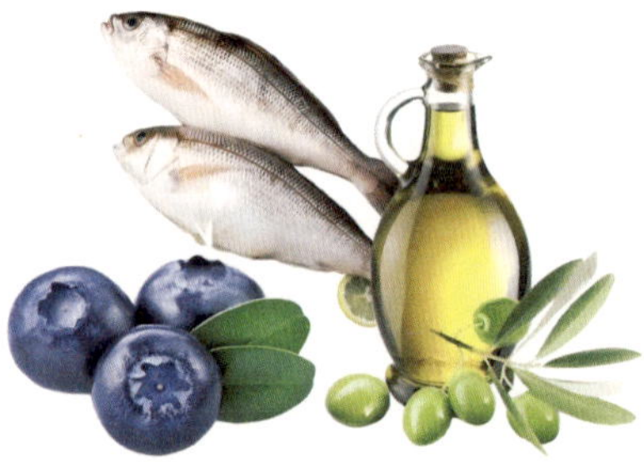

图 4-25-1 常见的抗炎食物

近年来，抗炎饮食概念热度攀升，蓝莓、橄榄油、深海鱼等食物常被冠以抗炎标签，宣称能提升免疫力甚至降低癌症风险。抗炎食物（图 4-25-1）是否真如宣传般神奇，还是被过度营销的智商税？要回答这个问题，我们需要先了解“抗炎”抗的是什么，以及如何科学看待其作用。

25.1 抗炎食物抗的是什么

急性炎症是我们身体的一种快速防御反应。当身体遭遇细菌感染或擦伤、割伤等物理损伤时，免疫系统会迅速启动，您会感觉到受伤部位出现红、肿、热、痛，这是免疫细胞在清除病原体、修复受损组织的表现。这种反应通常比较剧烈，但持续时间较短，问题解决后会消退。

抗炎饮食所针对的“炎”是指慢性炎症。它不同于急性炎症，是一种由持续压力、不良饮食、缺乏运动、环境污染等长期不良因素引发的、程度较低的炎症状态。这种炎症具有反应程度低、持续时间长、缓慢影响健康等特点。

这种长期存在的慢性炎症与心血管疾病、2 型糖尿病、某些关节炎、阿尔茨海默病等多种慢性疾病的发生发展密切相关联。为了应对这种健康风险，抗炎饮食的概念逐渐兴起，其核心在于通过调整日常饮食结构来帮助减轻体内的慢性炎症状态。

25.2 抗炎饮食的作用被高估了吗

❶ 研究证据的关联性与局限性

目前支撑抗炎饮食健康益处的研究，多数属于观察性的流行病学调查。这类研究能发现某些饮食模式，如富含水果、蔬菜、全谷物、鱼类、健康脂肪的模式，与较低的炎症标志物水平或某些疾病风险降低之间存在关联。

然而，这种关联性并不能直接证明是饮食导致了这些健康结果。研究本身也可能存在局限性，如依赖参与者回忆的饮食记录、难以完全排除其他生活因素的影响等，因此整体证据强度仍有待更多高质量研究支持。

❷ 评价体系尚在探索

如何准确衡量单一食物或整体饮食的抗炎或促炎潜力，有学者提出了如“膳食炎症指数”等评分工具，但这些工具的有效性和实际应用价值仍需更充分的科学验证。

❸ 健康是整体协同的结果

身体的免疫功能和整体健康状况，绝非依赖某一种食物就能提升。它是人体多个系统精密协作、共同维持的复杂平衡状态。真正有益于健康和免疫力的，是长期、全面、均衡的营养供给，为身体各个系统的正常运作提供坚实的基础支持。

❹ 健康影响因素的多元性

饮食只是影响健康的众多因素之一。个体遗传差异、长期的生活习惯、是否吸烟饮酒等，都共同作用于我们的健康状态。将健康改善的希望单一寄托在抗炎饮食上，而忽视其他重要因素，是不切实际的。

因此，抗炎食物本身并非智商税。以天然、未加工的全食物为主，富含蔬果、全谷物、优质蛋白和健康脂肪的饮食模式正是抗炎饮食所倡导的核心，这对于降低慢性炎症风险、促进整体健康具有积极意义。而蓝莓、橄榄油、深海鱼等食物本身也是健康饮食的优秀组成部分。但是，将其过度神化、寄希望于吃几种特定食物就能“抗炎治病”或替代健康生活方式，就滑向了智商税的边缘。

简言之，抗炎饮食的价值在于它倡导的健康饮食模式，而非标签化的个别食物。将其作为健康生活方式的一部分来实践，才是明智之选。

（刘思淼/孙静）

26 怎样吃肠道微生态更健康?

肠道微生态，是人体肠道内数量庞大、种类繁多的微生物与人体相互作用、共同构成的一个复杂生态系统。这个生态系统维持着一种对健康至关重要的动态平衡。肠道微生物在人体中扮演着多种不可或缺的角色，例如参与食物的消化与吸收、合成某些必需的维生素、调节免疫系统功能以及帮助抵御病原体入侵。

26.1 调节肠道微生态的方法

为了维护肠道微生态的健康平衡，从而支持整体健康并预防相关疾病，可以采取以下科学有效的策略。

① 均衡营养摄入

保证饮食的多样性与均衡性，为身体和肠道微生物提供必需的营养物质。重点增加蔬菜、水果、全谷物等富含膳食纤维的食物，它们能促进肠道蠕动，并为有益菌提供生长所需的益生元。同时，限制高脂、高糖、高盐食物的过量摄入，这类饮食模式不仅增加肥胖等风险，也会对肠道菌群结构产生负面影响。

② 调整饮食结构

饮食结构对肠道微生态具有最直接和关键的影响。选择新鲜、卫生、易消化的食材，避免食用过期或变质的食物，以减少肠道感染风险。同时，确保足量维生素，这对于维护肠道黏膜屏障的完整性以及支持免疫系统的正常功能至关重要。

此外，对于一些特殊情况还要有针对性的饮食调整，如对于不同类型的腹泻，可采取特定的饮食策略。如果是腐败性腹泻，建议采用高碳水化合物、低蛋白饮食，有助于减少肠道内蛋白质的过度分解，从而减轻腹泻症状。如果是发酵性腹泻，建议采用高蛋白、低碳水化合物饮食，通过限制可发酵碳水化合物的摄入，减少肠道内气体的产生，缓解腹泻及相关不适。

③ 合理使用微生态调节剂

在特定情况下，微生态调节剂也可作为辅助手段帮助恢复或维持肠道菌群平衡。常见类型有益生菌、益生元、合生元，它们有促进有益菌生长繁殖、抑制有害菌生长、调节肠道局部免疫等功能。此外，还要谨慎使用抗生素，特别是广谱抗生素，防止肠道菌群平衡被破坏。应严格遵循医嘱，避免无指征长期或过量使用，以减轻抗生素对肠道菌群的不良影响，辅助维持肠道微生态稳定（图4–26–1）。

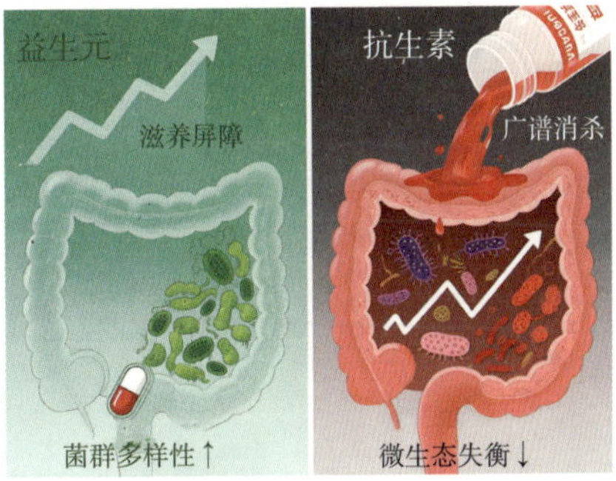

图 4–26–1　益生元和抗生素的影响

26.2　预防肠道菌群失调的饮食核心策略

预防肠道菌群失调，饮食管理是最关键且可主动干预的环节。在优化整体饮食结构的基础上，还需特别注意以下几点：

① 严格保障食物安全与新鲜度

选择新鲜、卫生的食材，坚决避免食用过期或变质的食物，这是预防致病微生物经口入侵、引发肠道感染导致菌群紊乱的首要防线。

② 限制破坏性饮食成分

尽量减少高脂肪，尤其是饱和脂肪与反式脂肪，高糖分和高盐食物的过量摄入。这类饮食模式已被证实会显著改变肠道菌群组成，抑制有益菌生长，促进潜在有害菌增殖，破坏微生态平衡。

③ 规避饮食源性的肠道刺激物

饮食源性的肠道刺激物是指某些食物中含有的可直接刺激肠道黏膜、引发胀气、腹泻或腹痛等不适反应的成分，如辛辣物质、咖啡因、高脂成分、人工甜味剂等。在生活中要注意识别并避免摄入可能刺激或损伤肠道黏膜的物质，保护肠道黏膜屏障的完整性，维持健康的菌群定植环境。

（刘思淼／孙静）

第五章

科学运动篇

1 多运动能减肥吗?

随着社会发展,人们生活水平的不断提高,肥胖问题逐渐成为一项非常严峻的社会问题。肥胖是一种由遗传和环境因素,如高脂和高热量饮食、缺乏体力活动等共同作用使体内脂肪过多堆积,伴有糖、脂代谢紊乱的代谢性疾病。根据《世界肥胖地图2025》报告,2025年全球约50%的成年人处于高BMI状态(BMI ≥ 25kg/m^2),其中17%的男性和22%的女性达到肥胖水平(BMI ≥ 30kg/m^2)。肥胖不仅影响人们的形体美造成心理负担,而且还会引发多种疾病,对身体健康造成威胁。

1.1 肥胖与运动的关系

众所周知,葡萄糖作为人体主要能源物质,随血液循环运输到全身各处,并在细胞中氧化分解,最终生成二氧化碳和水,释放能量,供给人体各项生命活动需要。当人体需要能量较低时,体内只需氧化分解一部分葡萄糖就可满足其能量需求,多余的葡萄糖除了少部分合成肝糖原和肌糖原,大部分会转化成脂肪,从而堆积起来产生肥胖。然而,运动在葡萄糖转化成脂肪过程中起着关键的调节作用。加强运动能够带来能量消耗,促进分解过多的葡萄糖。对于减肥人群来说,除了加强运动保持糖代谢平衡,还要保证体内已有的过多脂肪氧化分解。脂肪形成路径如图5–1–1所示。

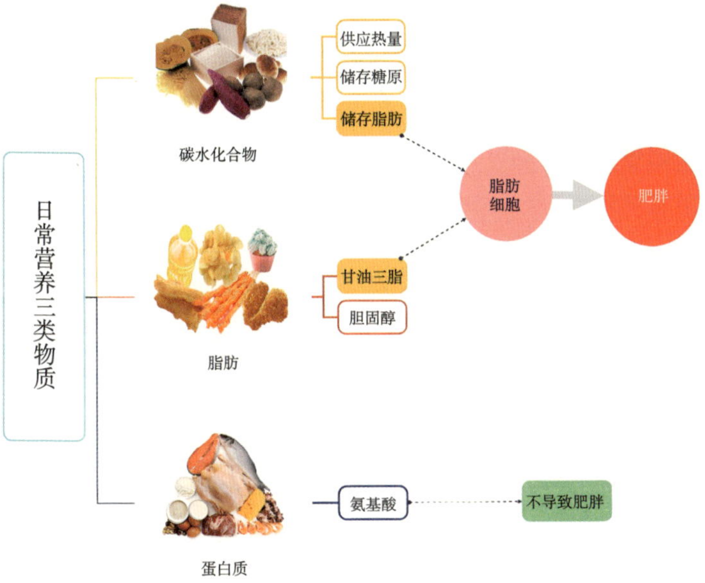

图 5-1-1　脂肪形成路径

1.2　运动打破能量平衡

运动是减肥最健康、有效的方法，其作用不仅在于即时消耗热量，更在于通过代谢重塑、激素调节和脂肪分布优化实现长期体重管理。建议采用“有氧+抗阻+柔韧”的组合模式，并配合饮食控制与睡眠管理，形成协同减脂效应。

从能量平衡的角度来看，减肥的核心在于消耗的热量大于摄入的热量，从而在体内形成热量缺口，促使身体分解储存的脂肪来提供能量。运动是增加热量消耗的有效途径，当我们进行运动时，身体的新陈代谢会加快，肌肉活动需要消耗大量的能量。比如，跑步30min可以消耗300～400kcal的热量，游泳1h可能消耗500～700kcal的热量，而进行高强度间歇训练（HIIT），在短时间内就能让身体进入高能耗状态，即使运动结束后，身体还会持续消耗热量，这就是所谓的后燃效应。

1.3　推荐科学适度的运动减肥

长期坚持运动，累积的热量消耗相当可观，有助于创造并维持热量缺口，进而实现减肥目标。所以我们运动减肥要有足够的运动强度和持续时间，每次运动要保证在40min及以上，保持一定频率，每周3～4次。但是高强度的运动，会由于过量的体能消耗造成机体损伤，带来新的健康问题。因此，单次运动最长时间不要超过2h，运动方式主要以有氧运动为主，无氧运动为辅。推荐的科学运动方案如表5-1-1所示。

表5-1-1 不同身体质量的运动方案示例

身体质量评分	推荐运动	注意事项
大基数（BMI ≥ 28kg/m^2）	游泳、快走、慢跑，避免跳跃	减少关节压力，优先保护膝盖和脚踝
中等基数（BMI24～28kg/m^2）	慢跑、骑行、有氧操、抗阻训练	逐步增加强度，避免平台期
小基数（BMI<24kg/m^2）	力量训练、功能性训练，如波比跳	侧重塑形，结合饮食控制体脂率

（韩凤萍）

2 家务劳动可以代替运动吗？

家务劳动是指以家庭为基本单位，为满足家庭成员日常生活需求而进行的重复性、体力或脑力结合的活动。在日常生活中，我们常常看到一些人通过做家务来替代体育锻炼。然而，家务劳动是否真的能够达到体育锻炼的效果，本文将针对这一问题进行深入探讨。

2.1 家务劳动与体育锻炼的区别

家务劳动和体育锻炼都会使身体处于活动的状态，但它们的作用和效果并不完全相同。家务劳动主要包括清洁、烹饪、整理、照顾家人等，这些活动能让人身体舒展、避免久坐，但在此过程中肌肉收缩并非持续，能量消耗也不均匀。研究人员发现，家务劳动时间虽长，但并不需要心肺发挥最大能力，心率一般维持在70～90次/min，而从事体育锻炼时，心率常常超过120次/min，这就保证了各器官、系统的功能得到了进一步的提高。家务劳动和体育锻炼在时间和精力的投入上也有很大的差异。体育锻炼通常需要专门的场地和时间段，需要我们付出更多的精力和毅力。而家务劳动则是我们日常生活的一部分，虽然也能带来一定的身体活动，但往往容易被其他日常事务所打断，无法持续和稳定地进行。

2.2 如何在家务劳动中进行适当锻炼

家务劳动虽以功能性为主，但通过科学调整动作、增加强度或延长活动时间，可将其转化为兼顾健康效益的隐形锻炼方法。以下从动作优化、强度提升、组合设计方面提供具体方法（图 5–2–1）。

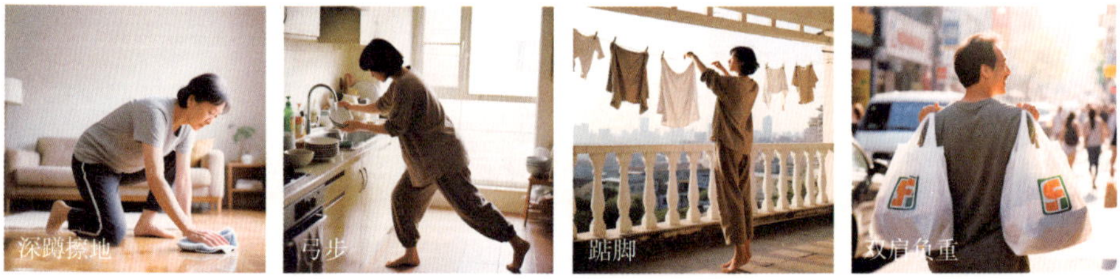

图 5–2–1 家务劳动锻炼方式

① 通过发力点改变促进局部肌肉功能的锻炼

清洁地面是家务劳动中最普遍的事情，主要是通过前臂、肩、腰部参与活动，其动作模式和发力方式决定了难以有效激活身体肌肉群或提升心肺功能。可改为深蹲擦地的方式，双脚与肩同宽，下蹲时背部挺直，通过增加动作复杂性和肌肉参与度，将清洁过程转化为高效的力量训练和心肺锻炼。深蹲擦地时，臀部、股四头肌和腘绳肌需持续发力维持身体稳定，比传统站立式墩布擦地更针对性地锻炼下肢。

② 将动态拉伸融入家务

洗碗是日常高频家务，其动作单一、强度低，难以达到锻炼效果。弓步洗碗是一种将功能性训练融入日常家务的方法，通过模拟健身中的弓步动作，在清洁过程中同步锻炼臀腿肌肉，将洗碗转化为低强度但可持续的体能提升方式。优化动作为，站立时一条腿向后方迈出成弓步，前腿屈膝至大腿与地面平行，膝盖不超过脚尖，后腿自然弯曲，脚跟离地。前腿的股四头肌和后腿的腘绳肌以及臀部肌肉，通过前后弓步姿势得到拉伸和强化。

③ 增加阻力与重复次数

简单的晾衣服动作没有任何负重，得不到锻炼。提踵晾衣服是一种将小腿肌肉训练融入日常家务的实用方法，通过在晾衣过程中重复踮脚动作，既能完成衣物晾晒，又能有效锻炼小腿的腓肠肌、比目鱼肌，提升下肢力量与稳定性。提踵晾衣服的动作设计为，将晾衣杆调整至最高位，通过提踵晾衣服锻炼小腿肌肉，连续完成20次可提升肌肉耐力。

④ 多关节参与负重提升心率

在购物中手提购物袋常为单侧手臂的受力模式。单手提重物时，脊柱两侧受力不均，肌肉紧张度不同，长期如此可能引发椎间盘突出或脊柱侧弯。可以优化为“双肩背包负重+快走”，将重物均匀分配至双肩，靠近身体搬运，避免单侧受力。步行时保持核心收紧，步频加快，提升心率至有氧区间，增强心肺功能。

2.3 家务劳动的健康监测

家务劳动虽为低强度日常活动，但长期重复性动作、姿势不当或负荷超标，可能引发肌肉骨骼损伤、心肺负担或慢性疲劳。因此需要自身监测，可及时识别风险、调整行为，实现家务与健康的平衡。

① 关注姿势

弯腰、单手提物易致腰背疼痛，建议屈膝代替弯腰，双手分担重物。

② 留意身体信号

若做家务后肌肉酸痛持续超48h，或关节出现弹响、肿胀，需暂停并调整动作。

③ 量化运动负荷

用智能手表监测心率，若持续高于最大心率的60%，需分段休息。

（韩凤萍）

3 如何运动减脂效率高?

肥胖被世界卫生组织定义为可能对健康有害的异常或过度的脂肪堆积。它不单是一个体重问题，还有可能会引发多种健康问题，如糖尿病、高血压、心血管疾病等。同时，还会对心理、社交和生活质量带来影响，因此科学减脂对于改善整体健康至关重要。

3.1 运动减脂原理——形成热量差

当机体摄入的能量大于消耗的能量，且持续一段时间，多余的能量便会转化为脂肪储存在机体中而导致肥胖。运动减重减脂的原理就是通过运动消耗的热量高于饮食摄入的热量，从而形成热量差值（图5-3-1）。人体内长期形成的热量差值会消耗体内原本储存的热量，从而达到减重减脂的目的。从机体代谢的角度来看，运动时，肌肉对血液内游离脂肪酸和葡萄糖的摄取和利用增多，一方面使脂肪细胞释放出大量游离脂肪酸，使脂肪细胞缩小变瘦；另一方面使多余的血糖被消耗而不能转变为脂肪，结果使体内脂肪减少、体重下降。

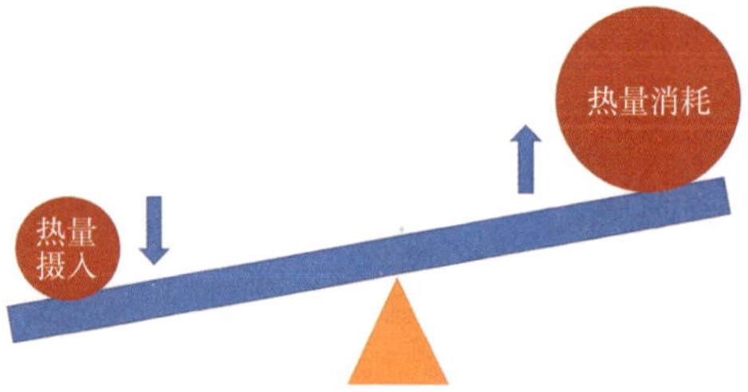

图5-3-1 运动形成热量差

3.2 运动减脂方式

减脂运动主要分为力量训练和有氧运动两大类，这两种方式各有侧重，带来的效果也各有不同。

①力量训练

力量训练最直观的作用是增加肌肉量，肌肉量的增加主要是肌纤维轻微撕裂、自我修复、纤维增生的过程。由于肌肉训练后的恢复需要消耗大量的热量，因此力量训练会极大地提高静息代谢率，如果稍加控制热量的摄入，身体就不会继续去囤积脂肪，这样便实现了减脂和塑形。

②有氧运动

有氧运动是指在氧气充分供应的情况下进行的体育锻炼，其特点是强度低、有节奏、持续时间长，以持续消耗能量、提升心肺功能为核心目标。这类运动通过提高心率和呼吸频率，让身体在稳定供氧的状态下燃烧脂肪，从而实现减脂和改善健康的效果，对于肌肉生长无直接的帮助。

3.3 如何运动减脂率高

在选择运动减脂的方法时，有氧运动和高强度间歇性运动都可以有效地降低体重。大量的实践证明，短时间的高强度间歇性运动比低强度长时间运动消耗的能量多。

①重复性的低强度有氧锻炼

低强度有氧运动对减脂确实有一定作用，但效果相对有限，且受多种因素影响。低强度有氧运动，如快走、慢跑等，主要通过增加热量消耗和促进脂肪氧化来实现减脂。运动时，脂肪供能比例可达50%以上，且运动后过量氧耗效应可持续12~48h，进一步促进脂肪燃烧。然而，由于运动强度较低，单位时间内的脂肪消耗总量有限，减脂效率通常低于中高强度的有氧运动或力量训练。相比高强度间歇训练（HIIT）或力量训练，低强度有氧运动单位时间脂肪消耗量较低，但因其可持续时间长，建议每次30~45min，每周3~5次，仍能有效促进脂肪燃烧。

②高强度间歇性运动

运动减脂所消耗的能量，不仅包括在运动时的能量消耗，还包括运动后的能量消耗。在高强度锻炼以后，因为身体本身新陈代谢的能力提高，则要通过脂肪供能继续消耗能量来平复身体，由此可见，一定强度的锻炼之后可以提高锻炼之后的能量耗值。

高强度间歇性运动处方（表5-3-1）分为准备部分10min、基本部分30min、结束部分5min，锻炼频率为每周3次，运动强度为基本部分练习后心率达到150～170次/min，持续8周。

表5-3-1 高强度间歇性运动处方

	运动处方	运动强度	运动负荷	运动频率	间歇时间	最低心率	最高心率
一	准备部分	30%～40%	10min			100	120
	热身跑						
	徒手操						
二	基本部分	90%	30min			150	180
	收腹举腿		20个	3组	30s		
	弓箭步跳		20个	3组	30s		
	卷腹		20个	3组	30s		
	立卧撑		20个	3组	30s		
	平板支撑		1min	3组	1min		
	俯卧撑		20个	3组	1min		
	跳绳		1min	3组	1min		
	弓步下蹲		20个	3组	30s		
三	结束部分		5min			100	120
	放松整理			1组			

（韩风萍）

4 如何运动能增肌?

人体的肌肉对机体代谢、免疫、疾病预防至关重要。研究显示，肌肉量每增加10%，髋部骨折风险下降34%，全因死亡率降低11%。普通人的肌肉力量大约在20～25岁出现峰值，之后肌肉量会随着年龄的增长而逐渐减少，肌力也会随之下降。运动增肌是通过系统训练实现肌肉对运动刺激的主动响应，通过科学的运动训练和营养供给可以实现增长肌肉力量的目标。

4.1 运动增肌原理

运动增肌的本质是机体对运动出现的肌纤维微损伤产生适应性反应，以肌蛋白合成而实现肌肉质量和体积的增加。

① 肌纤维损伤与修复

抗阻运动中肌肉需要承受日常负荷的力量，这将导致肌纤维出现微小的撕裂和损伤，引发炎症反应。肌卫星细胞是一种具有增殖能力的干细胞，在一般生理情况下处于静止状态，而在肌肉受到特定刺激受伤后，会启动修复机制，通过增殖、分化，与受损的肌纤维进行融合，对骨骼肌进行修复，实现肌纤维的增殖从而实现肌肉的生长。

② 蛋白质合成与分解平衡

肌球蛋白、肌动蛋白是与肌肉增长相关的蛋白质。运动对肌肉施加压力，触发细胞内的信号传导，导致激素分泌和蛋白质合成所需的氨基酸供应增加，使得肌球蛋白、肌动蛋白的合成速率增加。这些过程共同促进肌肉蛋白质的合成，使肌肉变得更强壮。

图5-4-1为肌肉的受损与修复。

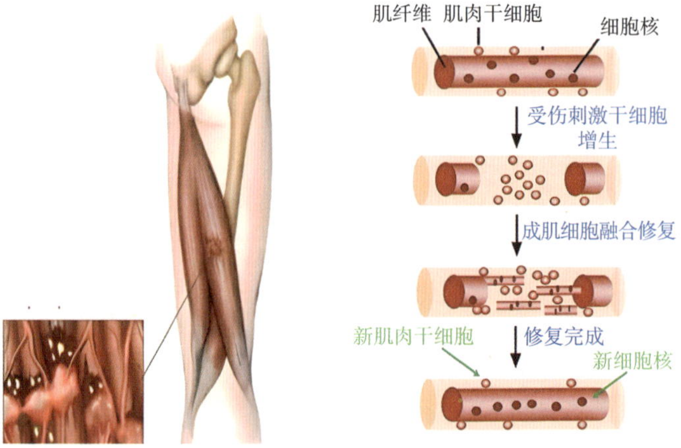

图5-4-1 肌肉的受损与修复

4.2 增肌策略

增肌的核心是通过机械张力刺激、代谢压力和肌肉损伤触发适应性生长，结合营养支持和充分恢复，实现肌肉量与力量的提升。

① 运动策略

体育锻炼对合成肌肉以及影响代谢具有较大的影响，要对肌肉产生刺激，需逐步增加负荷，提升抗阻重量或增加组数。逐步增加动作次数，缩短组间休息稳步提升总刺激量。提供肌肉的恢复期，腿部、背部等大肌群需72h恢复，手臂等小肌群需48h恢复。保证充足睡眠7～9h，深度睡眠期间生长激素分泌峰值达日间3倍。

② 运动与营养协同策略

肌肉生长的本质是蛋白质合成速率超过分解速率，运动与营养是保障增肌的双刃剑。抗阻训练会引发肌纤维分解，蛋白质的补充为肌肉修复、合成与抗分解提供原料。氨基酸重新组装成更粗壮的肌纤维，这一过程直接决定肌肉维度的增长。乳清蛋白是最好的蛋白质来源，恰当的摄入时机将进一步放大增肌效益（图5-4-2）。在训练后30min内补充20～40g乳清蛋白，牛奶是乳清蛋白的主要来源之一，其次是酸奶、鸡胸肉、鸡蛋、豆腐等。

4.3 增肌方案

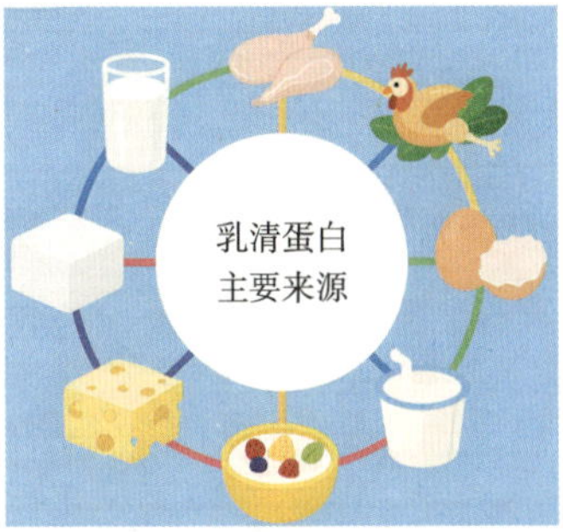

图 5-4-2 富含乳清蛋白的食物

① 适应阶段（2~4周）

力量训练采用深蹲、卧推、引体向上、平板支撑等，每个动作做3~4组，每组8~12个。运动频率3~4次/周，训练时间40~60min/次。每天训练1个大肌群和1~2个小肌群，以一周为期循环训练全身主要肌群。

② 重点训练阶段（8周）

运动频率4~5次/周，训练时间60min/次。有氧运动心率控制在最大心率的65%~75%，逐渐过渡到持续慢跑，每次时间控制在30min以内，提高心肺功能；增加每个部位训练动作数量、组数，加大肌肉刺激程度，提高重点肌肉部位训练效果。

③ 维持阶段

运动频率4次/周，训练时间60min/次左右。运动方式为慢跑、羽毛球、爬山、游泳、篮球等。运动强度方面，有氧运动心率控制在最大心率的70%左右。

④ 饮食方案

采用少量多餐的方式，早餐选择高蛋白、高碳水化合物的食物，如燕麦片搭配牛奶，再加上一把坚果，既丰富了营养，又提供了足够的能量。午餐是增肌的关键时刻，可以选择瘦肉，比如鸡胸肉或鱼肉，再搭配一份高纤维的蔬菜沙拉。下午加餐选择带有蛋白质的零食，比如酸奶、坚果或者一些高蛋白的能量棒，这样可以让肌肉保持饱满状态，避免在晚餐时暴饮暴食。晚餐控制碳水化合物的摄入，以蛋白质和蔬菜为主。鱼肉、蔬菜炒鸡蛋或者烤鸡胸肉都可以，搭配适量的米饭或者全麦面包，保持肌肉的供能。

（韩风萍）

5 运动量越大越好吗?

运动量也称运动负荷，是指人体在体育活动中所承受的生理、心理负荷量。它是由完成练习的数量、强度、密度、时间、动作准确性以及运动项目特点等因素决定。适宜的运动量才能有效促进健康，如果运动量过大，超过人体生理负荷的极限，不仅达不到增强体质的效果，还会对健康产生不良影响。可见，运动是一把双刃剑，体育锻炼效果的好坏直接取决于运动量。

5.1 运动量如何估算

评定运动效果是健身运动不可缺少的重要环节，运动一定时间后除了对机能的改善情况进行评估，还要评估运动负荷。

① 常用的客观评价方法

运动负荷常用的客观评价指标为心率，准确地测量运动时的心率，必须在运动结束后的5s内进行，最大心率=220–年龄。

② 主观评价方法

主观疲劳感觉量表（表5–5–1），量化个人在运动或体力活动期间感知到的疲劳程度的工具。评分系统范围0～10级。

表5–5–1 主观疲劳感觉量表

RPE 评分	主观感知	强度示例
0级	无疲劳，完全不费力	静止或极低强度活动
1级	非常非常轻	轻微活动（如缓慢行走）
2级	非常轻	轻松步行、低强度有氧

续表

RPE 评分	主观感知	强度示例
3 级	轻	匀速慢跑、低强度健身
4 级	稍费力	快走、中等强度有氧
5 级	费力	跑步、高强度有氧
6 级	较费力	快速跑步、高强度间歇
7 级	非常费力	接近极限的力量训练
8 级	极度费力	极限强度运动
9 级	非常非常费力	接近崩溃的极限状态
10 级	最大强度，无法持续	绝对极限，如举重

③ 日常活动评估方法

《中国人群身体活动指南》对成人每日的身体活动量，按每小时折算为分数，各项目相加为总分。例如：睡眠每小时折为0.85分，阅读、办公室工作、吃饭、看电视或坐车每小时折为1.5分，家务劳动5.0分，散步3.0分，快走4.0分，做操、跳舞3.0分，骑自行车4.0分，慢跑6.0分，快跑7.0分，游泳、滑冰8.0分，球类9.0分。一个正常人每日总分少于45分，为运动量不足；总分在45～60分之间，为适度；若大于60分，则为过大。每周应有3～4次达到适度运动量。

5.2 关于运动量的认识误区

① 认为“出汗多＝强度高”

运动的出汗量受环境湿度、个人体质影响，与强度无必然联系，因此运动强度应以心率和主观感受为准，而非出汗量。

② 忽视个体差异

同龄人能轻松完成6km/h跑步，但自己心率过高，重视个体差异，需根据自身静息心率和运动能力调整目标区间。

③ 过度依赖单一指标

仅凭心率可能忽略疲劳积累，如长期压力导致静息心率升高，造成基础心率较快。因此，在运动时应结合晨脉率、运动表现及心理状态等多维度评估。

5.3 运动量过大的负面影响

过度运动不仅无法带来额外的健康收益，反而可能引发一系列健康问题。

① 运动损伤风险增加

过度运动容易导致肌肉拉伤、关节磨损、韧带撕裂等运动损伤。例如，长时间高强度的跑步可能引发膝盖半月板损伤或髌骨软化症，频繁进行高强度力量训练可能导致肌肉拉伤或关节脱位慢性疼痛、关节炎等。

② 免疫系统功能下降

过度运动可能导致免疫系统功能暂时性下降，增加感染风险。研究表明，高强度运动后，免疫细胞数量和活性会暂时降低，使身体更容易受到病毒和细菌的侵袭。长期过度运动还可能引发慢性疲劳综合征，表现为持续疲劳、睡眠障碍、食欲不振等症状。

③ 内分泌系统紊乱

当进行过度运动时，身体会处于一种应激状态。这种持续的高强度应激会对内分泌系统产生多方面的影响，导致身体产生过多的应激激素。长期大量的皮质醇分泌会干扰其他激素的平衡，包括影响性腺轴、甲状腺轴等的正常功能，进而引发内分泌失调。过度运动还可能影响睡眠质量，而睡眠对于维持内分泌平衡至关重要，睡眠不足或紊乱也容易诱发内分泌失调。

④ 心血管系统负担加重

适量运动对心血管系统有益，但过度运动可能导致心脏负担加重，甚至引发心律失常、心肌损伤等问题。特别是对于有心血管疾病风险的人群，过度运动可能增加心脏病发作的风险。

（韩凤萍）

6 什么是中等强度的运动?

随着人们的健康意识不断提高，运动成为许多人追求健康的重要方式。其强度的把控非常重要，而强度不足又难以达到理想效果。中等强度运动是指在运动过程中，身体所承受的负荷和能量消耗处于适中水平的运动状态。

6.1 中等强度运动的标准

中等强度运动的标准可从多个维度科学界定，帮助人们准确把握运动强度，收获健康效益。

① 心率指标

心率监测数据是最常用的判断依据。运动的最大心率可通过公式“220-年龄”来估算，中等强度运动的心率通常为最大心率的60%～70%，此时身体处于有氧代谢为主的运动区间，既能够有效刺激身体机能提升，又不会因负荷过大而造成过度疲劳或损伤风险。例如，50岁的人最大心率约为170次/min，中等强度运动时心率应维持在102～119次/min。一般情况，可借助智能手环、运动手表等设备，对心率进行实时监测（图5-6-1）。

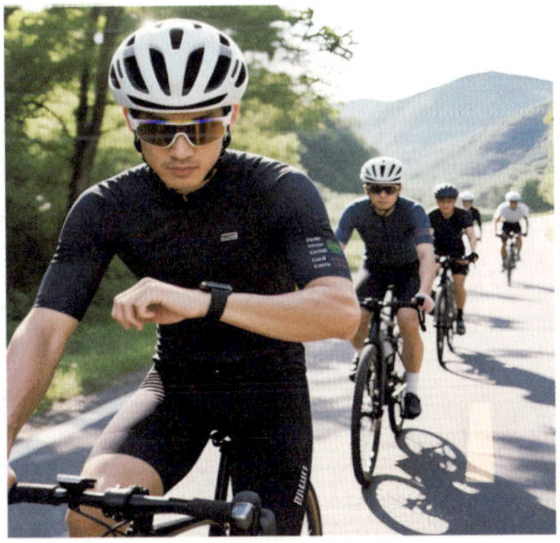

图5-6-1 心率监测

② 主观感受

运动时的主观感受也是一项重要的判断标准（图5-6-2）。运动时，呼吸明

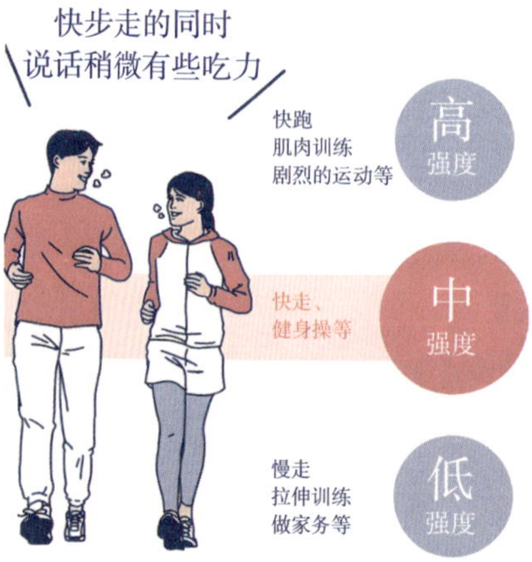

快步走的同时
说话稍微有些吃力
快跑
肌肉训练
剧烈的运动等
高
强度
快走、
健身操等
中
强度
慢走
拉伸训练
做家务等
低
强度

图 5-6-2　运动的主观感受测试

显加深加快，但没有到喘不过气的程度，能够进行连续的呼吸动作，但呼吸的深度和频率相较于安静状态有显著增加。此时仍能与人正常交谈，而无法唱歌，这便是中等强度运动状态。运动时可以通过简单的说话测试，比如运动时可以完整表述“今天天空很晴朗”，却难以连贯唱出一句歌词，就说明运动强度适中。假如出现了气喘吁吁，短句无法说出，表明运动强度过高了。

6.2　如何保持中等运动强度

首先要根据自己的身体状况和运动目标，制定一份合理的运动计划。计划应包括运动项目、运动时间、运动频率等内容。例如，每周进行 3 ~ 5 次中等强度运动，每次运动 30min 以上。刚开始进行中等强度运动时，不要过于追求运动强度和时间，应循序渐进地增加，注意倾听身体的声音，如果出现不适或疼痛，应立即停止运动。将运动融入日常生活中，养成定期运动的习惯。可以选择在早晨、傍晚或周末等时间段进行运动，确保运动不受工作和其他事务的干扰。以下将介绍几种日常运动的强度控制方法。

① 跑步

通过佩戴运动手环或心率带，实时监测心率，使其保持在最大心率的 60% ~ 75%。例如，30 岁的人最大心率约为 190 次 /min，那么跑步时心率应控制在 114 ~ 143 次 /min。关注跑步时的主观感受，不出现呼吸急促、胸闷、头晕等症状。

② 游泳

由于游泳时身体在水中，监测心率相对困难，可在游泳前后测量心率，结合游泳过程中的主观感受来判断强度。游泳时感觉身体微微发热，有一定的运动量，但不会过于疲劳。如果在游泳过程中感觉呼吸困难、动作变形，说明强度过大，可适当放慢游泳速度或增加休息时间。

3 骑自行车

骑行时腿部有明显的发力感，呼吸加快，但仍能保持平稳的节奏。如果感觉腿部肌肉酸痛难忍、呼吸急促，说明强度过高，可调整骑行挡位或降低速度。

4 力量训练

选择能完成8～12次的重量，即在该重量下，进行一组动作，做到第8次时感觉有一定难度，但还能继续完成到12次。每个动作进行2～3组，组间休息1～2min。这样的训练强度既能刺激肌肉生长，又不会导致过度疲劳。训练时注意控制动作的速度，每个动作保持2～3s的向心收缩和2～3s的离心收缩。

5 篮球

在比赛中，避免一直进行高强度的冲刺和对抗，适当进行一些慢跑、传球和防守动作，保持运动节奏的平衡。例如，在进攻时，不要每次都全力冲刺到篮板下，可以选择一些中距离的投篮或传球配合。

6 羽毛球

控制击球的力度和速度，避免一直进行大力扣杀和高远球，适当进行一些搓球、放网等小球技术，减少体力的消耗。例如，在比赛中，不要每次都全力扣杀，可以选择一些轻吊、劈杀等技术。

（韩凤萍）

7 运动监测看什么？

运动是保持健康、塑造身材的重要方式，但要想让运动效果最大化，同时避免运动损伤，就需要对运动过程中的各项指标进行监测。运动监测是科学健身的重要环节，通过实时掌握心率、运动强度等数据，全面、精准地获取身体和运动相关数据，能帮助我们合理规划训练、预防运动损伤、提升运动效果。

7.1 运动监测的内容

通过科学监测运动数据，我们能更好地了解自身运动状态，调整运动计划，实现更高效、安全的锻炼。

① 心率

心率是反映运动强度的重要指标。通过监测心率，我们可以及时调整运动强度，避免过度运动或运动不足。一般来说，最大心率可用公式“220–年龄”来估算。热身时心率应保持在最大心率的50%～60%，进行有氧运动时心率处于最大心率的60%～80%较为合适，而进行高强度间歇训练（HIIT）时，心率可能会达到最大心率的80%以上。

② 血压

对于一些有高血压等心血管疾病风险的人群，运动时监测血压尤为重要。运动可能会使血压升高，如果血压升高幅度过大或持续时间过长，可能会对心脏和血管造成损害。建议在运动前、运动中和运动后分别测量血压，了解血压的变化情况。如果运动中血压急剧升高，应立即停止运动，并咨询医生的建议。

③ 血氧饱和度

血氧饱和度反映了血液中氧气的含量。在运动过程中，身体对氧气的需求增加，如果血氧饱和度过低，可能会导致身体缺氧，出现头晕、乏力等症状。一般来说，正常人的血氧饱和度应在95%以上。通过佩戴血氧监测设备，可以实时了解血氧饱和度的变化，确保身体在运动过程中得到充足的氧气供应。

④ 运动表现监测

运动表现监测常借助智能设备与专业软件，将抽象运动成果转化为直观数据（图5–7–1）。配速是跑步、骑行等运动的重要指标，指的是每公里跑步或行走所花费的时间。可借助运动手表、跑步App实时计算每公里或每英里的耗时；智能手环、手表凭借加速度传感器，精准记录运动距离和步数，清晰呈现运动总量。卡路里消耗则通过整合心率、体重、运动时长等数据，经算法估算得出。此外，专业运动App可视化呈现运动轨迹，方便分析路线。

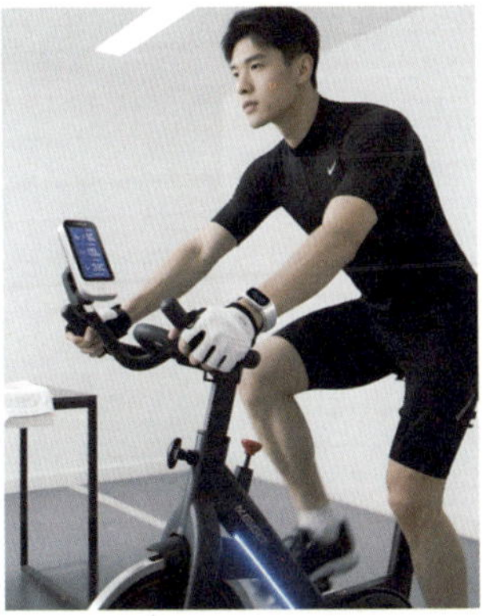

图5–7–1　运动监测内容

7.2　常用的监测方法

① 心率监测

通常选择手腕桡动脉或颈动脉。手腕桡动脉位于拇指侧手腕处，颈动脉位于喉结两侧。将食指和中指并拢，轻轻按压在测量部位，感受脉搏跳动。在15s内计数脉搏次数，然后将所得数值乘以4，即可得到每分钟心率。

② 血氧饱和度监测

部分运动手表和专业的血氧仪可进行监测。在运动前后或运动过程中，将设备佩戴在合适位置，例如手腕或手指，即可获取血氧饱和度数据。

③ 血压监测

运动前测量可了解基础血压水平；运动中若条件允许，可在休息间隙测量；运动后应在身体恢复平静后再测量，观察血压的变化情况。测量前准备，静坐休息5～10min，选安静环境，用合适袖带绑于上臂，与心脏齐平，电子血压计按启动键自动测量，在此期间勿动；水银柱式充气至搏动音消失再升20～30mmHg，缓慢放气听搏动音确定收缩压和舒张压，测2～3次取平均值。

7.3 异常情况处理

① 心率异常

如果在运动过程中心率突然升高或降低，且伴有头晕、心慌等不适症状，应立即停止运动，休息片刻后再次测量心率。若心率仍异常，应及时就医。

② 配速异常

配速突然变慢可能是体力不支或运动损伤的前兆。此时应降低运动强度，观察身体反应。若配速持续异常，应停止运动，检查身体是否有受伤或疲劳过度的情况。

（韩凤萍）

8 如何保证运动安全？

随着国家“体重管理年”战略的深入推进，全民参与体育运动的热情持续高涨。运动虽能强健体魄，但若忽视安全，可能适得其反。不科学的运动方式，如热身不足、动作变形、运动强度超负荷等，易引发肌肉拉伤、关节扭伤甚至骨折等急性损伤，还可能造成慢性劳损的隐患，影响长期健康。

8.1 运动风险

运动风险是指在运动过程中，因环境、设备等外部因素或个体内部因素的存在，导致运动时有发生意外伤害的可能性。因运动风险具有不确定性，只要参与运动，运动的风险致因也就存在，风险事件也就可能会发生，当风险事件发生后必然会影响运动安全和运动目标。

① 环境风险

由于场地湿滑、高温或低温、空气污染、照明不足等运动场景的不良因素，导致滑倒、引发呼吸道不适、肢体伤害等情况。

② 技术风险

由于动作不规范、运动强度超负荷或缺乏专业指导，造成关节损伤，盲目追求大重量训练引发肌肉拉伤、韧带断裂等情况。

③ 生理风险

由于疲劳、疾病、体能不足或存在脊柱侧弯等身体结构异常情况，引发运动后头晕头痛，低血糖、心脏疾病，甚至发生猝死。

④ 装备风险

运动护具的缺失、服装不合适、器械故障等情况，常常提升了运动损伤风险。例如，因未戴头盔带来头部受伤风险，鞋码不恰当造成磨脚甚至引发足底筋膜炎等。

8.2 常见损伤部位及原因

运动风险因素可以来自多方面，如场地不平、技术动作错误、身体疲劳、热身不足或装备不合适等，若忽视风险管控，风险因素叠加可能突破身体承受阈值，导致运动损伤，造成扭伤、拉伤、骨折等事件。表5-8-1为常见的损失部位及原因。

表5-8-1 常见的损失部位及原因

部位	典型损伤	常见原因
膝关节	前交叉韧带撕裂、半月板损伤	篮球、足球等运动中急停、变向；跑步姿势不当或体重过大增加关节压力
踝关节	韧带扭伤	跑步、登山时踩空或地面不平；运动鞋不合脚或缺乏支撑
肩部	肩袖损伤、肩峰撞击综合征	游泳、羽毛球等需要反复抬臂的运动；长期伏案工作导致肩部肌肉失衡
腰部	腰肌劳损、腰椎间盘突出	举重、体操等需要腰部发力的运动；久坐或弯腰搬重物导致腰部负担过重
跟腱	跟腱炎、跟腱断裂	跑步、篮球等运动中突然加速或跳跃；未充分热身导致跟腱弹性不足

8.3 保证运动安全的策略

❶ 做好热身与拉伸

运动前花5～10min动态热身，可以做高抬腿、开合跳使身体预热，激活肌肉关节（图5-8-1）；在运动后一定及时静态拉伸，可以通过压腿、扩胸、体侧拉伸做适度放松，缓解肌肉紧张，降低受伤风险。

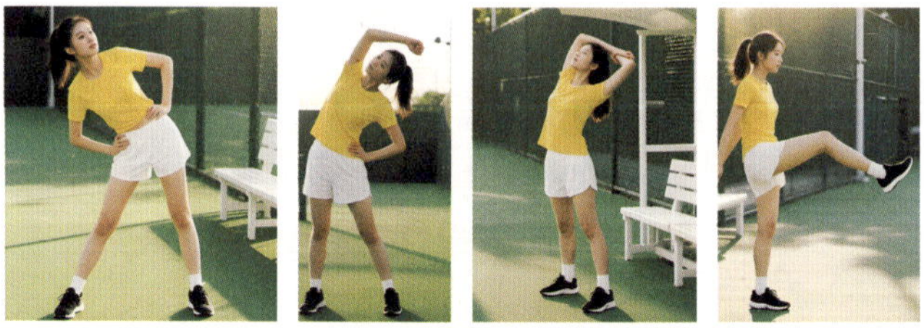

图5-8-1 运动前热身与拉伸

❷ 选择合适装备

根据运动类型穿专业鞋服，如跑步要穿缓震跑鞋，篮球运动要戴护踝，避免因装备不当导致关节磨损。

❸ 控制运动强度

运动强度从低级开始，循序渐进，可通过运动时说话来进行测试，如果运动时能正常说话但无法唱歌，说明强度适中。

❹ 注意环境与场地

避开湿滑、光线差的场地，户外运动避开高温或极端天气，室内保持通风。

❺ 倾听身体信号

若出现疼痛、头晕、呼吸急促等不适，立即停止运动，必要时就医。科学防护，才能让运动成为健康助力而非负担。

（韩风萍）

9 如何保持终身运动？

运动是生命活力的源泉，保持运动习惯不仅能增强体质、延缓衰老，还能改善心理健康，提升生活质量。终身运动就是人们终身参与体育活动，把锻炼作为自己生活重要组成部分的观念和意识。科学研究证实，坚持终身运动的人群，平均寿命延长8～10年，心血管疾病风险降低42%，阿尔茨海默病发病率减少35%。

因此，参加体育锻炼不仅是学生在校期间的一项课程任务，更应助力养成终身参与体育活动的理念和习惯。

9.1 为什么要进行终身运动

① 维持肌肉力量与质量

随着年龄增长，肌肉会自然流失。终身运动能持续刺激肌肉生长，增强肌肉力量，提高身体的稳定性和平衡能力，降低因肌肉力量不足导致的跌倒、骨折风险。同时，通过运动可提高机体基础代谢率，减少肥胖的发生。

② 改善心肺功能

长期坚持有氧运动，如跑步、健走、游泳、骑单车等，能增强心脏的泵血能力，提高肺部的通气和换气功能，使身体各器官获得更充足的氧气供应，提升身体的耐力和活力。

③ 提升机体免疫力

适度的运动能够增强免疫系统的功能，使身体有能力抵抗各种疾病和感染，减少生病的机会，提高身体的整体健康水平。

④ 缓解压力和焦虑

运动过程中，身体会分泌内啡肽和多巴胺等神经递质，这些物质被称为快乐激素，能够帮助缓解压力、减轻焦虑和抑郁情绪，使人感到放松和愉悦。

⑤ 改善睡眠质量

规律的运动可以调节身体的生物钟，促进深度睡眠，让人更容易入睡，睡眠质量提高，有利于保持精力充沛。

⑥ 培养自律的习惯

终身运动需要长期的坚持和自律，通过克服困难和挑战，逐渐养成自律的生活习惯，这种自律不仅体现在运动上，还会延伸到生活的其他方面，如工作、学习等，有助于实现个人的全面发展。

9.2 终身运动“321法则”

终身运动作为贯穿生命全程的健康投资，不是某个阶段的突击训练，而是将运动融入生活方式的持续实践。终身运动的“321法则”是一套简单易行的运动准则。

①“3”指的是每周至少进行3次运动

人体的肌肉、骨骼和心肺功能需要规律性刺激才能得到有效锻炼和提升。若运动间隔时间过长，身体刚刚建立的适应性改变会逐渐消退，难以达到理想的锻炼效果。无论是跑步、瑜伽，还是骑行，保持每周3次的频率，能让身体持续处于良性的运动适应状态，增强免疫力、提升代谢水平。

②“2”代表每次运动至少持续20min

从运动生理学角度来看，人体在开始运动后5～10min，身体逐渐从安静状态过渡到运动状态，心率和呼吸频率提升，脂肪代谢开始启动。当运动时间达到20min以上，身体进入稳定的有氧代谢阶段，此时运动对心肺功能的锻炼效果最佳。20min只是基础门槛，随着身体适应能力增强，可适当延长运动时间。

③“1”意味着每次运动应包含至少1种以上的运动形式

不同的运动项目对身体各部位的锻炼侧重不同，例如跑步主要锻炼下肢和心肺功能；力量训练可增加肌肉量、提高基础代谢率；游泳则是全身性的锻炼，对关节压力小。将多种运动形式相结合，既能全面发展身体素质，又能避免因单一运动导致局部肌肉疲劳或损伤，同时还能增添运动的趣味性，降低因枯燥而放弃运动的可能性。

9.3 促进终身运动的实用技巧

终身运动包含多种运动类型，我们需要根据自身情况制定合理的运动计划，并遵循科学的运动方法和注意事项（表5-9-1）。

表5-9-1 促进终身运动的具体技巧

维度	具体技巧	作用与效果
身体层面	运动前5～10min动态热身，运动后静态拉伸，减少运动损伤	减少运动损伤风险，帮助肌肉恢复，避免因伤中断运动
心理层面	将大目标拆解为小目标，细化到每周计划，完成小目标后自我奖励，加入运动社群，互相鼓励	提升运动动力，直观感受进步，缓解运动倦怠和孤独感
环境层面	瑜伽垫、跳绳等运动设备放在便于取放的位置；利用通勤时间步行或爬楼梯，选择低成本运动方式，如跑步、骑行等	营造便利运动条件，克服天气、经济等障碍，让运动融入日常生活

（韩凤萍）

10 哪些运动可以从硬到柔？

身体僵硬通常是由多种因素共同作用导致的，不良的生活方式，例如长期久坐不动或缺乏运动会使肌肉长期处于缩短状态，导致筋膜弹性下降和关节活动范围受限，类似橡皮筋长时间拉伸后失去弹性。另外，随着年龄增长，肌肉纤维数量减少、筋膜弹性下降及关节润滑液分泌减少，导致柔韧性自然衰退，这一现象在缺乏运动的人群中尤为明显。因此，身体僵硬需通过综合评估生活习惯，制定针对性的改善方案。

10.1 瑜伽

瑜伽是一门有关生命和自然的学科，是几千年的钻研归纳而成的一种锻炼身体、休闲娱乐的养身健身的体系。瑜伽练习可以使身体各方面的机能得到调理和改善，是一类以提升身体柔韧性、关节活动范围和肌肉弹性为核心目标的运动形式。它通过静态或动态的拉伸、放松和协调性训练，帮助改善身体姿态、减少运动损伤风险，并增强身体的整体功能。

10.2 柔性运动体式

由于每个人的身体状况不同，因此每个人对瑜伽体式练习的反应也不同。练习间隔的时间长短取决于是否为初学者、大脑与身体联系的能力、疲劳程度、身体损伤以及年龄等（图5-10-1）。

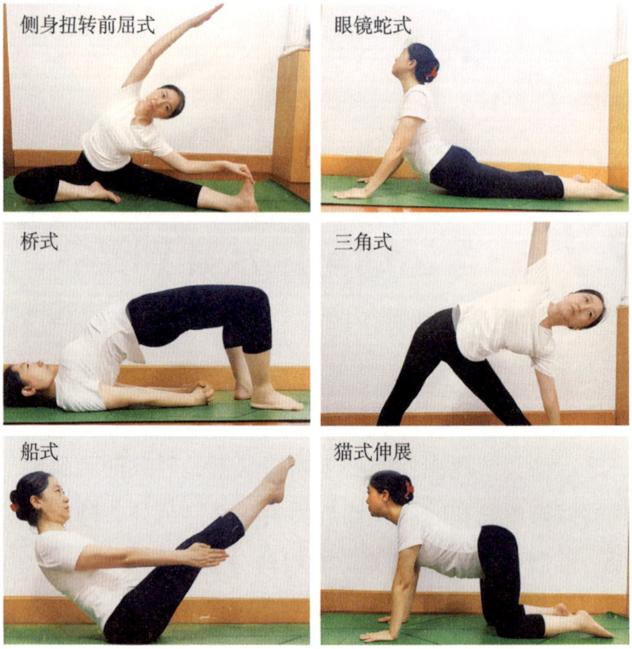

图 5-10-1 柔性运动部分体式

❶ 猫式伸展

是最优雅的瑜伽体式之一，它模仿了猫咪伸懒腰的姿态。首先双膝跪在地上，两膝打开与臀部同一宽度，小腿及脚背紧贴在地上，脚板朝天。双手手掌按在地上，置于肩膀下面正中位置，手臂应垂直，与地面呈直角，同时与肩膊同宽，指尖指向前方。通过这样的一个姿势伸展全身，舒展脊椎和肩膀，缓解腰背疲劳和酸痛。让肌肉变得柔软，缓解压力，让身体迅速恢复活力。

❷ 侧身扭转前屈式

侧身扭转前屈式可有效拉伸双腿内侧的韧带，还可以伸展下背部，舒展腰部以及胸腔肋骨的肌肉组织。直接坐在地上，将双腿向前伸直，弯曲右膝，脚跟紧紧贴合于右大腿的内侧，将左腿朝着左边打开，右侧上肢往左侧下压，左手可以从身体前侧抓住左脚腕，右手朝着右边耳朵方向伸展，逐渐抓到左脚尖，右膝可以尽量地贴合于地面，感受来自于侧腰和腿部的拉伸。

❸ 眼镜蛇式

眼镜蛇式可以预防脊柱肌肉僵硬，灵活背部活动度。体式要求：俯卧准备，双腿分开伸直，双手放肩膀两侧，掌心贴地，手推地，抬头提胸腔向上，双肩后展，肩胛骨往中间收，下背部延展，保持5～8次呼吸。

④ 桥式

仰卧，双脚打开与髋同宽，屈双膝靠近臀部，小腿与地面垂直，抬起髋部向上，胸腔向上抬起，双手体后十指交扣，肩膀压向地面，脖颈放松，保持5～8次呼吸。

⑤ 三角式

两腿打开约一条腿长的距离，右脚向外旋转90度，左脚内扣30度，双脚脚跟在同一条直线上。吸气时，双臂侧平举，与地面平行，掌心向下，延展身体两侧，感受身体的拉伸与舒展。呼气时，以髋关节为折点，身体向右侧弯曲，右手沿着右腿外侧下滑，直至右手触碰右脚踝。左臂向上伸直，指尖指向天空，与右臂呈一条直线，头部向上转动，眼睛看向左手大拇指方向。保持双肩下沉且在同一平面，避免耸肩或前后倾斜，脊柱充分伸展，使身体形成一个伸展的三角形。另一边以同样的方式重复动作。

⑥ 船式

坐在垫子上，腰部挺直，两腿并拢，膝盖弯曲，脚掌平放地面，双手放于身侧。双腿抬高至小腿与地面平行，伸直膝盖，脚背绷直，身体稍稍向后倾，使上半身和双腿从侧面看呈“V”字形。伸直手臂抬高与地面平行，掌心相对。收紧腹部核心肌群，利用腹部力量稳定身体，避免腰部过度用力而造成损伤。同时，将尾骨微微内收，使骨盆保持中正，确保身体重心稳定。

（韩风萍）

11 哪些运动能增肌？

肌肉是人体的重要组成部分，人体的各项运动是通过肌肉收缩和舒张产生的，多部位的肌肉协同可实现复杂多样的运动，帮助我们保持站立、行走、坐姿、运动以及精细活动等。肌肉包裹在骨骼和内脏器官周围，能够缓冲外界的冲击力，起到保护内脏的作用。同时，肌肉组织还是人体重要的产热器官之一，参与维持身体的正常体温，在人体的生理功能和日常活动中发挥着至关重要的作用。

11.1 为什么要增肌

年龄增长、运动缺乏、营养素不足以及疾病等因素，容易导致肌肉流失，肌肉储存量降低对身体健康和生活质量带来许多不良影响。

① 导致身体机能下降

肌肉储存减少直接导致肢体力量减弱，日常活动如爬楼梯、提重物等变得困难，严重时可能丧失日常生活能力。

② 骨折风险增加

肌肉通过肌腱附着在骨骼上，不仅能使人体产生运动，还能帮助维持身体的姿势。肌肉包裹在关节周围，为关节提供支持和保护。肌肉流失会使关节周围的肌肉力量减弱，关节的稳定性降低，身体平衡能力和灵活性降低，特别是下肢肌肉减少，导致跌倒及骨折的风险增加。

③ 代谢异常

肌肉是葡萄糖代谢的主要场所，胰岛素需作用于骨骼肌细胞，细胞才能摄取、利用葡萄糖，从而降低血糖。肌肉减少会降低胰岛素敏感性，增加患糖尿病的风险。

11.2 哪些运动能增肌

① 抗阻运动

抗阻运动有助于增进骨骼肌的质量和力量，不同强度、频率以及时间的抗阻运动对肌肉质量、形态以及力量均有提高和改善的作用（表5-11-1）。

表5-11-1 增肌作用的抗阻运动

运动方式	锻炼肌肉	运动方法
保加利亚分腿蹲	股四头肌、腘绳肌、臀大肌、下背部	单腿站立，后侧脚脚背轻放于长凳或固定支撑物上，前侧腿屈膝下蹲至大腿与地面平行（膝盖不超过脚尖），再通过前侧腿发力蹬地还原站立，左右腿交替进行
引体向上	背阔肌、三角肌后束、肱二头肌	双手握杠（正握、反握或对握），身体悬空，通过背阔肌和手臂发力将身体向上拉起至下巴超过横杠，再控制下放至起始位置
俯卧撑	胸大肌、三角肌前束、肱三头肌、核心肌群	双手撑地与肩同宽（或略宽），双脚并拢后蹬，身体呈一条直线，屈肘使身体下降至胸部接近地面，再推起至手臂伸直
卧推	胸大肌、三角肌前束、肱三头肌	仰卧于长凳上，双手握杠略宽于肩，屈肘下放杠铃至胸部上方，再发力将杠铃推起至手臂伸直
哑铃弯举	肱二头肌	站立或坐姿，双手各握哑铃自然下垂，掌心向前，以肘部为支点，收缩肱二头肌将哑铃弯举至肩部下方，再控制还原
腿屈伸	股四头肌	坐姿于腿屈伸训练器上，双脚勾住阻力杆，以膝盖为轴，收缩股四头肌将小腿向前上方伸直，再缓慢控制还原

② 有氧运动

有氧运动指的是在整个运动过程中，人体在氧气充分供应的情况下，吸入的氧气量与需要的氧气量相等。有氧运动作为增肌的辅助方式，通过持续的有氧运动，可使心肺系统得到锻炼，从而提高心肺耐力，促进血液循环。常见的有氧运动包括快走、慢跑、蹬车、登山和爬楼梯（图5-11-1）。

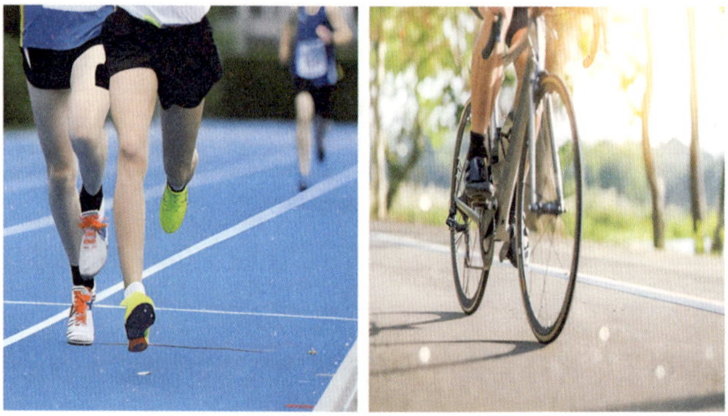

图 5-11-1 有氧运动

3 柔性运动

瑜伽可增强柔韧性和协调性，通过呼吸和体位拉伸，增强肌肉柔韧性和协调性，适合作为增肌训练的补充。

（韩凤萍）

12 哪些运动适合减脂？

脂肪是人体的重要组成部分，具有提供能量，维持体温、保护脏器以及参与激素合成等多项生理功能。脂肪在体内过度积累或积累分布不均匀，会导致体重指数增加，显著改变个体外在体态，同时还对内部生理机能产生不良影响，扰乱体内糖、脂、蛋白质代谢平衡，引发胰岛素抵抗、血脂异常，增加慢性疾病风险，加重关节负担。随着人们健康意识的提升，运动的减脂作用被越来越多的人认可。一般来说，只要是全身性、持续性的有氧运动，高强度间歇训练、球类训练以及瑜伽均有减脂效果。

12.1 简单易行的减脂运动

① 健走

健走简单易行，属于有氧运动，能持续消耗热量。健走时身体会先利用糖原供能，30min后脂肪消耗比例渐增，坚持下去就能有效燃脂。建议每周走3～5次，每次30～60min，保持每分钟100～120步的速度。

② 骑单车

骑单车是一项全身性的有氧运动，能提升心肺功能，让身体代谢更高效。在骑行过程中，全身多处肌群协同发力，下肢的股四头肌、臀大肌等不断收缩舒张，消耗大量能量，加速脂肪燃烧。建议每周骑行3～5次，每次30min以上。骑行速度可根据自身情况调整，保持一定强度，让心率维持在燃脂区间。

③ 游泳

游泳是全身性有氧运动，游泳时身体各部位都参与运动，消耗大量热量，一般30min可消耗250～350kcal热量。为达到减脂效果，建议每周游泳3～5次，每次45～60min。同时，要配合合理饮食，增加协同减脂效应。

④ 爬山

爬山需克服身体重力不断向上，全身肌肉尤其是腿部、臀部肌肉持续发力，消耗大量热量，还能提升心肺功能，增强身体耐力。爬山1h能消耗400～600kcal热量，相当于慢跑1h。

⑤ 有氧操

有氧操是一种高效的减脂方式，融合舞蹈、健身动作，节奏感强，长期坚持不仅能减脂塑形，还能提升心肺功能，增强身体协调性。做有氧操时，全身肌肉协同发力，持续消耗热量，加速脂肪燃烧。通常跳30min有氧操，可消耗200～400kcal热量。建议每周跳3～5次，每次30～60min。

⑥ 波比跳组合训练

波比跳组合训练减脂作用显著。波比跳是全身性运动，结合深蹲、俯卧撑、跳跃等动作，能快速提升心率，让身体进入高效燃脂状态，运动后身体仍能保持较高代谢水平，实现“后燃效应”，即运动结束后继续消耗热量。建议每次进行20～30min的波比跳组合训练，每周3～4次，能有效消耗热量，减少脂肪堆积。

⑦ 球类运动

篮球、足球、羽毛球等各类球类运动，需不断奔跑、跳跃、急停变向，全身肌肉参与其中，能有效促进脂肪燃烧。球类运动趣味性高，每周进行3～5次，每次1～2h，不仅能减脂，还能提升心肺功能、增强反应能力。

⑧ 瑜伽

瑜伽虽不像高强度运动那样快速消耗热量，但也能助力减脂。一方面，部分瑜伽体式，如战士系列、三角式等，能锻炼到全身多处肌肉，增强肌肉力量。另一方面，瑜伽强调呼吸与动作配合，能调节内分泌系统，改善身体的代谢功能。建议每周练习3～5次，每次60～90min。坚持练习，不仅能逐渐减脂，还能塑造优美体态，提升身体柔韧性与平衡感。图5-12-1为简单易行的减脂运动图示。

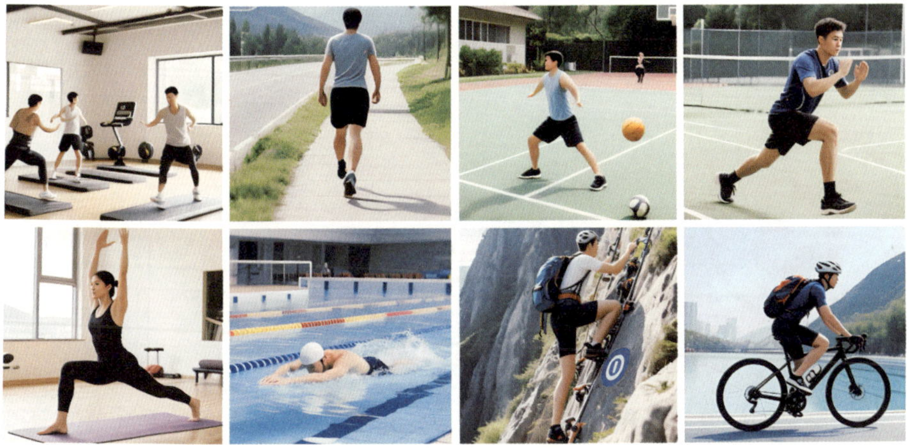

图 5-12-1 简单易行的减脂运动

12.2 运动减脂的注意事项

① 运动前要热身

运动减脂要循序渐进，不能急于求成。在运动之前要先做一些热身动作，如压腿、踮脚尖、弓步等动作，调整状态减少运动损伤。

② 运动量要适度

在运动减脂过程中，很多人觉得运动量越大，减脂效果就越好，其实当运动量超出身体承受范围，身体会过度疲劳，导致免疫力下降，增加患病风险。而且，过度运动还可能引发肌肉拉伤、关节损伤等运动损伤，影响后续运动计划。

③ 养成良好的呼吸习惯

运动时尽量用鼻子吸气、嘴巴呼气，鼻子可过滤、加温空气，减少对呼吸道的刺激。养成良好的呼吸习惯，让运动更高效、更安全。

④ 注意补充水分

运动中会大量出汗，水分和电解质流失，因此补充水分十分关键。运动前1～2h，可饮用300～500mL水，让身体提前储备水分。运动中，建议小口慢饮，避免一次性大量饮水加重肠胃负担。此外，还可适量补充含电解质的饮料，帮助维持体内电解质平衡。

（韩风萍）

13 哪些运动适合调节大脑？

大脑是人体最为复杂且重要的器官，主导着生命活动的每一个环节，承担着生理调节、认知塑造、情绪管理等多方面的关键作用。随着年龄增长，脑部功能也跟身体其他器官一样，不可避免地出现一定程度的衰老，主要表现为记忆力下降、反应迟缓、认知能力下降、精神状态、性格的变化等问题，而长期进行大脑运动，能够有效延缓大脑衰老的进程。

13.1 大脑的可塑性

大脑是由数以亿计的神经元组成，时刻都在进行着高强度的活动，包括思考、记忆、感知、控制身体运动等。大脑及其功能会受到多种因素的影响，例如压力、环境、体育运动、衰老等，体现了大脑的可塑性特征。既往研究显示，大脑的黄金可塑期只是在儿童时期，在青春期完全发育成熟后，脑细胞就不再生长，神经元只会损耗。其实大脑是一种有适应能力的器官，近30年的脑科学研究逐步发现大脑终身具有可塑性，成年大脑实际上可以产生新的神经元，通过参与学习新技能、记忆训练等大脑运动，可以刺激神经元生长、强化神经连接，进而提升记忆力、注意力和思维灵活性。

13.2 运动促进大脑健康的机制

体育运动不仅可以促进骨骼、肌肉生长，增强心肺功能，改善身体机能，还是促进大脑健康的有效途径。运动对大脑健康的促进作用涉及多维度的生理机制，从神经细胞生长到整体代谢调节（图5-13-1）。

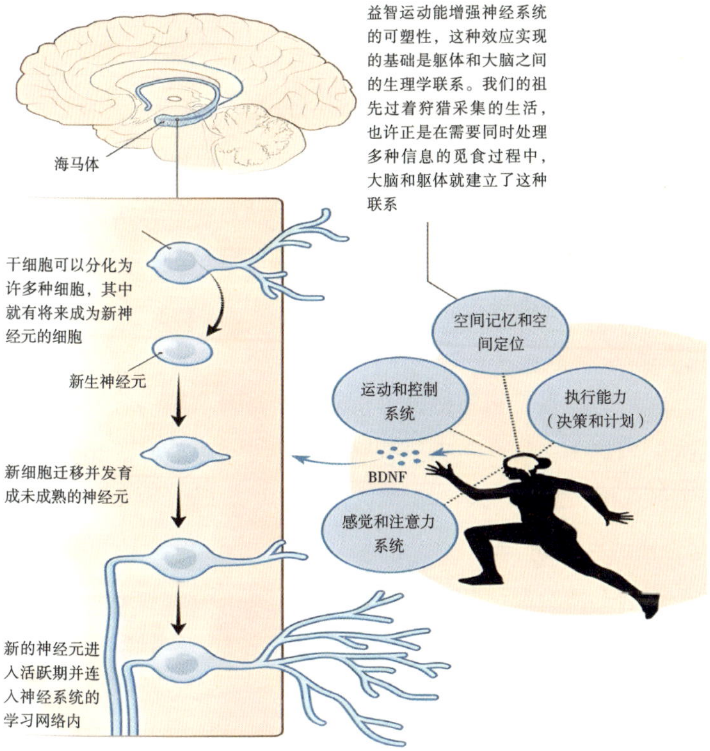

图 5-13-1　运动促进大脑健康的机制

❶ 激活神经的可塑性

有氧运动可显著促进海马体记忆与学习的关键脑区的神经干细胞增殖与分化，显著提高大脑中多种神经营养因子水平，脑源性神经营养因子（BDNF）、胰岛素样生长因子1（IGF-1）和血管内皮生长因子（VEGF），这些因子滋养神经元，促进其生长、分化和存活，增强神经元的可塑性，促进突触的形成和强化。

❷ 增强脑血流量

规律的有氧运动可以提高海马体和皮质等关键脑区的血流量，改善脑血管功能，降低脑卒中等脑血管疾病的风险。

❸ 抑制慢性炎症反应

通过运动，可以使血液与脑脊液中的炎症因子降低15%~30%，保护大脑免受炎症介导的损伤，维持神经元的正常功能和脑血管的健康。

❹ 间接赋能全身健康

大脑运动还能显著改善情绪，如冥想、瑜伽等活动能降低压力水平、缓解焦虑，提升情绪稳定性，增强自我认知与情绪调节能力。

13.3 适合大脑运动的方法

大脑是一种有适应能力的器官，就像可以通过举杠铃来锻炼肌肉一样，输入大量信息也可以塑造我们的大脑。适合大脑的运动种类丰富多样，都能在不同程度上促进大脑的健康与功能提升。

① 有氧运动

跑步、游泳、骑自行车和跳舞等，能显著提升心率与呼吸频率，促进血液循环，为大脑输送更多氧气与养分，刺激脑源性神经营养因子分泌，助力神经元生长与突触连接，进而增强记忆、注意力和认知功能。

② 复杂协调性运动

乒乓球、羽毛球、网球和体操等，要求大脑同时处理多个信息源，协调身体各部位动作，有助于增强神经连接与认知灵活性，提升反应速度、决策能力和空间感知。

③ 传统养生运动

太极拳、八段锦和瑜伽，则注重身心合一，通过调节呼吸与动作平衡身体能量，提升专注力、自我觉察能力，缓解压力，改善睡眠，对大脑健康大有裨益。

④ 记忆挑战游戏

可尝试记忆一串随机数字或单词，逐步增加长度；在房间中放置物品，闭上眼睛回忆位置；将信息与熟悉的空间关联，帮助长期记忆。做一些具有逻辑推理作用的游戏，包括数独、填字游戏等。还可每天做几道数学题，从简单到复杂。

⑤ 注意力训练

通过冥想或正念练习，专注于呼吸或单一对象，提升专注力。双任务挑战，同时进行两项简单任务，如听音乐时做数学题，逐渐增加难度。

从短期看，一次运动即可通过提升脑血流、释放神经营养因子，快速改善认知灵活性；从长期看，持续运动通过神经发生、突触强化、代谢优化等多重机制，延缓脑衰老并降低神经退行性疾病风险。

（韩凤萍）

14 如何利用休息间隙进行基础运动？

长时间坐在电脑前或办公桌旁，可能是许多现代人无法避免的日常状态。随之而来的肩颈僵硬、腰背酸痛，很大程度上源于久坐导致的血液循环减缓、肌肉持续紧张和代谢活力下降。而改善这种状态，并不一定要进行高强度训练，关键在于打破持续的静态，让身体动起来。

14.1 休息间隙基础运动的重要性

休息间隙的基础运动能快速打断持续的静坐状态，通过简单的活动促进血液重新顺畅流动，为紧绷的肌肉带来舒展的机会，及时缓解疲劳感，改善当下的精神状态。

更重要的是，这种微小易行的间隙运动，是培养运动习惯极佳的切入点。对于平时较少活动或觉得开始运动困难的人来说，它几乎没有心理负担。它的目标不是追求显著的减脂效果或肌肉增长，核心在于让关节得到润滑，肌肉恢复弹性；在于打破静止的惯性，激活生理机能；更在于即时舒缓不适，提振精神。关键是让动起来成为习惯，这远比每次运动的时长或强度更为重要。

14.2 休息间隙基础运动的方法

对抗久坐带来的负面影响，并不一定需要复杂计划或苛刻条件。利用工作间隙的短短几分钟，就能进行有效干预。我们可以根据不同的姿态和需求，将基础运动大致归为三类。

① 坐姿舒展类

颈部活动：缓慢地做颈部环绕，或者用头部轻轻写“米”字，这有助于缓解长时间低头或盯屏幕带来的颈椎压力。注意动作要缓慢、幅度控制在舒适范围内（图5–14–1）。

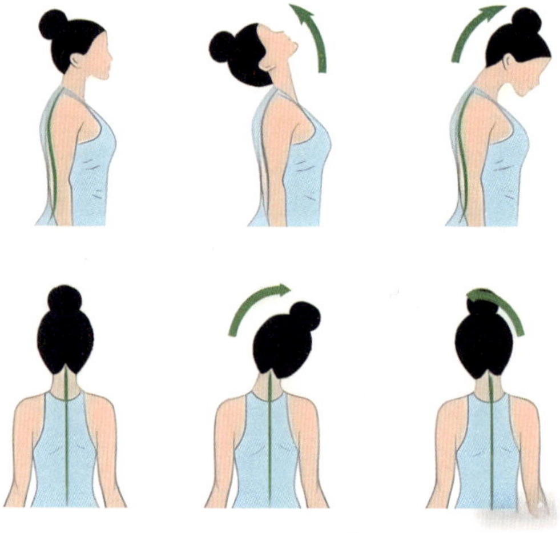

图5–14–1 颈部活动示意图

脊柱扭转：保持坐姿，双脚平放地面，吸气时伸展脊柱，呼气时轻柔地向一侧扭转躯干，目光看向肩膀后方，感受腰背的放松，左右交替进行（图5–14–2）。

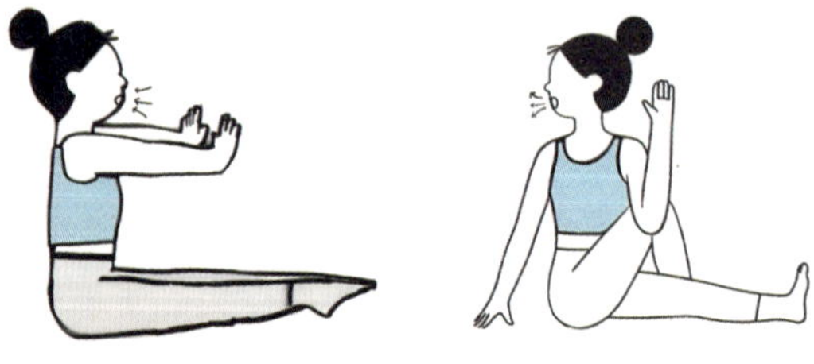

图5–14–2 脊柱扭转示意图

下肢活动：可以尝试坐姿抬腿，伸直或屈膝均可，或者更简单的勾脚尖和绷脚尖，这能有效活动踝关节和小腿肌肉，促进下肢血液循环，预防久坐后的轻微水肿（图5–14–3）。

肩胸打开：进行坐姿扩胸，双手在身后交握，轻轻向后向下牵拉。或肩部环绕，肩膀向前、向上、向后、向下画圈，有助于打开因伏案工作而内收的胸腔，对抗圆肩驼背（图5–14–4）。

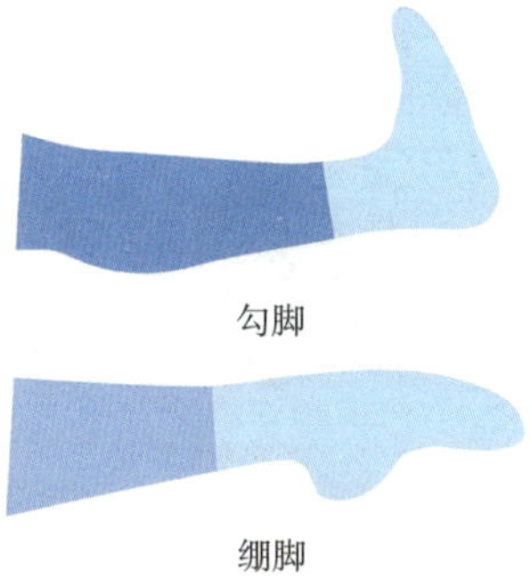

图 5-14-3　脚尖活动示意图

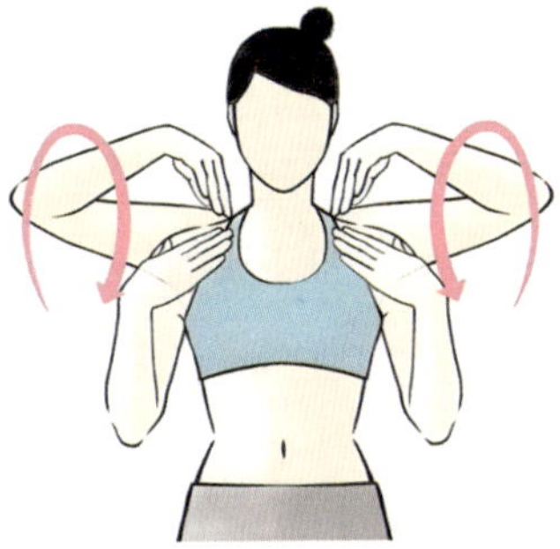

图 5-14-4　肩绕环示意图

② 站姿激活类

体态调整：简单的靠墙站立就是一种有效的体态练习，后脑勺、肩胛骨、臀部、小腿肚、脚跟尽量贴墙，能自然激活核心肌群，提醒身体回归良好姿势。

轻度心肺刺激：原地踏步或进行轻微版的高抬腿，能温和地提升心率，促进全身血液流动（图 5-14-5）。

小腿锻炼：双脚与肩同宽站立，缓慢地将脚跟抬离地面，再缓缓放下，重复进行。这个动作能锻炼小腿肌肉，增强下肢泵血能力，促进静脉血液回流（图 5-14-6）。

臀腿活动：双手扶住稳固的椅背或桌面，进行简易的深蹲，臀部向后向下坐，膝盖不超过脚尖太多。动作幅度根据自身柔韧性和力量调整，重点感受臀腿肌肉的轻微发力（图 5-14-7）。

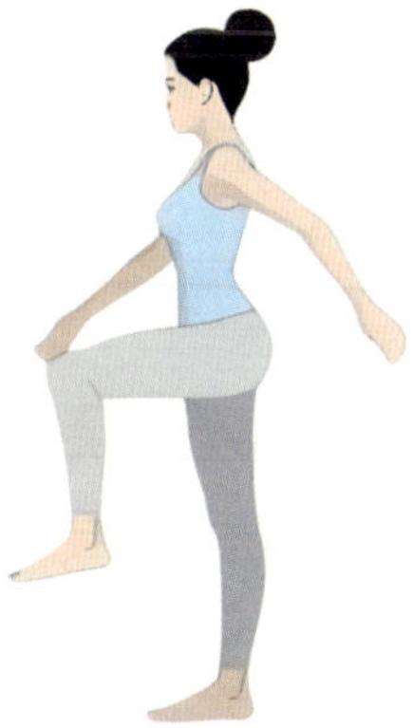

图 5-14-5　原地高抬腿示意图

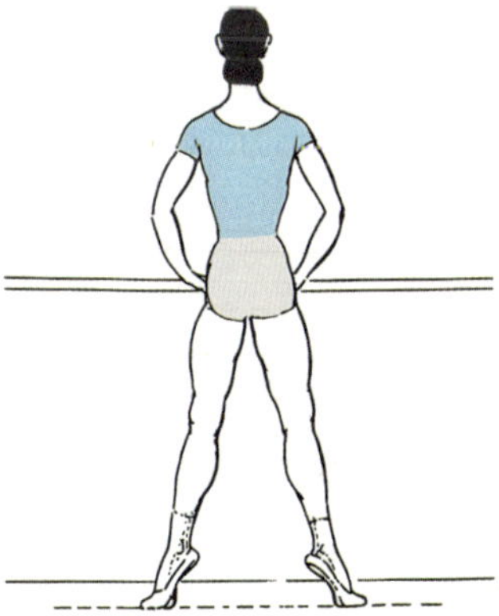

图 5-14-6　小腿锻炼示意图

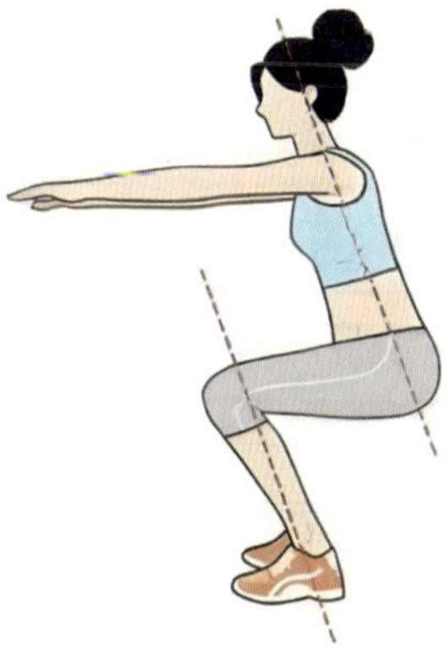

图 5-14-7　臀腿活动示意图

③ 轻量拉伸类

手臂后侧拉伸：将一侧手臂伸直举过头顶，屈肘，用另一侧手轻轻按压肘部向后向下，感受上臂后侧肱三头肌的拉伸，有助于缓解“鼠标手”或长时间打字造成的手臂疲劳，左右交替进行（图5-14-8）。

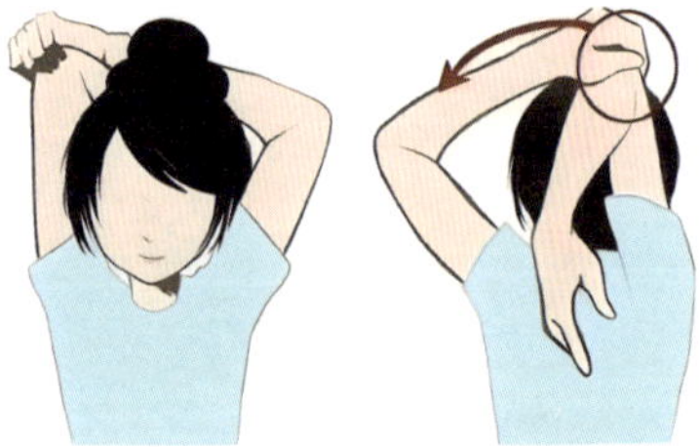
图5-14-8　手臂拉伸示意图

大腿前侧拉伸：取站立位，一侧手扶墙或椅背保持平衡，另一侧手抓住同侧脚踝，轻轻将脚跟拉向臀部，感受大腿前侧肌肉的伸展。注意保持身体直立，骨盆不要过度前倾（图5-14-9）。

小腿后侧拉伸：面对墙壁站立，双手扶墙，一条腿向后伸直，脚跟踩实地面，身体前倾，感受后伸腿时小腿后侧的牵拉感，左右交替进行（图5-14-10）。

躯干侧伸展：双脚分开与髋同宽站立，一手侧叉腰，另一侧手臂向上伸直，身体向叉腰一侧缓慢侧弯，感受对侧腰部和肋间的拉伸，保持呼吸（图5-14-11）。

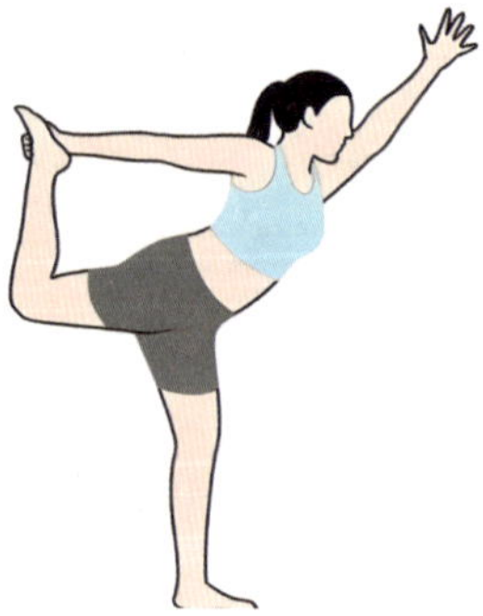
图5-14-9　大腿拉伸示意图

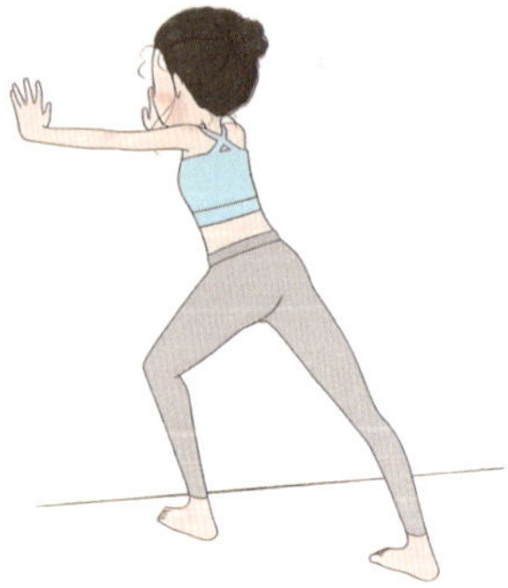
图5-14-10　小腿拉伸示意图

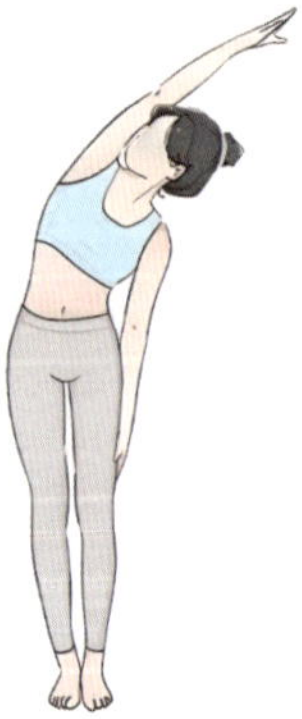
图5-14-11　躯干侧伸展示意图

（刘思淼／孙静）

15 如何利用休息间隙进行高效运动？

对于已具备一定运动基础或希望在极短休息间隙内达到最大化训练效果的人群而言，常规的碎片化活动可能不够。高效运动聚焦于如何在5～15min的有限窗口内，通过科学设计的力量组合，有效提升心率、强化肌肉组织、增加能量消耗，或精准解决肩颈僵硬等特定问题，实现时间利用率的最优化。

15.1 精准高效的运动方案

针对不同的运动需求和可用时间，实施有针对性的实战方案。

① 5min全身激活

当你仅有5min却需要快速唤醒全身、提升心率时，此方案是理想选择（图5-15-1）。

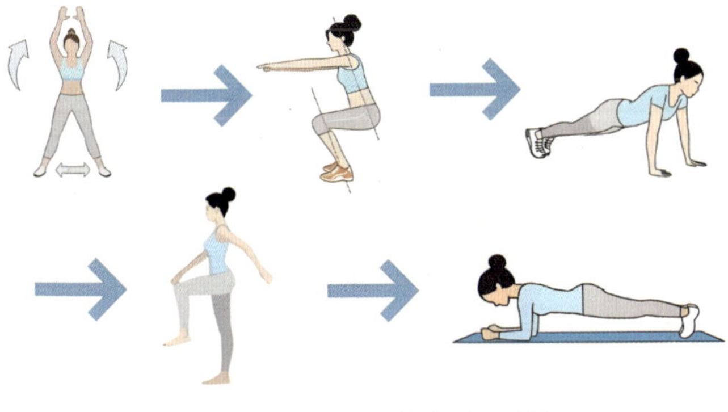

图5-15-1 5min激活运动示意图

首先进行30s开合跳，迅速动员全身；紧接着30s自重深蹲，激活下肢大肌群；随后是30s俯卧撑，可选择跪姿或双手撑桌面的上斜版以降低难度，锻炼上肢及核心；之后30s原地高抬腿，再次提升心率；最后以30s平板支撑结束，强化核心稳定性。每个动作尽全力执行30s后，动作间仅休息10s或直接无间歇切换。将这一系列动作连续完成视为一轮，建议循环进行2轮，总耗时约5min。该方法能快速唤醒全身、提升心率。

② 8min核心或臀腿强化

若你的目标是针对性加强核心稳定性或臀腿力量，这个8min循环方案更为合适（图5–15–2）。

核心强化模块动作：卷腹20次，侧重腹直肌；俄罗斯转体20次，锻炼腹斜肌；侧平板支撑每侧保持15s，强化侧腹及肩部稳定性；鸟狗式每侧进行10次，提升核心控制与协调。

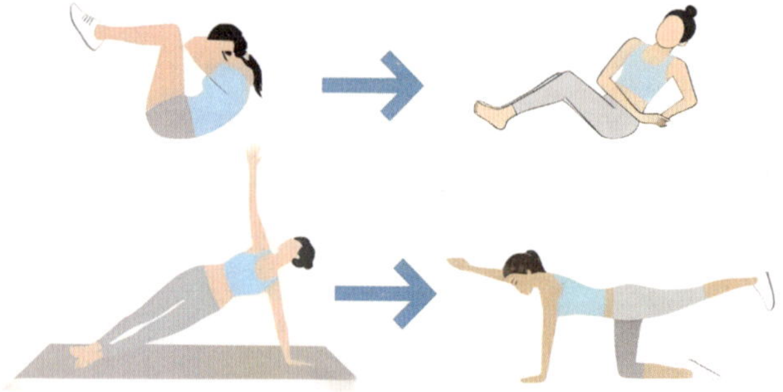

图5–15–2　核心强化动作示意图

臀腿强化模块动作：自重深蹲15次，锻炼臀腿整体；保加利亚分腿蹲每侧10次，重点刺激单侧臀腿；臀桥15次，专注臀部发力；站姿后抬腿每侧15次，针对臀大肌上部（图5–15–3）。

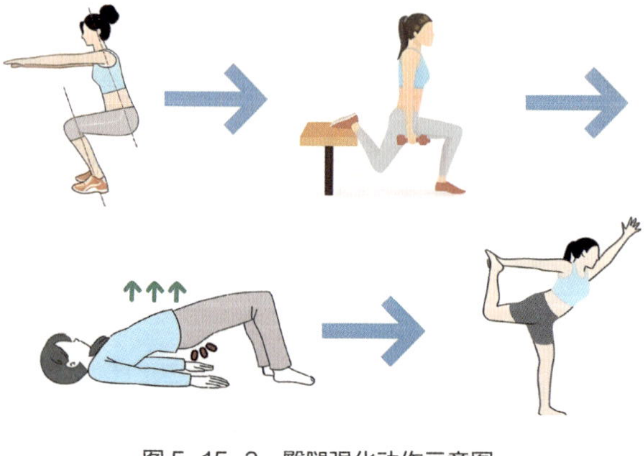

图5–15–3　臀腿强化动作示意图

进行运动时，按顺序完成所选模块的所有动作为一轮，动作之间尽量缩短休息至10～15s。完成一轮后，休息30s。根据自身体能和时间，重复该循环2～3轮。这种连续进行不同动作、组间短休的模式能有效提升目标区域的代谢压力和肌肉耐力。

③ 10min肩颈/上背拯救

针对久坐常见的肩颈僵硬、上背无力及姿态不良问题，这个10min方案结合了强化与放松的恢复方法（图5-15-4）。

先做15次弹力带（或持水瓶）面拉，强化上背，注意手肘略高于肩；接着每侧15次弹力带（或持水瓶）外旋，加强肩袖肌群；然后进行YTWL字母操各10次，通过不同角度的肩胛骨运动全面激活上背；再做10次靠墙，改善含胸驼背，维持姿态控制。力量训练部分完成后，进行针对性拉伸：颈部拉伸和胸部拉伸各保持30s，缓解紧张肌肉。力量动作间休息20～30s，拉伸部分在最后连续进行。总时间控制在10min左右。

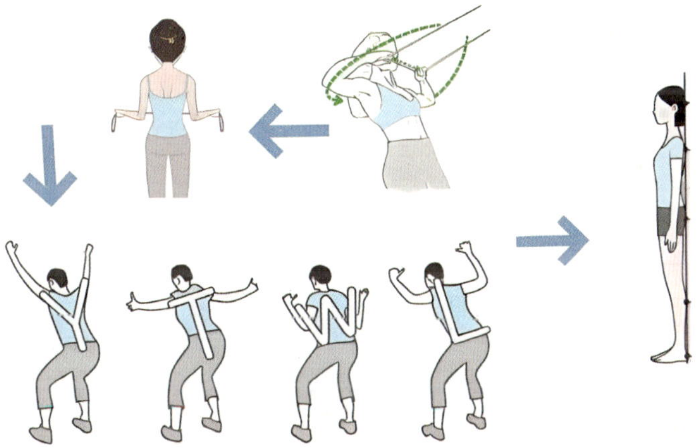

图5-15-4　肩背力量训练示意图

15.2　优化效能的关键策略

要在短暂的休息间隙内实现高效运动的目标，除了科学的方案设计，执行过程的关键策略同样至关重要。

❶ 充分热身

运动前，针对即将训练的目标肌群进行动态活动，提升肌肉温度、增加关节活动范围，为接下来的运动做好准备，能够有效降低受伤风险。

❷ 最大化动作效率

运动中，优先选择能同时调动多个关节和大肌群的复合动作，能在更短时间内刺激更多肌肉，消耗更多能量。在保证动作形式正确、避免代偿的前提下，适当提高动作速度或减少组间休息时间，提升单位时间的训练刺激。

❸ 训练后的恢复与整体整合

运动后，出现微喘、轻微出汗是正常反应，需及时补充水分和电解质。若一天中安排多次此类高效间隙训练，需留意身体的整体疲劳信号，避免过度累积导致恢复不足。

（刘思淼/孙静）

16 如何进行膝关节的锻炼和保护?

膝关节是人体重要的承重关节，其内部的软骨等组织损伤后自我修复能力有限。长期过度使用或不当使用膝关节，会加速其结构的磨损，显著增加患骨关节炎的风险。那么，我们该如何进行膝关节的锻炼和保护呢?

16.1 分年龄段的膝关节锻炼方案

科学合理的运动是维护膝关节健康的关键。不同年龄阶段的身体特点和需求各异，因此需要选择适宜的运动方式。以下是针对青少年、中青年和老年人群的膝关节锻炼建议。

① 青少年：培养习惯，打好基础

课间5min基础训练：可以采用扶椅站立直腿抬高，一侧手扶椅背保持平衡；另一侧腿伸直缓慢向前抬起至45～60度角，维持5s后放下；左右交替进行，每侧10次。也可靠墙深蹲，背靠墙站立，双脚与肩同宽，脚尖略朝前；缓慢下蹲至大腿与地面平行即膝关节约90度屈曲，维持5s后站起休息15s，重复10次（图5-16-1）。

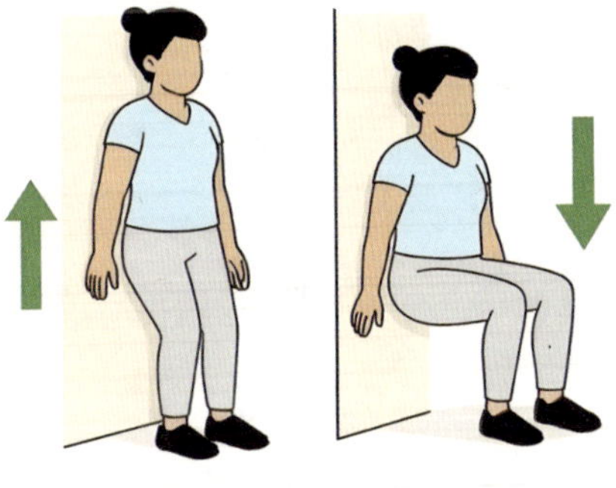
图5-16-1　靠墙深蹲示意图

课后10min强化训练（图5-16-2）：可以直腿抬高，下方腿屈膝约90度支撑身体；上方腿伸直，缓慢向侧上方抬起约45度，维持10s后放下。左右交替进行，共15次。也可采用臀桥，仰卧屈

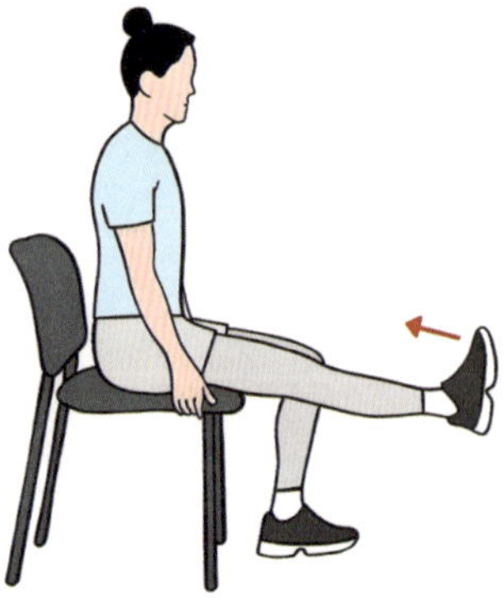

图 5-16-2 直腿高抬示意图

膝，双脚平放；收紧臀部，将臀部抬离地面直至肩、髋、膝呈一条直线，维持10s后缓慢放下休息10s，重复15次。

2 中青年：全面锻炼，选择多样

中青年是体能较好的时期，适合进行多种运动。推荐选择低冲击性运动，既促进健康又保护膝关节。

（1）游泳：每次运动时间≤1.5h，并且充分热身，循序渐进增加强度，以肌肉轻微酸胀感为度，避免过度疲劳；

（2）骑自行车：调整座椅高度至舒适位置，能够避免膝关节过度屈曲，骑行时间≤2h，长时间骑行需休息，并且尽量选择平坦路面；

（3）散步：建议选择平坦路面，速度每min 35～45步，每次时间≤60min，每1h休息10min。

3 老年人：安全康复，维持功能

老年群体的锻炼需特别注重安全性和针对性，以维持关节功能和肌力为主，运动量应低于中青年（图5-16-3）。

（1）坐姿伸膝：身体坐直，双脚平放；缓慢抬起一侧小腿，尽量伸直膝关节，维持5s后放下，左右交替进行，每天3组，每组10次，每周3～5天。

（2）采取站立屈膝后抬腿：站立，手扶稳固支撑物；缓慢弯曲一侧膝关节，将脚后跟尽量向臀部方向抬起，维持5s，并逐渐增加至30s后放下，左右交替进行，每天3组，每组10次，每周3～5天。

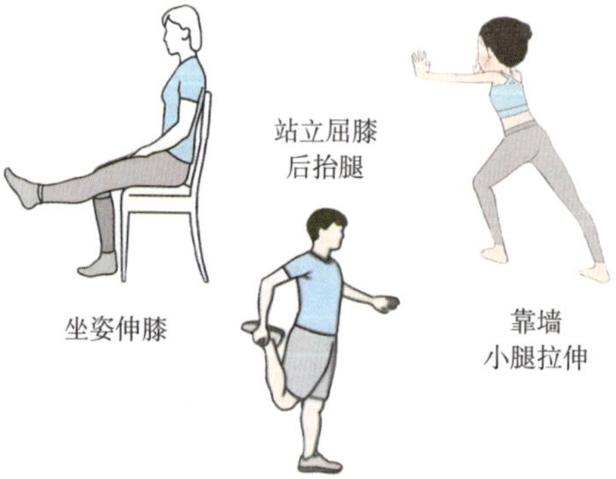

图 5-16-3 老年人膝关节锻炼示意图

（3）靠墙小腿拉伸：面向墙站立，双手扶墙；一侧腿后退一步，脚跟着地，膝关节伸直；弯曲前腿膝盖，身体前倾，感受后伸腿时小腿后侧的牵拉感，维持30s，左右交替进行。

16.2 膝关节的保护措施

膝关节在日常活动中承受的压力大小与身体姿势密切相关。在日常活动尤其是负重姿势中，体重越大，膝关节承受的力量就越大，长期如此会显著加速关节软骨的磨损进程。因此，对于膝关节保护而言，维持健康的体重是有效减轻关节负担的根本措施。

除了控制体重，避免某些特定姿势和活动习惯同样重要。应尽量减少或避免进行反复的下蹲运动以及需要长时间保持深蹲姿势的活动，这些动作会给膝关节带来极高的、持续性的压力。

此外，膝关节对温度变化较为敏感，特别是进入40岁以后，关节组织开始自然老化，此时更需要注意膝盖部位的保暖，防止关节受凉，以维护其正常功能和舒适度。

（刘思淼/孙静）

17 如何悄悄地锻炼盆底肌？

盆底肌是位于骨盆底部的多层肌肉群，能支撑脏器、控制排泄并影响性功能。然而，繁忙的生活或害羞的心理常让规律锻炼难以长期坚持。但是强化盆底肌无须特定器械或大块时间，掌握正确方法，便能便捷、随时进行。

17.1 锻炼盆底肌的作用

① 基础支持

盆底肌为盆腔内的膀胱、子宫和直肠等主要脏器提供坚实的结构性支撑，确保这些器官维持在正常的解剖位置，有效预防盆腔器官脱垂的发生。

② 排泄控制

盆底肌通过自主的收缩与放松，精确地调控着尿道和肛门括约肌的张力，使我们能够自主控制排尿和排便，并有效防止在咳嗽、打喷嚏或跳跃等腹压增加时出现令人尴尬的漏尿。

③ 生殖健康

在怀孕期间，盆底肌承受着日益增大的子宫带来的额外重量，为胎儿提供缓冲和支撑。到了分娩时刻，强健协调的盆底肌更是积极参与配合宫缩发力，协助胎儿顺利娩出。其肌力与弹性直接关系到分娩的顺利进行和产后的恢复质量。

④ 提升性功能

盆底肌负责维持阴道的正常张力和收缩能力，对性唤起体验和性生活质量至关重要。盆底肌功能减弱可能导致性交不适或快感减退。男性也可以通过锻炼增加盆底肌群力量，让自己拥有更强的下肢力量，还可以保养前列腺，让性生活更加和谐。

5 稳定核心系统

盆底肌与腹部深层肌肉、膈肌协同工作，共同维持腹腔内压力的平衡，稳定腰椎和骨盆结构，有助于预防腰背疼痛等常见问题。盆底肌的规律性收缩与放松活动，还能促进盆腔区域的血液循环，改善局部组织的氧气和营养供应，加速代谢废物的清除，为盆腔器官的健康创造有利环境。

17.2 盆底肌的日常锻炼策略

1 盆底肌渐进式训练方案

呼吸激活，要求仰卧位深吸气收紧腹部，缓慢呼气放松，建立核心－盆底协同收缩意识。

通过凯格尔运动进行盆底靶向训练，要求仰卧屈膝，专注执行肛门括约肌的规律收缩与放松，强化神经肌肉控制（图5-17-1）。

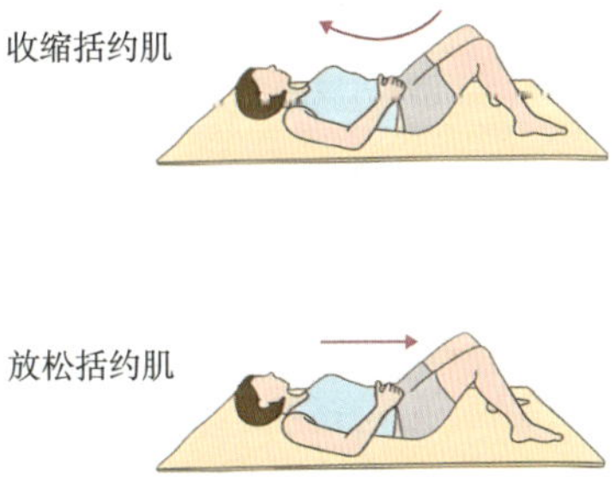

图5-17-1 凯格尔运动示意图

下肢联动训练，要求仰卧位单腿或双腿上抬至90度，激活腹肌及盆底代偿协同（图5-17-2）；跪位单腿向背后伸展，提升臀肌与盆底动力链协调（图5-17-3）。

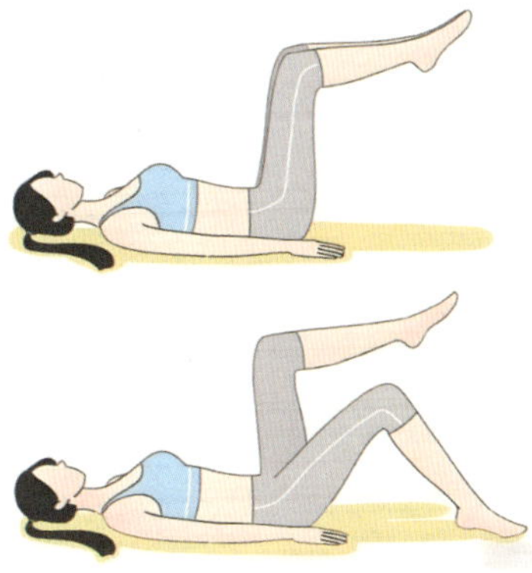

图5-17-2 仰卧抬腿示意图

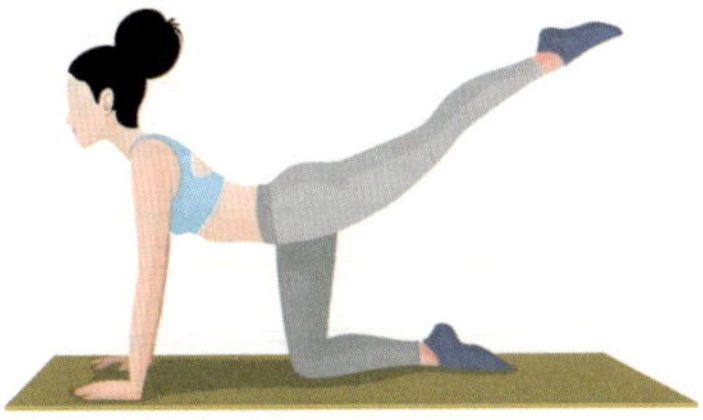

图5-17-3 跪姿单腿伸展示意图

核心抗重力训练，要求仰卧屈膝支撑，将臀部及背部抬离床面，增强盆、膈承托力；仰卧起坐，强化腹直肌–盆底肌群耦联（图5–17–4）。

腰骶灵活训练，要求跪姿双手支撑，双膝分开，通过腰部左右旋转改善骨盆血液循环（图5–17–5）。

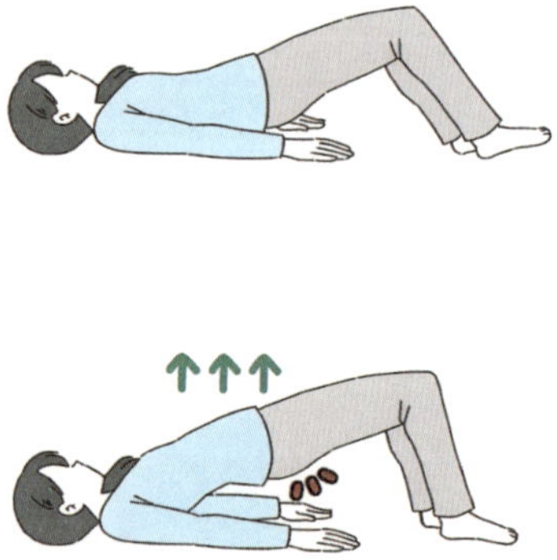

图5–17–4 抗重力训练示意图

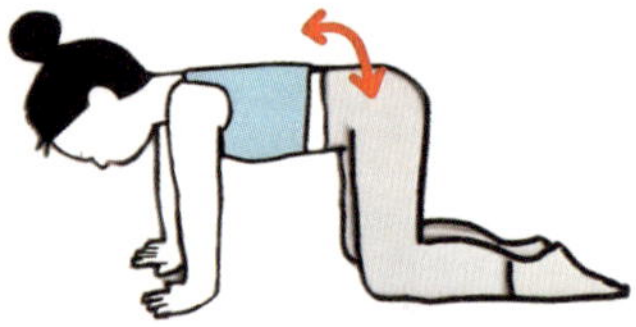

图5–17–5 腰骶训练示意图

② 其他恢复策略

产后盆底肌功能的科学恢复不仅依赖锻炼，更需贯穿日常的生理行为管理。

维持正确体位能减轻盆底负荷，站立时应保持身体直立，双脚间距与肩同宽，重心均匀分布，避免骨盆前倾或后仰，以降低盆底肌的张力性压力；坐位则需选择具备足够支撑力的座椅，双脚平放地面，确保膝关节略低于髋关节水平，脊柱维持自然生理曲度，避免塌腰或过度前屈，从而减少盆底区域的持续性压迫。

睡眠体位推荐采取侧卧位并保持双膝微屈，头部与颈部通过适当高度的枕头维持颈椎中立位，使脊柱呈自然排列。

产后女性可适度增加优质蛋白质的摄取，如鱼类、禽肉、豆制品，补充蛋白质，促进盆底支撑系统的功能重建。

（刘思淼/孙静）

18 如何让久坐的你动起来?

现代工作、学习模式迫使多数人长期处于静坐状态，办公室职员与学生群体日均久坐时长普遍超过8h。连续静坐超过90min，身体就会拉响警报，可引发代谢系统紊乱、肌肉骨骼退化、循环功能障碍等多重生理损伤。而规律运动可抵消久坐损伤，每周至少两次的规律力量训练，能带来令人惊叹的改变，使胰岛素敏感性提升34%，让血糖调控更高效；使骨密度年增长率增加1.2%，为骨骼穿上坚固铠甲；使下肢血流速度加快67%，疏通全身的血液循环。从代谢重建、骨骼修复及循环激活三方面，重塑着被久坐侵蚀的健康防线。

18.1 颈部力量训练

取坐位或站立位，目视前方放松身体，单手掌心轻抵下颌作为引导。主动收缩颈深屈肌群，以颈长肌和头长肌为主，使头部沿水平方向平缓后移，幅度控制在最大能力的70%以避免椎动脉受压。当感受到颈椎前侧深层肌群张力时，保持下颌微收的静态姿势7s，随后放松复位。建议每日练习3组，每组重复15～25次，组间休息30s（图5-18-1）。

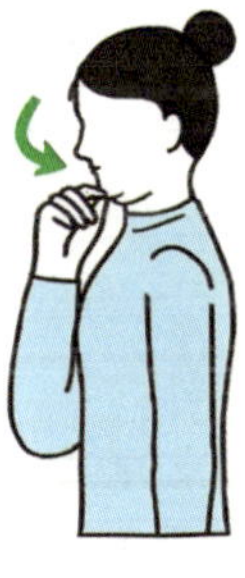

图5-18-1 颈部训练示意图

18.2 肩背部力量训练

长时间伏案易导致肩胛前倾与背部肌群失活，可以通过抗阻训练重建肩背功

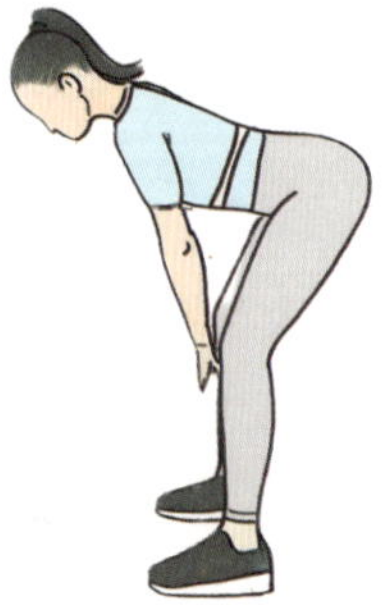

图 5-18-2 屈髋训练示意图

能（图5-18-2、图5-18-3）。

❶ 基础姿态建立

双脚分立与髋同宽，腰背挺直核心收紧，屈髋至大腿后侧出现牵拉感，膝关节微屈15度使重心落于足中，臀部肌群主动承重以规避腰部代偿。

❷“T”形激活

双臂前伸拳心相对，呼气时沿拇指方向水平外展，同步后缩肩胛骨直至身体呈“T”字形。保持背部肌群收缩3s后吸气缓慢归位，感受菱形肌与斜方肌下束的离心控制。

❸“W”形整合

起始位肩胛后缩，屈肘外展呈“W”字形。呼气时双臂循手指轨迹上举过头，维持肩胛稳定避免耸肩，末端保持3s强化后伸肌群向心收缩。

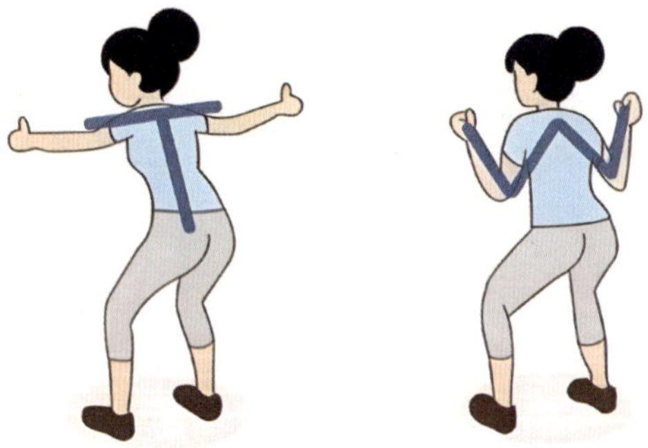

图 5-18-3 “T”形激活、“W”形整合动作示意图

18.3 核心力量训练

长期坐姿易引发臀部肌群失活与核心稳定性下降，可以通过两类精准动作干预。

❶ 臀桥

仰卧屈膝，双脚间距略宽于肩，踝关节背屈使足跟着地。呼气时收缩臀肌将髋部抬离地面，直至肩、髋、膝呈直线，全程保持腰椎中立避免腰部代偿。感受臀大肌向心收缩张力，静态维持60～120s后缓慢下落。此动作通过闭链运动强化髋伸功能，改善久坐导致的臀肌抑制现象（图5–18–4）。

❷ 虫式

仰卧屈髋屈膝90度，双臂垂直上举，腰部紧贴地面。吸气准备，呼气时将对侧上肢与下肢同步向远处延伸，如右臂上举+左腿下放，激活腹横肌与多裂肌维持躯干稳定。交替完成8～12次/侧，重点控制动作速度以提升神经肌肉控制效率（图5–18–5）。

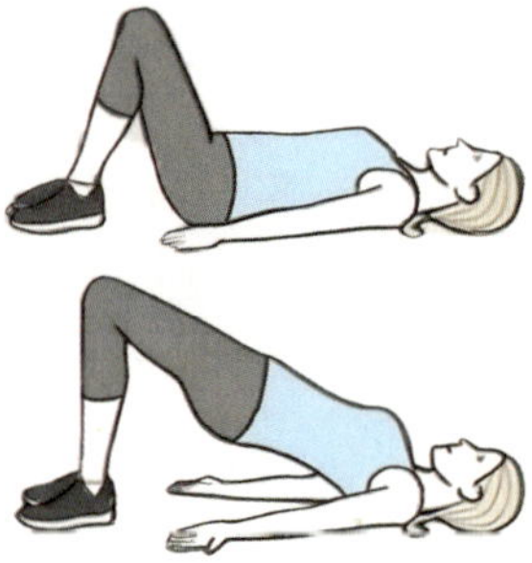

图5–18–4　臀桥动作示意图

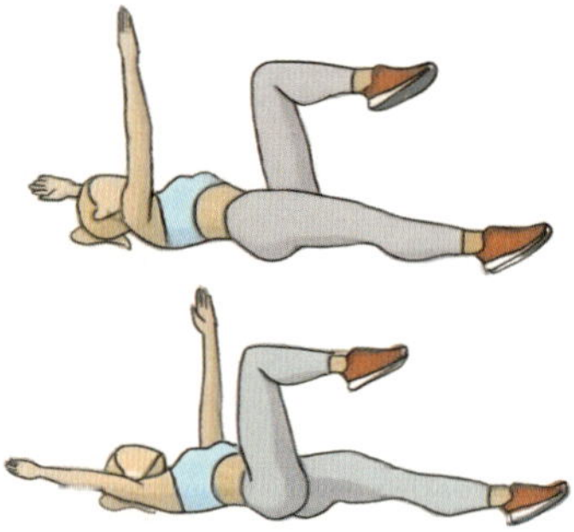

图5–18–5　虫式动作示意图

（刘思淼/孙静）

19 运动后需要做什么？

剧烈运动后常出现明显的延迟性肌肉酸痛与疲劳感，这种生理反应可能持续数日并影响日常活动。科学有效的恢复措施不仅能加速体能重建、缓解不适症状，更是优化运动适应性、预防损伤的关键环节。

19.1 运动后疲惫的原因

运动后出现疲惫感并非偶然，而是身体经历高强度工作后的自然反应，主要由三个关键因素造成。

① 能量消耗

运动时肌肉需要大量能量才能持续工作。身体会快速消耗储存的能量，导致肌肉的“能量库存”暂时降低。

② 代谢产物堆积

当运动强度较大，特别是进行一些需要爆发力的动作时，肌肉在缺氧状态下工作会产生乳酸。如果产生速度太快，不能及时清除，就会在肌肉里堆积起来，刺激神经末梢，引发肌肉酸痛和无力感。

③ 水分和电解质流失

运动时身体会大量出汗来降温，汗液里不仅含有水分，还包含对身体功能很重要的矿物质。出汗过多会导致身体水分不足，同时这些重要矿物质的平衡也会被打乱，影响神经和肌肉的正常工作信号传递，让人感到格外疲倦。

19.2 科学恢复体力的方法

运动后科学恢复体力是提升运动效果和预防损伤的关键。科学恢复体力能显著加速疲劳消除，为下一次运动做好准备，并让锻炼效果事半功倍。

① 及时补充能量与营养

运动后的30～60min是补充的黄金窗口期。首先，摄入易消化的碳水化合物，能快速补充消耗的血糖和肌肉能量储备，如香蕉、全麦面包或米饭。其次，搭配牛奶、鸡蛋等优质蛋白质，为肌肉修复提供必需的原料。注意补充量应适中，避免一次性大量进食加重肠胃负担。

② 精准补充水分

运动出汗会导致身体水分和电解质流失。一个简单的补水量化方法是：对比运动前后的体重，体重每下降0.5kg，大约需要补充500～700mL液体。补水应小口、多次进行，利于吸收。如果运动时间超过1h或出汗量很大，可以适量选择含电解质的低糖运动饮料，帮助更快恢复体液平衡，但需注意控制糖分摄入。

③ 主动放松肌肉

运动结束后，进行静态拉伸非常有益（图5-19-1）。针对主要锻炼的肌肉群，轻柔地拉伸并保持每个动作15～30s，有助于放松肌肉、提高柔韧性。此外，使用泡沫轴等工具进行自我按摩，每个紧张部位滚动3～5min，可以进一步放松筋膜，促进血液循环，帮助清除代谢废物。

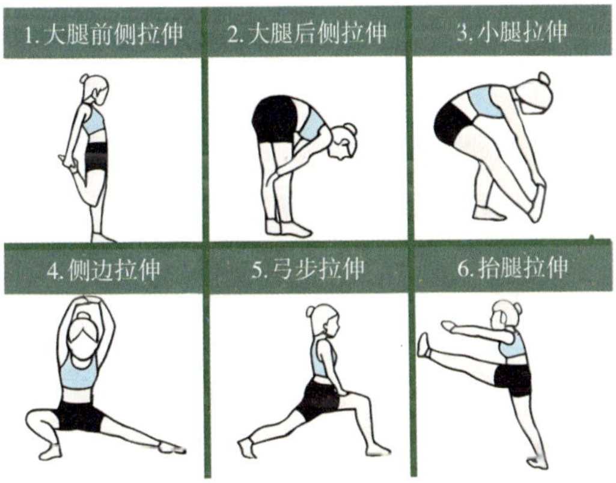

图5-19-1　运动后拉伸示意图

④ 保证充足且高质量的睡眠

深度睡眠期间，身体会大量分泌促进修复的生长激素，加速肌肉组织的重建和能量的储备。运动后当天，尽量保证7～9h的连续睡眠，并争取在晚上10:00到凌晨2:00这段生长激素分泌高峰时段处于深度睡眠状态。睡前减少接触手机等电子设备的蓝光，有助于提升睡眠质量。

遵循这些步骤，能显著加速疲劳消除，为下一次运动做好准备，并让锻炼效果事半功倍。

（刘思淼 / 孙静）

第六章

生活场景篇

06

1 在外就餐怎么点菜?

随着生活节奏加快，在外就餐已成为现代生活常态。然而，餐馆食物普遍存在高油、高盐、高糖等问题，长期食用易导致肥胖、高血压等慢性疾病。如何在就餐享受便利的同时保证健康？掌握科学点餐方法，合理挑选低盐、低糖、低脂菜品至关重要。

1.1 食物多样，合理搭配

平衡膳食是保障健康的基础。在外就餐时，为达成全面且均衡的营养摄入，需注重三个搭配。

❶ 荤素搭配

按3：1～2：1的比例搭配蔬菜和肉类，确保营养均衡。肉类优先选择鱼、去皮鸡胸肉、瘦肉等低脂高蛋白食材，减少红肉和香肠等加工肉制品的摄入。确保每餐有多种不同颜色的蔬菜，如绿叶菜、菌菇类和十字花科蔬菜（如西兰花、菜花），避免地三鲜、干煸豆角等高热量菜。

❷ 粗细搭配

主食应注意增加全谷物、薯类或杂豆类，减少精制米面的摄入，从而有助于稳定血糖并增加膳食纤维摄入。

❸ 颜色搭配

色彩丰富的蔬菜不但能够促进食欲，也代表了不同植物化学物、营养素，确保摄入足够的维生素和矿物质。按照“彩虹搭配法”：红、橙、绿、紫、白、黑，吃够5种以上颜色更利于健康（图6–1–1）。

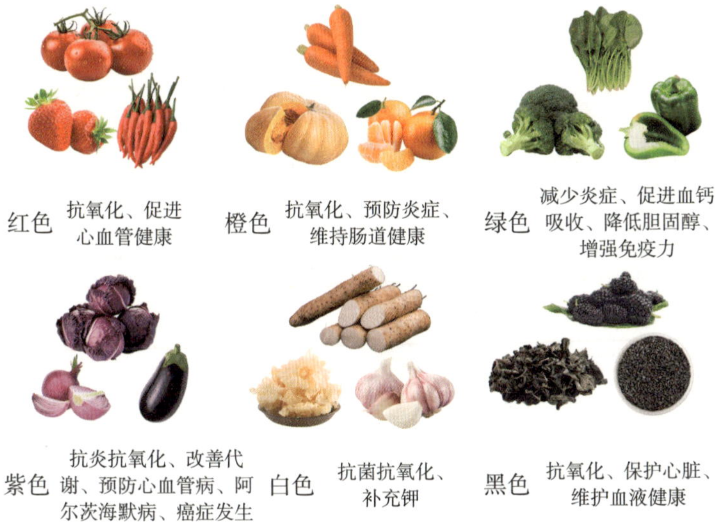
红色
抗氧化、促进心血管健康
橙色
抗氧化、预防炎症、维持肠道健康
绿色
减少炎症、促进血钙吸收、降低胆固醇、增强免疫力
紫色
抗炎抗氧化、改善代谢、预防心血管病、阿尔茨海默病、癌症发生
白色
抗菌抗氧化、补充钾
黑色
抗氧化、保护心脏、维护血液健康

图 6-1-1 彩虹饮食法，多彩蔬果的营养价值

1.2 少盐少油，清淡口味

菜品烹饪方式也十分重要，优先选择蒸、煮、炖、凉拌等低脂烹饪方式的菜品，少点干锅、水煮（如“水煮鱼”实为油煮）、干煸、油炸、红烧菜品，从而控制盐油糖摄入（图6–1–2）。

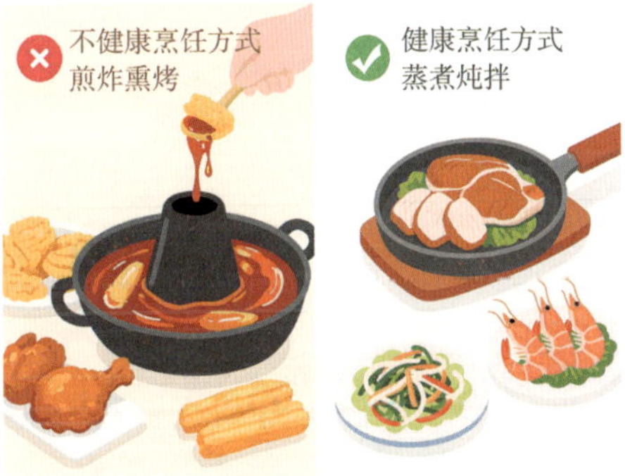
不健康烹饪方式
煎炸熏烤
健康烹饪方式
蒸煮炖拌

图 6–1–2 烹饪方式对比图

吃火锅时优先选择清汤、菌菇或番茄锅底，避免重油重辣的牛油锅底，减少油脂和嘌呤的摄入。烧烤时最好选用电烤或炭火加烤盘的方式，避免明火直接接触食物产生有害致癌物质。在蘸料上，要注意尽量用蒜泥、醋、生抽等低热量调料替代芝麻酱、沙茶酱、香油等高油脂酱料。

另外，在点餐前也可向餐厅提出少油、少盐、少糖等需求。若不小心点到重口味菜品时，可用温水涮洗，减少表面油脂和盐分。

1.3 健康饮品

优先选择白水、茶水、低脂酸奶或无糖饮品等作为佐餐饮品，少选含糖饮料（如可乐、果汁）。成年人如需饮酒，建议每日酒精摄入不超过15g，相当于啤酒450mL、葡萄酒150mL、38度白酒50mL、高度数白酒30mL。

1.4 控制分量，避免浪费

在外就餐时注意按需点餐，不铺张浪费。一人就餐时，可选择小份菜肴。多人就餐时，应根据人数适量点餐，可使用“N-1”点餐法，如4人就餐点3道主菜。

在外就餐已成为常态，但高油盐的饮食隐患不容忽视。遵循膳食指南，科学点餐，才能兼顾美味与健康。让我们从每一餐做起，在便捷生活中吃出健康活力。

（李湘淼）

2 工作应酬怎么饮酒?

职场应酬中，饮酒几乎已成为标配，但觥筹交错间潜藏着健康危机。对于职场人士而言，应酬饮酒虽是礼仪问题，但过量饮酒关乎健康大计，小则影响次日工作效率，大则诱发酒精性脂肪肝、胃出血等严重疾病。如何在维系商务关系的同时守护健康?“科学饮酒三部曲”可以帮助我们实现“酒桌生存”与健康管理的双赢（图6 2-1）。

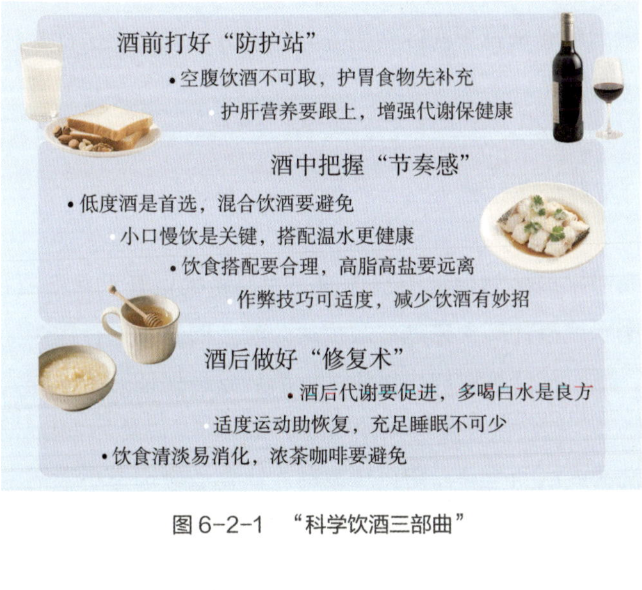
酒前打好“防护站”
•空腹饮酒不可取，护胃食物先补充
•护肝营养要跟上，增强代谢保健康
酒中把握“节奏感”
•低度酒是首选，混合饮酒要避免
•小口慢饮是关键，搭配温水更健康
•饮食搭配要合理，高脂高盐要远离
•作弊技巧可适度，减少饮酒有妙招
酒后做好“修复术”
•酒后代谢要促进，多喝白水是良方
•适度运动助恢复，充足睡眠不可少
•饮食清淡易消化，浓茶咖啡要避免

图6-2-1 “科学饮酒三部曲”

2.1 饮酒前准备

避免空腹饮酒，可在饮酒前30min摄入牛奶、面包、燕麦等高蛋白或碳水食物，减轻酒精对胃黏膜的直接刺激。同时可饮用酸奶或吃少量杏仁、核桃等坚果，延缓酒精吸收。

此外，提前补充护肝营养素也十分关键，饮酒前可适量补充B族维生素（如维生素B1、B_6、B_{12}等），从而增强肝脏代谢能力。

2.2 饮酒时技巧

在应酬饮酒时，科学的选择和技巧能有效减轻身体负担。建议优先选择啤酒、葡萄酒等低度酒，避免混合饮用不同酒类，以降低肝脏代谢压力。饮酒时要控制节奏，小口慢饮并搭配温水或苏打水稀释酒精浓度。

饮食搭配上，应多选择富含B族维生素的动物肝脏、瘦肉、燕麦等粗粮，以及高蛋白的鱼类、豆制品，这些食物既能保护胃黏膜又能促进酒精代谢，同时要避免高油高盐的油炸食品和腌制品。

在必要场合，可以巧妙运用一些技巧，比如用湿巾擦拭时自然吐出酒液，或通过延长敬酒致辞来减少实际饮酒量。这些方法既顾及了社交礼仪，又能最大限度保护身体健康。

2.3 饮酒后管理

酒后应及时采取措施促进酒精代谢，建议多喝白开水帮助酒精排出体外，也可饮用蜂蜜水或橙汁等含果糖饮品加速分解；同时可进行散步等适度运动促进血液循环，通过排汗排尿加快代谢。饮酒后务必保证充足睡眠，有助于胃部修复和身体恢复。需特别注意避免饮用浓茶或咖啡，以免加重心脏和肾脏负担，也不要立即洗澡或剧烈运动以防血压波动。饮食上应选择小米粥、南瓜粥等易消化食物来修复胃黏膜，必要时可在医生指导下服用复方甘草酸苷等护肝药物进行调理（图6-2-2）。

职场应酬饮酒在所难免，但健康不容忽视。谨记“科学饮酒三部曲”，做好饮酒前、饮酒时、饮酒后的预防措施，更有利于健康。长期应酬者要注意监测肝功能、血脂、血糖，预防酒精性肝病和代谢综合征。记住，职场赢家是懂得在应酬与健康间找到平衡的人。

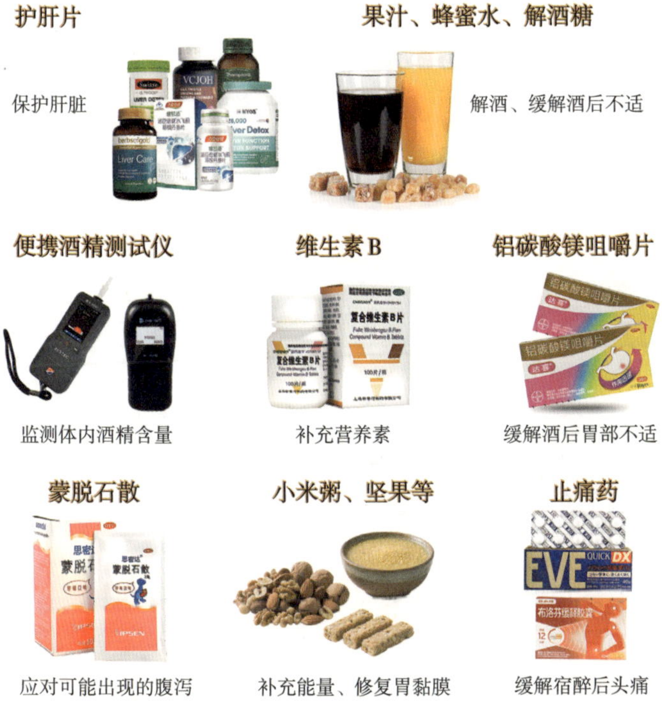
护肝片
保护肝脏
果汁、蜂蜜水、解酒糖
解酒、缓解酒后不适
便携酒精测试仪
监测体内酒精含量
维生素 B
补充营养素
铝碳酸镁咀嚼片
缓解酒后胃部不适
蒙脱石散
应对可能出现的腹泻
小米粥、坚果等
补充能量、修复胃黏膜
止痛药
缓解宿醉后头痛

图 6-2-2 “应酬急救包”清单，帮助减少酒精伤害并应对突发状况

（李湘淼）

3 值夜班怎么调节节律？

值夜班由于时差颠倒打乱了人体生物钟，会使身体的正常节律发生紊乱，对视力、肠胃及睡眠都造成影响，容易导致疲乏、注意力不集中等现象。但只要掌握科学的调节方法和饮食策略，就能将这些危害降低。

3.1 科学调节昼夜节律

在夜班开始前，尽可能减少“睡眠负债”是科学调节节律的第一步。睡眠负债是指由于主动限制睡眠时间而造成的睡眠不足。在夜班到来前的早晨应尽量睡到自然醒，并进行短时间午休，继续补充睡眠时间。白天可以适当增加自然光暴露，比如在户外散步15～20min，帮助身体适应即将到来的夜间工作状态。

在夜班期间，要注意合理使用提神手段。可适量饮用咖啡保持清醒，但切勿过度依赖，睡前3h内避免饮用，以免影响睡眠。

下夜班后，分段式补觉方式至关重要。上完夜班之后可以睡90～180min。此时，应当创造适宜的睡眠环境。回家途中可戴墨镜，避免在强光下暴露太久。在睡前可尝试进行4–7–8呼吸训练来降低交感神经活性，放松身心，为睡眠做好准备，即吸气4s、屏息7s、呼气8s，循环5次。

白天补觉时，光线和噪声是影响睡眠质量的重要因素。保持室内昏暗环境，有助于维持褪黑素分泌。可以选用遮光窗帘、眼罩、耳塞等，减少外界干扰，同时将卧室温度控制在18～22℃，营造一个舒适的睡眠氛围。还可以使用白噪声机、手机等，播放轻柔舒缓的自然声音，进一步隔绝外界嘈杂声响，帮助更快进入深度睡眠状态。

补觉完成后，要重新恢复到日常的白天作息活动中，以免影响晚上的正常睡眠。可以进行适度运动，如慢跑、瑜伽、游泳等，有助于提高身体素质和调节生物钟。但要避免在睡前3h内剧烈运动，以免身体过于兴奋而影响睡眠。也可以和家人朋友聊聊天，从而保证尽可能在正常入睡时间上床睡觉（图6-3-1）。

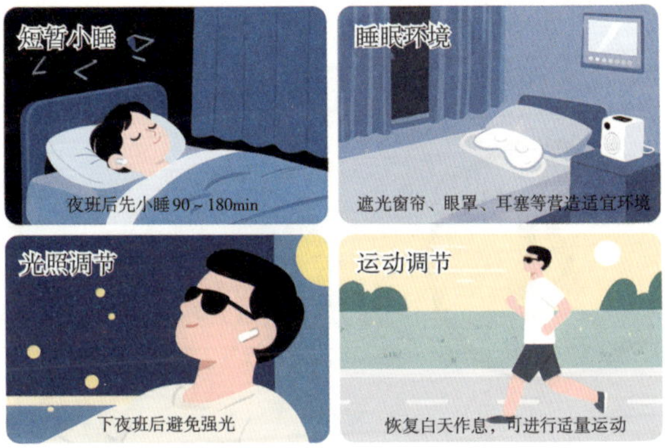

图6-3-1 分段式补觉方式

3.2 合理安排膳食

饮食调理同样是值夜班人群保持健康的关键。在饮食时间上，要合理调整三餐。夜班前晚餐安排在20:00～21:00，夜班后的午餐和晚餐和平时一样正常吃。选择高蛋白、低升糖指数的食物，如杂粮饭搭配清蒸鱼、蔬菜等，蔬菜应占餐量的1/3左右。夜班期间可适量准备健康夜宵，如温热的燕麦奶、香蕉坚果酸奶杯等。

饮食搭配要注重营养均衡。多摄入富含维生素的食物：动物肝脏、奶类等富含维生素A，能提升夜间视觉适应力；新鲜蔬果中的维生素C可缓解疲劳、增强免疫力；全谷物、瘦肉中的B族维生素有助于维持神经功能。同时，保证肉、蛋、豆类等优质蛋白摄入，选择坚果、鱼油等健康脂肪，远离高糖、高脂、高盐食品。夜班期间身体水分消耗大，及时补水可预防皮肤干燥、上火（图6-3-2）。

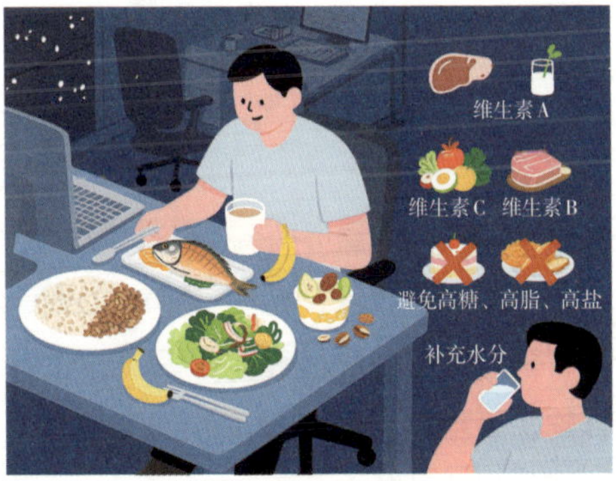

图6-3-2 夜班膳食营养搭配

夜班虽然辛苦，但通过科学的节律调节和合理的饮食调理，我们也能够在工作的同时，守护好自己的身体健康。

（李湘森）

4 出差旅途怎么吃？

出差在外，饮食不规律、营养失衡是困扰许多职场人的难题。如何在紧凑的行程中兼顾健康与效率？提前规划、科学搭配是关键。

4.1 规律进餐，稳住身体节奏

三餐定时是健康饮食的基础，出差期间建议早餐7:00～8:00、午餐12:00～13:00、晚餐18:00～19:00完成，可通过设置手机提醒避免因工作或赶路忘记吃饭。早餐可提前准备即食燕麦、鸡蛋；午餐不宜拖到14:00后；晚餐控制在19:30前，避免宵夜加重肠胃负担。若行程紧张，随身携带燕麦棒、独立包装的坚果、低糖蛋白棒或苹果、橘子等水果，每4～5h补充能量，防止血糖波动引发不适。

4.2 科学搭配，兼顾营养与健康

每餐遵循“蛋白质+膳食纤维+健康碳水”的组合原则。优先选择易消化的主食，如全麦面包、玉米、红薯，避免糕点、泡面等单一高糖/高脂食物，减轻肠胃消化负担并防止餐后血糖骤升骤降。选择鸡蛋、鸡胸肉、鱼虾等优质蛋白食物，轻松补充营养。商务宴请时，优先选清蒸、白灼类菜品，远离油腻、辛辣的红烧或油炸食物。新鲜蔬果富含维生素和膳食纤维，但出差时肠胃敏感，需注意控制摄入量。黄瓜、小番茄等可洗净即食，苹果、橙子等耐储存，肠胃较弱者可加热后食用。

4.3 健康零食，充饥不伤胃

零食选择以低油、低盐、低糖为原则（图6-4-1）。原味坚果、全麦饼干、无糖酸奶都是不错的选择。避免薯片、糖果等高盐高糖零食，它们不仅营养价值低，还可能刺激肠胃道。水果干需选择无额外添加糖和油的产品。

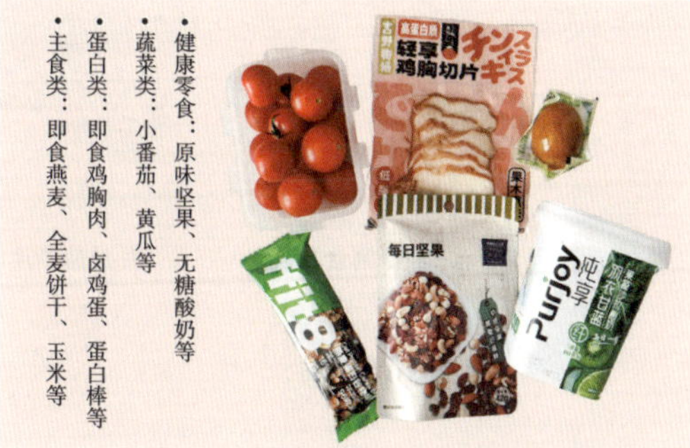

图6-4-1 出差旅途常备应急餐包

4.4 特殊场景，饮食有讲究

在长途飞行或高铁中，机舱、车厢内空气干燥，易引发脱水，记得多喝水或无糖茶饮。避免豆类、洋葱等易产气食物，减少腹胀不适；少吃气味强烈的食物，保持舒适环境。

商务应酬前先喝半碗清汤垫胃，进食顺序遵循“蔬菜→蛋白质→主食”，减缓酒精和油腻食物对肠胃的刺激。若饮酒，控制酒量并搭配酸奶，保护胃黏膜。

境外出差时，不同地区饮食差异大，肠胃敏感者容易水土不服。提前准备肠胃药，选择干净卫生的餐厅。吃不惯当地食物时，可带泡面、榨菜应急，或去超市购买牛奶、面包自制简餐。

4.5 饮食卫生，避免肠胃道疾病

出差旅途中，饮食卫生是关键。注意饮食的卫生条件，优先选择连锁餐厅、正规快餐店。食用生冷食物前，确保彻底清洗或煮熟，避免感染细菌。多喝温开水或瓶装水，避免饮用未煮沸的生水、含糖饮料等。

肠易激综合征患者需特别注意，避免食用辛辣、油腻、乳制品及高纤维食物，以避免诱发腹泻或腹痛。出差前可备好蒙脱石散、益生菌等止泻、调节肠道菌群的药物（图6-4-2），若出现腹泻症状，及时补充口服补液盐，防止脱水。

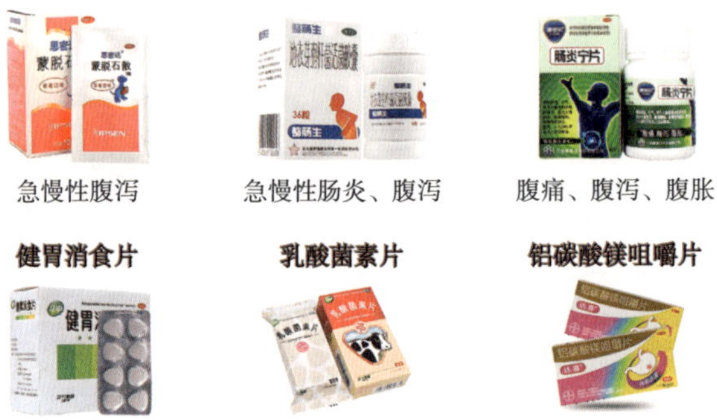

图6-4-2　肠易激综合征患者出差常备药品清单及适应症

出差虽然忙碌，但饮食健康不容忽视。记住“定时定量、营养均衡、卫生第一”的原则，提前规划、科学搭配，就能在奔波路上吃得安心、舒心。

（李湘淼）

5 出差旅途怎么运动？

在现代快节奏的商务生活中，频繁出差已成为许多职场人的常态。长时间旅途奔波、久坐的会议与候机过程，让身体陷入亚健康状态。因此，在出差旅途中坚持运动，不仅能保持体态与精力，更是维护长期健康的关键。

5.1 路途中的微运动

差旅过程中，长时间乘坐交通工具往往导致身体僵硬、血液循环不畅。在候机或候车时，利用碎片时间进行站立伸展是不错的选择。踮脚尖每次保持3～5s，重复20次，可强化小腿肌肉；靠墙静蹲，背靠墙壁缓慢下蹲至大腿与地面平行，每组坚持30s，进行3组，能有效激活下肢血液循环。

乘坐交通工具时，同样能开展微运动：

① 脚踝泵

坐在座位上，单腿轻抬，脚尖向上勾保持5s，再脚尖向下压保持5s，重复10～15次，可促进下肢血液循环，预防深静脉血栓（图6-5-1）。

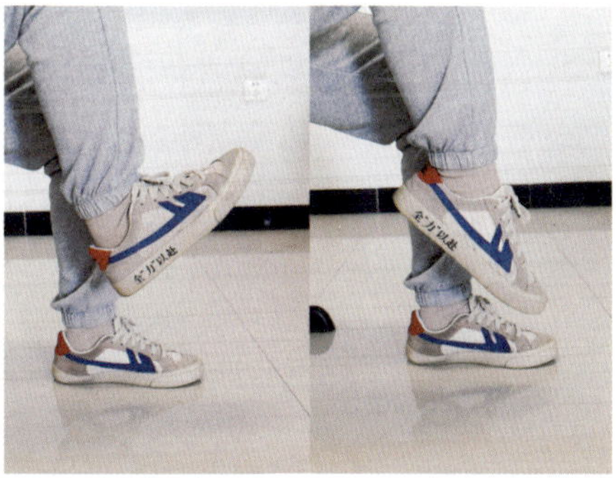

图6-5-1　脚踝泵动作

② 坐姿夹腿

双腿并拢，膝盖间夹一个抱枕或外套，用力夹紧保持10s，放松后重复，锻炼大腿内侧肌肉，缓解久坐酸痛。

③ 脚趾抓地

光脚或穿着袜子，用脚趾缓慢抓地再放松，重复20次，强化足底肌肉，缓解脚部疲劳。

④ 颈部拉伸

头部缓慢向左侧倾斜，右手轻按头部左侧，保持15s后换右侧；再低头让下巴靠近胸口，保持15s，缓解颈椎僵硬。

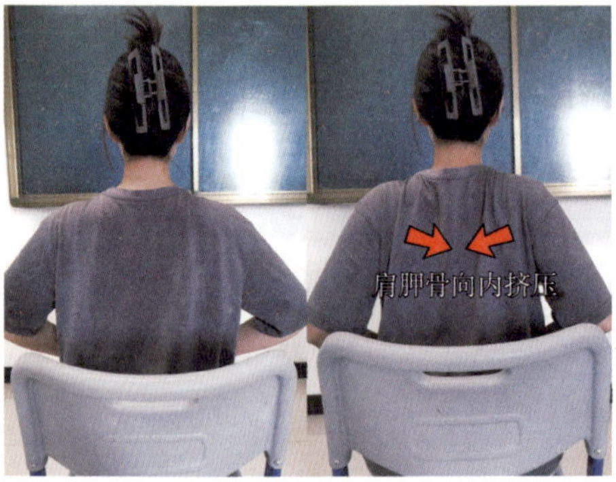

图6-5-2 背部挤压动作

⑤ 坐姿扭腰

身体坐正，双手交叉放于脑后，缓慢向左侧扭转躯干，保持10s后换右侧，激活腰部肌肉，改善久坐腰酸。

⑥ 背部挤压

双手交叉放于腹部，用力向后挤压肩胛骨，保持5s后放松，重复10次，缓解肩背紧张（图6-5-2）。

5.2 酒店内的运动训练

酒店作为差旅中的临时居所，是维持运动习惯的关键场所。在酒店内可以视自身情况开展适度的力量、有氧及放松训练，从而提升基础肌力，增强心肺功能，缓解旅途疲劳。携带轻便的弹力带，能提供5～30kg可变阻力，实现全身训练。可参考以下运动方案。

① 动态热身（5min）

以中等速度完成原地高抬腿1min，随后进行关节活动：颈部前后左右缓慢转动各5次，肩部前后绕环各10次，腰部左右扭转各10次，最后完成20次开合跳。热身阶段要注意循序渐进，以身体微微发热为宜。

② 力量训练（12min）

（1）靠墙静蹲：背部贴墙，大腿与地面平行，每组45s，共3组，组间休息30～60s。

（2）俯卧撑：根据自身条件选择标准式俯卧撑、跪姿俯卧撑，或墙面式俯卧撑，保持核心收紧。每组10～15次，共3组，组间休息30～60s。

（3）平板支撑：双肘和双脚支撑地面，身体保持直线。每组30～60s，共3组，组间休息30～60s。

（4）弹力带仰卧卷腹：仰卧，双脚固定弹力带，双手握住另一端置于胸前，进行卷腹动作。注意控制动作速度，下巴微收。每组10～15次，共3组，组间休息30～60s。

❸ 有氧训练（8min）

进行30s原地高抬腿跑+30s原地踏步，重复8组。也可进行5min无绳跳绳+3min台阶训练（利用椅子进行左右脚上下台阶动作），注意保持呼吸节奏，强度控制在可以说话但不能唱歌的程度。

❹ 放松拉伸（5min）

对全身主要肌群进行静态拉伸，每个部位保持15～30s，进一步放松肌肉，减轻酸痛。

若酒店配备健身房，还可选择跑步机快走或椭圆机训练，配合力量器械强化局部肌肉。

5.3 户外运动与当地资源利用

充分利用差旅目的地的户外环境和当地资源，既能满足运动需求，还能丰富差旅体验。城市探索步行（Citywalk）是简便有效的差旅运动方式之一，差旅人员可提前规划步行路线，使用手机地图测量从酒店到会议地点的距离，3km内可考虑步行前往；利用早餐前或晚餐后的时间进行30～60min的观光步行，同时了解城市风貌。

在“健康中国”战略持续推进的背景下，将运动融入出差生活不仅是个人健康的投资，更是适应现代生活方式的必然选择。无论是在路途中的短暂微训练，还是酒店房间内的高效训练，每一次运动都在为健康加分。

（李湘淼）

6 商业会晤茶歇怎么吃？

在紧张而高效的商业会晤中，茶歇时间既是参会者短暂休息的宝贵时刻，也是补充能量、促进交流的重要环节。科学合理的茶歇饮食不仅是能量补给站，更是提升会议效率的黄金时刻。选择健康的茶歇饮食，让短暂的休息成为推动会议成功的助力。

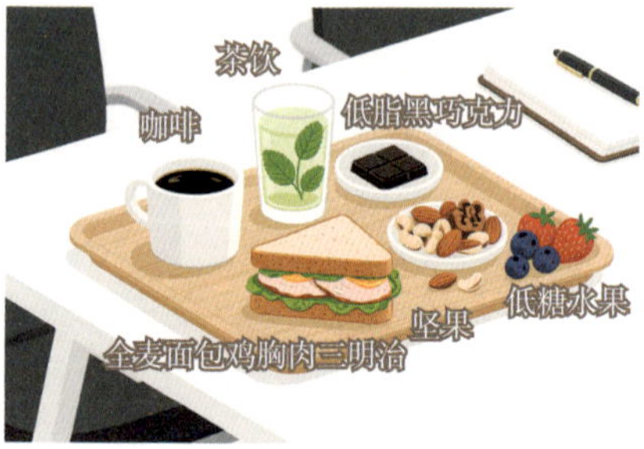

图 6-6-1 健康商务茶歇饮品与点心组合

健康的茶歇搭配应遵循饮品以无糖茶饮、咖啡、白水为主，食物优选低GI主食+优质蛋白+高纤维蔬果+适量健康脂肪的原则（图6-6-1）。

6.1 茶饮的选择

茶饮作为传统饮品，因其含有咖啡因、茶多酚等活性成分，具有提神作用而常常受到大家的青睐。茶叶中的茶氨酸具有镇静作用，可缓解咖啡因过量引发的焦虑感，形成“提神–舒缓”的动态平衡。绿茶因保留较多天然儿茶素、茶多酚等，提神作用较显著；乌龙茶通过半发酵工艺形成独特茶多酚组合，兼具提神与代谢调节功能；红茶发酵后茶黄素含量增加，调节血脂和降胆固醇效果极佳。因此，在茶歇期间适量饮茶既能够有效提神醒脑、增强注意力、提升工作或学习效率，也可舒缓紧张情绪、促进健康。但需要注意，避免过量或在睡前饮用，否则容易导致大脑中枢神经长期处于兴奋状态，引发失眠或睡眠质量下降等伤害。

咖啡爱好者需要注意控制摄入量，健康成年人每天摄入不超过210～400mg

咖啡因为宜，大约相当于3～5杯咖啡，每杯150mL，过量反而会导致失眠、焦虑。特别要注意避免含糖饮料、奶茶等高糖饮品。

6.2 零食的选择

点心、小食的选择需要重点关注升糖指数（GI）。全麦三明治（GI=45）和燕麦饼干（GI=55）等优质碳水能提供持久能量，避免血糖快速波动。坚果类食品如杏仁、核桃等富含健康不饱和脂肪酸，建议每次摄入10～15g（约10颗）为宜。希腊酸奶、低脂奶酪等能够提供优质蛋白并且不会带来过多热量。马卡龙、奶油蛋糕等高糖高脂的甜点容易导致餐后困倦，影响后续会议表现。

6.3 水果的选择

在水果的选择上，蓝莓、草莓等富含抗氧化物质，且升糖指数较低；苹果、梨等膳食纤维丰富，有助于维持饱腹感。而荔枝、龙眼等高糖水果则需控制摄入量，建议每次不超过10颗。

6.4 茶歇进食顺序

茶歇时的进食顺序也值得注意。建议先食用蛋白质和膳食纤维丰富的食物，如坚果、蔬菜类等，再摄入碳水。这样的进食顺序能有效延缓血糖上升速度，保持更持久的饱腹感和清醒状态。同时，细嚼慢咽的进食方式不仅有助于消化吸收，也能让我们更好地享受美食（图6-6-2）。

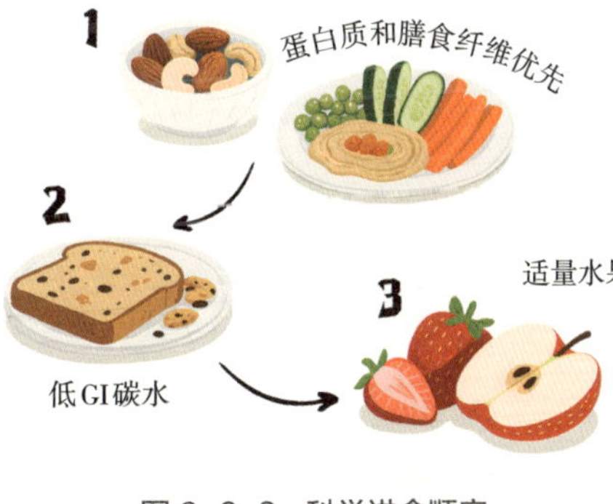
1
蛋白质和膳食纤维优先
2
低GI碳水
3
适量水果
图6-6-2 科学进食顺序

商务茶歇不仅是简单的能量补充，更是健康生活方式的体现。科学的选择，让我们在享受美味的同时，保持最佳的工作状态。

（李湘森）

7 节假日怎么吃?

每逢佳节胖三斤？节假日里，丰盛的美食与热闹的氛围相伴，但稍不注意就容易陷入饮食误区，为健康埋下隐患。掌握科学饮食法则，能够让我们在享受美食的同时，轻松保持健康好状态。

7.1 节假日健康饮食总原则

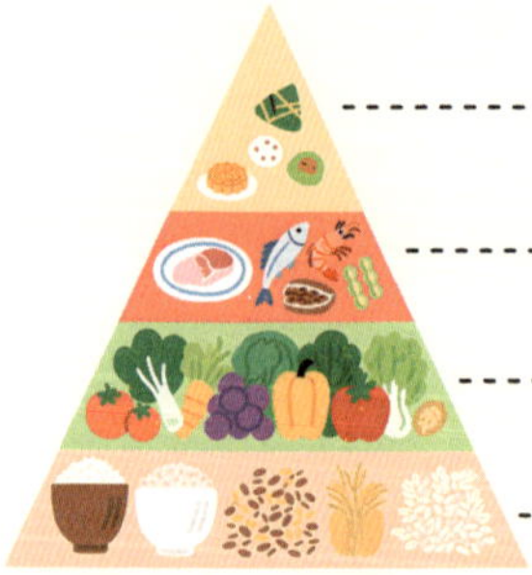

图 6-7-1 节假日均衡膳食金字塔

健康节假日饮食遵循“均衡、适量、安全”原则。每日饮食应含谷薯、蔬果、肉蛋奶和豆类，食材至少12种。控制油25～30g、盐≤5g、糖<25g，选择健康烹饪方式。规律进餐，避免暴饮暴食和空腹饮酒，成人日酒精量≤15g，相当于啤酒450mL、葡萄酒150mL、38度白酒50mL、高度数白酒30mL。注重食品安全，确保食材新鲜，生熟分开，避免食用过期或变质食物（图6-7-1）。

7.2 不同传统节日的健康饮食攻略

每个传统节日都有独特的饮食文化和代表性美食，在遵循总原则的基础上，我们可以根据节日特色和自身情况选择更健康的吃法，既品尝节日风味，又守护身体健康（图6–7–2）。

❶ 春节：丰盛不放纵，营养要均衡

春节团圆饭常以大鱼大肉为主，建议优先选择鱼虾、去皮禽肉等优质蛋白，避免使用红烧、油炸等高油烹饪方式，多搭配绿叶蔬菜和菌菇类，既解腻又增加膳食纤维摄入。糖果、糕点浅尝辄止，用新鲜水果替代甜食。

❷ 元宵节：甜蜜汤圆，温柔陷阱

元宵/汤圆多为高糖糯米制品，不易消化。建议每次食用不超过5颗，选择低糖或木糖醇版，并搭配足量蔬菜或凉拌菜平衡膳食。若血糖偏高，建议选择其他主食，避免食用汤圆或元宵。

❸ 清明节：青团适量，膳食多样

青团以糯米为原料，食用时需适量，每日不超过2个，搭配橙子、猕猴桃等富含维生素C的水果，促进铁吸收，或山楂、陈皮、绿茶、乌龙茶等解腻助消化。优选添加全麦粉或粗粮的青团，降低肠胃负担。

❹ 端午节：粽子内卷，健康不躺平

粽子界的“甜咸之争”年年都有，但无论哪种都得注意适量。建议选择杂粮粽，如燕麦、糙米、蔬菜粽，减少五花肉、豆沙等高热量馅料。成年人每日食用1～2个即可，搭配凉拌黄瓜、清炒空心菜等清爽菜肴，并相应减少其他主食摄入。

❺ 中秋节：月饼浅尝，饮食平衡

面对香甜的月饼，控制食用量是关键，尤其对于“三高”和肥胖人群。建议选择低糖、低油或水果馅料的品类，每次食用不超过1/4，搭配热茶水解腻促消化。建议作为加餐或正餐开始时食用，避免空腹或早餐食用，造成反酸等不适，同时需要相应减少正餐主食及肉类的摄入量以免热量超标。

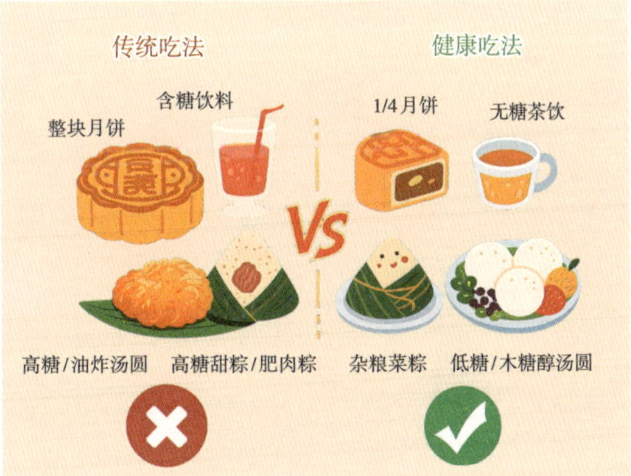

图6–7–2　节日美食健康吃法

7.3 节后身体恢复小妙招

若节假日期间不慎饮食过量，可在次日增加菠菜、芹菜等含膳食纤维多的食物摄入，搭配酸奶补充益生菌；进行30min快走、跳绳等中强度运动消耗多余热量；保证7～9h充足睡眠，帮助身体代谢修复。

节日的意义从不是“暴饮暴食”，而是在烟火气中感受生活的美好。遵循“吃动平衡”原则，既能享受节日美食的乐趣，又能守护好身体的健康防线。

（李湘淼）

8 家庭生活中怎么吃？

家庭作为最基本的社会单元，其饮食习惯直接影响着每个成员的健康状况。然而，现代家庭面临着时间紧张、成员需求各异等多重挑战，如何在有限条件下实现科学饮食成为亟待解决的问题。

8.1 快节奏下的健康选择

对于职场家庭而言，工作日时间紧张，高效烹饪同时兼顾营养是关键。合理搭配可以参考“3+1+1”的原则：即3份蔬菜、1份优质蛋白和1份全谷物主食。可提前进行食材预处理，如周末将鸡胸肉腌制分装冷冻，蔬菜洗净切配后冷藏，节省每日备餐时间。早餐用燕麦片搭配牛奶、水煮蛋和一些坚果，快速补充能量；午餐或晚餐可制作糙米饭、香煎鸡胸肉和清炒时蔬，用控油壶精准控制油量，在出锅前1～2min加盐，既能提味又能控制用量。还可巧用一锅出料理，如蔬菜虾仁豆腐煲和鸡胸肉蔬菜焖饭，荤素搭配营养均衡，烹饪步骤简单（图6–8–1、图6–8–2）。

一锅出 蔬菜虾仁豆腐煲

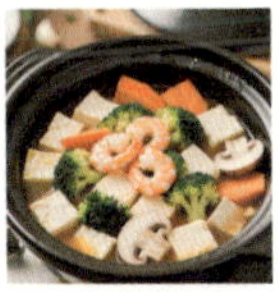

食材：

嫩豆腐1块（约400g）、虾仁150g、西兰花100g、胡萝卜半根、口蘑3～4个、鸡蛋1个、葱花、蒜末、生抽2勺、蚝油1勺、盐少许、白胡椒粉少许

做法：

1. 豆腐切小块，焯水1min去豆腥味，捞出备用；西兰花切小朵，胡萝卜、口蘑切片，焯水1min后过凉水；
2. 锅中放少许油，爆香蒜末，加入虾仁炒至变色，加生抽、蚝油翻炒均匀；
3. 倒入适量清水，放入豆腐、蔬菜，中小火煮5min；
4. 淋入打散的蛋液，加盐、白胡椒粉调味，撒葱花即可。

小贴士：可搭配杂粮饭食用更健康

图6–8–1 一锅出蔬菜虾仁豆腐煲菜谱

一锅出 鸡胸肉蔬菜焖饭

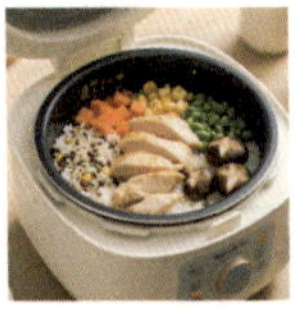

食材：

鸡胸肉1块（约200g）、大米1杯、杂粮米半碗、胡萝卜半根、玉米半根、青豆50g、香菇2朵、生抽1勺、蚝油1勺、料酒半勺、蒜末、盐少许

做法：

1. 大米、杂粮米洗净，加水（比平时煮饭少10%），放入电饭煲；
2. 鸡胸肉切小块，加生抽、蚝油、料酒、蒜末腌制10min；胡萝卜、香菇切丁，玉米剥粒；
3. 将腌制好的鸡胸肉和蔬菜铺在米饭上，启动煮饭模式；
4. 饭煮好后拌匀，根据口味加盐调味，撒葱花即可

图6–8–2 一锅出鸡胸肉蔬菜焖饭菜谱

8.2 儿童及老人家庭营养管理策略

儿童期是生长发育的关键阶段，需要充足的优质蛋白、钙、铁等营养素。建议早餐采用“蛋白质+全谷物+水果”组合，如水煮蛋+全麦面包+牛奶；午餐搭配杂粮饭、优质蛋白和时蔬；晚餐选择易消化的鱼肉、豆腐和蔬菜。加餐优选无糖酸奶、坚果或低糖水果，避免高糖零食。

对于有老年人的家庭，应注重蛋白质摄入，钙和维生素D的补充。早餐可以准备杂粮馒头和豆浆，午餐推荐二米饭搭配清蒸鲈鱼和香菇油菜，晚餐则以红薯粥和虾仁豆腐为主。对于高龄老人，食物应切碎制软，保持坐姿进食，避免汤泡饭等容易导致呛咳的食物。吞咽困难者采用浓稠流质，必要时分5~6次少量进食。

在代际同堂的家庭中，可以在基础食材统一处理的前提下，进行分餐制作。比如米饭准备软硬两种质地；肉类分别切丁（儿童）和切丝（老人）；蔬菜分时段烹饪。营养强化方面，可以在儿童的牛奶中加入核桃粉，给老人的粥里添加蛋白粉或肉松。全家共享的骨汤炖菜分装后按需调味，既保证了营养基础，又满足了个性化需求。

孕产期家庭需要增加优质蛋白、铁、叶酸等营养素，但需控制总热量避免过度增重。

8.3 肥胖家庭的科学饮食指南

肥胖家庭的饮食调整需要全家共同参与。减重应遵循“能量负平衡”原则，即摄入少于消耗，同时保持食物多样化。推荐成人每日能量摄入平均降低30%~50%或降低500~1000kcal。主食选择全谷物和薯类，控制精制碳水；蛋白质优选鱼虾、瘦肉和豆制品；蔬菜每日300~500g。烹饪多用蒸煮、少用煎炸，避免高糖饮料和零食。建立固定用餐时间，减慢进食速度，饭后适当活动。每周可安排1次“轻断食日”，全家共同记录饮食日记，互相监督鼓励。

科学规划家庭饮食，既是一门学问，也是一种爱的表达。通过科学规划、全家参与和持续实践，每个家庭都能建立起适合自己的健康饮食模式，为成员的健康保驾护航。

（李湘森）

9 家庭生活中怎么运动？

在现代家庭生活里，静态生活方式正悄然威胁着家人健康。从孩童到老人，缺乏运动引发的儿童体质弱、中年亚健康、老年肌肉衰退等问题，已成为不容忽视的健康隐患。因此，开展家庭运动显得尤为必要，不仅能有效提升身体素质、增强免疫力，还能在运动中增进家人间的情感交流。

9.1 不同年龄段家庭成员的运动方案

家庭运动应遵循“动则有益、适度量力、贵在坚持”的基本原则。根据不同年龄段家庭成员生理特点定制差异化方案，兼顾安全性与趣味性（图6–9–1）。

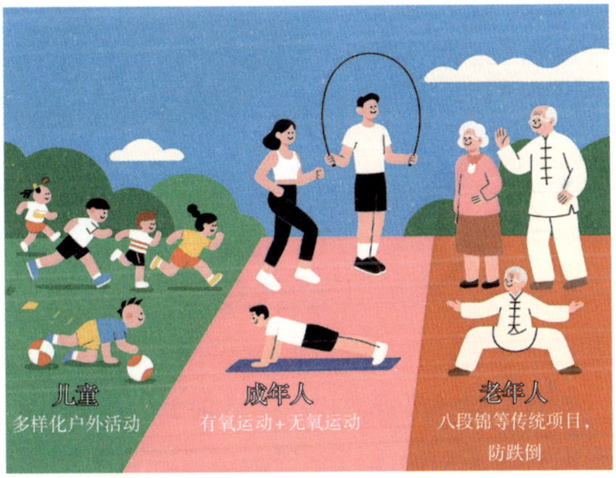
儿童
多样化户外活动
成年人
有氧运动+无氧运动
老年人
八段锦等传统项目，
防跌倒

图6–9–1 不同年龄段家庭成员运动方案

❶ 儿童青少年（3~17岁）

（1）幼儿期（3～5岁）：以游戏化活动为主，如障碍跑、搭积木，每日活动180min，减少静态看屏幕时间。

（2）学龄期（6～12岁）：结合学校体育作业，开展跳绳、球类运动。寒假可设计亲子冰雪活动。

（3）青少年（13～17岁）：注重纵向运动如摸高、跳绳，促进身高发育，同时搭配抗阻训练如俯卧撑，增强肌力。

❷ 成年人（18~64岁）

成年人每周建议进行150～300min中等强度有氧运动如居家健身操，另外配合2天力量训练，如哑铃训练。

❸ 老年人（65岁+）

着重平衡能力练习，如坐站转移、上下肢力量、平衡协调、核心稳定训练，配合腹式呼吸。也可选择太极拳、八段锦等传统健身项目，提升柔软度，锻炼平衡协调，降低跌倒风险。

9.2 培养家庭运动习惯

（1）制定家庭运动时间表，将运动融入日常生活。比如，每天早餐前安排15min亲子拉伸活动；晚饭后，全家一起散步30min。周末可预留1～2h进行家庭户外运动，如骑行、公园慢跑。

（2）设置专门运动区域，营造家庭运动氛围。在家中摆放瑜伽垫、哑铃等简单器材，家长以身作则，成为孩子运动的榜样。

（3）设计家庭互动游戏，增加运动趣味性。在家中组织运动挑战赛，设置跳绳、仰卧起坐趣味比赛项目，给予奖励激励。还可利用运动App，开展线上家庭运动打卡活动，记录运动成长，制作家庭运动相册或视频，增强成员成就感。

9.3 家庭运动注意事项

（1）充分热身放松：运动前5～10min热身，如活动关节、快走，提升体温、增加血液流向肌肉，降低受伤风险；运动后同样时长放松，拉伸肌肉，恢复心率血压。

（2）选择合适装备：穿舒适透气运动装，选支撑、缓冲性能好的运动鞋，减少运动损伤。

（3）保障空间安全：清理运动区域，移除尖锐物、障碍物，确保地面干燥不滑。空间有限的家庭，可选低空间需求运动，如椅子坐站练习、墙壁俯卧撑、矿泉水瓶当哑铃等。

（4）遵守循序渐进原则：依自身状况与能力，逐步增加运动强度和时长，避免过度疲劳受伤。

（5）保持正确呼吸：运动时保持自然呼吸，力量训练时尤其注意别憋气。

（6）关注身体反应：运动中若出现疼痛、头晕、心慌等不适，立即停练并咨询医生。慢性病患者运动需遵医嘱，在专业指导下进行，重规律而非强度。

（7）科学合理饮食：运动中适当补水补盐防脱水，运动后注重营养补充，摄入蛋白质、维生素、矿物质，助力肌肉合成，切忌暴饮暴食。

家庭运动是全民健康促进的基础。科学规划运动方案，不仅能提升全家身体素质，还能增强家庭和谐氛围，形成健康生活方式代际传递的良好机制。快和家人一起动起来，拥抱更加健康美好的生活。

（李湘森）

10 日常工作中怎么悄悄消耗热量?

随着现代工作方式日益久坐化，职场人群面临着越来越严重的健康挑战。办公室人群由于长时间静坐、缺乏运动，成为肥胖及相关慢性病的高风险群体。在忙碌的工作日程下，专门安排锻炼时间难以实现，因此将科学有效的热量消耗策略融入日常工作，对改善代谢健康意义重大。

10.1 创造工作中的活动机会

现代职场人平均每天有6～8h处于静坐状态，这种久坐行为已被确认为全球范围内造成死亡的第四位主要危险因素。《中国人群身体活动指南》强调“动则有益”，职场人可通过多种方式创造活动机会。

（1）设置每30～60min的定时提醒，起身接水、上厕所，伸展；

（2）利用“多喝水策略”，既满足每日1500～1700mL饮水需求，又通过增加排尿次数自然打断久坐；

（3）会议期间进行坐姿腿部伸展、勾脚等小动作；

（4）主动创造步行机会，如选择爬楼梯、去远处取文件、当面沟通工作；

（5）“电话散步”，利用接电话时间起身活动，利用无线耳机或手机扬声器功能，边通话边活动。

10.2 办公室运动健身操

在工作间隙，可以进行3～5min的办公室健身操，既能缓解身体疲劳，又能提高工作效率。

❶ 颈部拉伸

站立或坐直，右手放头顶向右侧轻拉，感受左侧颈部拉伸，保持15～30s后换另一边；再进行低头、抬头及左右转头动作，每个动作重复5～10次。

❷ 肩部运动

双臂自然下垂，双肩从前向后缓慢画圈10～15次，再反向画圈；坐在椅子上，双肩缓慢上提后放下，重复10次，放松肩部。

❸ 腰部运动

（1）坐姿下双腿与肩同宽，上半身缓慢向左扭转，看向左后方，保持10～15s后换另一边。

（2）站立位双腿分开，距墙一臂远，吸气，以腰部为轴心，缓慢将上半身向右转动，同时带动双肩和头部转向右侧，手臂自然随身体转动，双手平触碰墙面，保持30s，注意下半身保持稳定，双脚脚跟不离开地面，髋关节不要随上半身转动，换另一边重复5次（图6-10-1）。

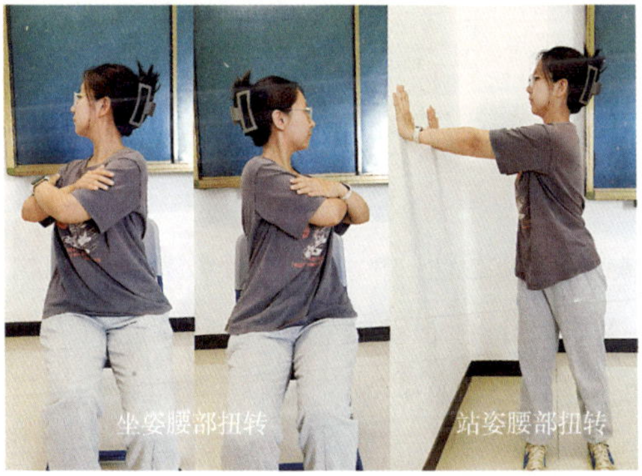

图6-10-1 坐姿及站姿腰部扭转运动

❹ 下肢运动

双脚与肩同宽站立，踮起脚尖，保持3～5s后放下，重复15～20次。坐姿下伸直双腿，依次抬腿屈膝靠近胸部，每侧重复10次。

❺ 手部运动

双手握拳后逐指伸展，重复10～15次；手指交叉掌心相对前推，保持15s；伸直双臂转手腕，顺逆时针各10次。

⑥ 全身放松

站立位体前屈，尝试用手触摸脚尖，拉伸腿后侧与背部（图6–10–2）；最后端坐闭眼，进行深呼吸，吸气后缓缓吐出，重复几次。

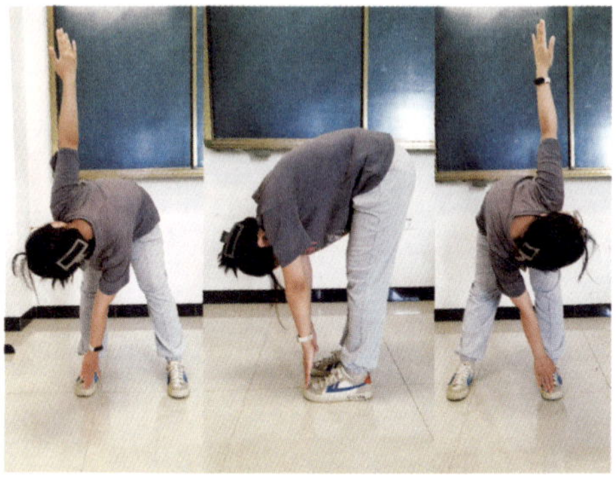

图6–10–2　站立位体前屈

10.3　通勤与办公室环境设计

通勤方式的选择对每日热量消耗影响显著。可以提前1～2站下车步行剩余路程；开车出行时，可将车停放在离入口较远的车位；或者骑自行车或步行上下班。

办公环境设计融入促进活动的元素。如分散放置常用物品，强制增加活动路径，将打印机、饮水机分区设置或将文件柜远离工位等。也可配置可调节高度桌，设置站立会议区，从而保持身体活跃，增加身体热量消耗。而步行会议则让参会者在边走边讨论中完成工作交流，在消耗热量的同时还能激发思维灵感，提升会议效率。在办公区域配备弹力带、小哑铃等简易健身器材，员工可在工作间隙进行手臂拉伸、力量训练等。

日常工作中隐藏着诸多热量消耗机会，关键在于找到适合自己的方式，将健康行为融入生活与工作，积少成多，改善健康状况。

（李湘森）

11 职场运动工具你准备好了吗？

对于职场人群而言，由于长期久坐、工作压力大等因素，易引发体重异常、身体活动不足等健康问题。因此，科学利用碎片化时间、借助合适的运动工具进行日常锻炼，成为改善职场人群健康状况的有效途径。

11.1 小型有氧训练工具

无绳跳绳是职场有氧训练的理想选择。它通过内置传感器和虚拟计数技术，解决了传统跳绳的空间和噪声问题，适合午休或工作间隙锻炼。建议采用间歇训练法：全力跳跃30s，休息30s，循环5～8组，既能提升心肺功能，又不影响后续工作状态。

瑜伽垫与弹力带组合构成了多功能有氧训练系统。一张标准瑜伽垫（长183cm × 宽61cm）展开后仅占用约1m^{2}空间，却可支持数十种有氧训练动作。配合不同阻力的弹力带，能实现从低强度到高强度的全谱系训练。例如，登山动作、双手撑地、交替提膝等，可锻炼核心肌群；弹力带侧移步、双脚套弹力带横向移动等，可激活臀部肌肉。

11.2 力量训练工具

可调节哑铃是职场力量训练的核心装备。通过旋转拨盘实现2～20kg重量切换，比传统固定哑铃极大节省收纳空间。推荐动作包括坐姿哑铃推举（锻炼肩部）、单臂划船（强化背部）和负重深蹲（激活下肢），每个动作3组，每组

8～12次。需注意，力量训练应遵循“渐进超负荷”原则，即随着能力提升逐步增加重量或次数，才能持续获得健康效益。

悬挂训练带利用使用者自身重量作为阻力，是另一种高效的空间节约型力量工具。一套悬挂系统仅需一个固定点，如门框或专用支架，即可完成全身肌肉训练。典型动作包括：悬挂划船（针对上背部）、单腿深蹲（强化下肢）和各种核心训练变体。

11.3 按摩放松工具

筋膜枪是职场高效放松的标配工具。其高频振动能深入肌肉层，促进血液循环，加速代谢废物清除。使用时应避开骨突部位和重要神经血管，每个部位处理时间控制在1～2min。针对上斜方肌紧张，可采用低挡位、小头附件放松；下背部疲劳则推荐使用缓冲头舒缓。

泡沫轴和按摩球则承担日常放松的角色。泡沫轴通过自身体重滚压，可松解腰背筋膜；按摩球适用于足底、颈部等小肌群放松，还可刺激足底穴位，促进血液循环。它们体积小巧，便于收纳，符合职场空间限制。

11.4 日常物品替代器械

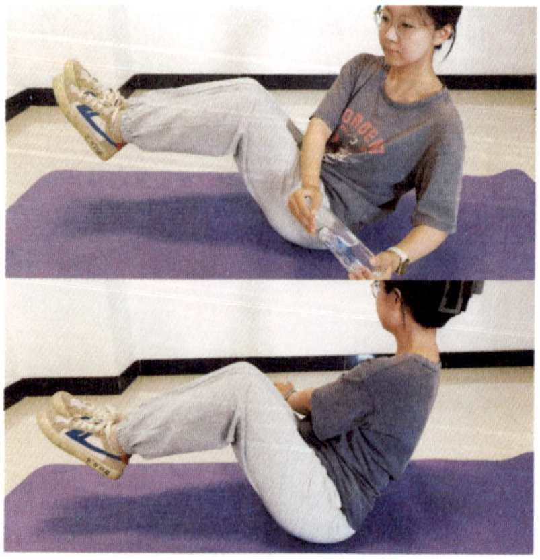
图6-11-1 “水瓶俄罗斯转体”动作示意

矿泉水瓶的健身应用展现了资源最大化利用的智慧。2L水瓶（约2kg）可作为哑铃替代品完成多种力量训练，如弯举、侧平举和过头推举等。还可进行“水瓶俄罗斯转体”，坐姿屈膝，双脚离地，双手持瓶左右转体，能同时激活腹直肌、腹斜肌和髋屈肌群（图6-11-1）。

办公椅也是绝佳的训练工具。例如，可进行椅式深蹲、坐姿腿屈伸和椅背支撑俯卧撑等多样化训练（图6-11-2）。这种就地取材的训练理念，消除了时间和空间障碍，使健康行为真正融入工作流程。

将健康管理从专业场所向工作场景延伸，使职场人群能够突破时空限制，将运动融入日常工作流程至关重要。让我们从配置一件运动工具开始，迈出职场健康管理的第一步，共同营造“人人参与、处处运动”的健康工作新生态。

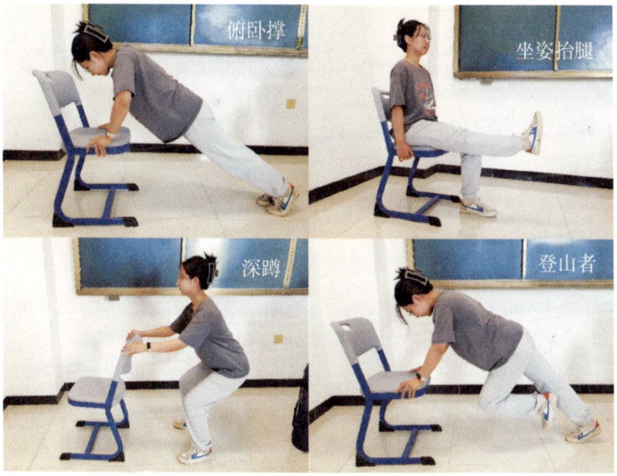

图 6-11-2　办公椅锻炼动作

（李湘森）

12 职场运动监测你有设备吗?

在快节奏的现代职场中，工作压力大、久坐不动已成为常态，不仅降低工作效率，更威胁身体健康。随着《“健康中国2030”规划纲要》、全民健身计划等政策推进，职场运动日益受到关注。但如何科学评估运动效果、确保运动安全有效？职场运动监测设备便是破题关键，它们不仅能量化运动成果，还能提供个性化健康指导，在预防职业病、改善亚健康方面发挥重要作用。

12.1 职场运动监测设备类型及功能

❶ 基础健康体征监测设备

智能体脂秤是一种集成了多种健康监测功能的设备，可精准测量体重、体脂率、肌肉量等多维度数据。它能将数据同步至手机App，生成健康报告并提供个性化建议，帮助职场人士科学管理身材、预防职业病，尤其适合久坐人群监测身体成分变化。

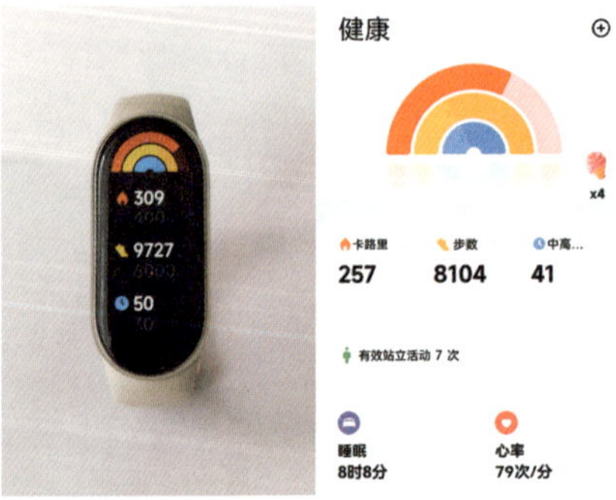

图6-12-1 智能手环及运动App数据同步示例

❷ 智能可穿戴设备

可穿戴设备因其便携性和连续性成为职场运动监测的理想选择。智能手环、手表等设备可实时记录步数、心率、卡路里消耗等数据，部分高端产品还能监测血氧饱和度和压力水平。此外，多种运动App可与这些设备连接，基于运动数据为用户推荐个性化运动方案，帮助职场人士更好地管理健康（图6-12-1）。

❸ 智能健身器材

职场健身房中的智能健身器材正变得越来越普及。这类设备通常配备显示屏，可实时显示运动数据，并通过云端存储历史记录。立式健身车、推胸划船训练器等智能器材不仅能指导正确运动姿势，还能根据用户体能水平自动调整训练强度。员工通过手机扫描设备二维码即可获取个性化运动处方，使健身更加科学高效。

❹ 特殊安全监测设备

针对运动中可能发生的意外情况，一些特殊功能的安全监测设备也应运而生。“跌倒AI报警手表”内嵌多轴加速度传感器，可以感知用户身体重心的变化，当检测到跌倒风险时会自动发出警报。“AI识别心电衣”则能实时监测心脏活动，有效识别房颤、过早搏动等异常情况，为高强度工作环境中的员工提供额外安全保障。

12.2 如何选择适合的职场运动监测设备

❶ 根据需求选择

职场运动监测设备种类繁多，功能各异。职场人士应根据自己的健康目标和运动需求选择适合的设备。例如，如果主要关注体重管理，可以选择体重秤和体成分仪；如果希望全面监测运动数据，可以选择智能手环或手表。

❷ 考虑设备的准确性

运动监测设备的准确性是选择的关键因素之一。在购买设备时，应选择知名品牌的产品，并查看用户评价和技术参数。例如，大部分可穿戴设备采用光电容积脉搏波描记法（PPG）来测量心率及其他生物计量指标。PPG传感器的精度受传感器质量、数据算法等因素影响，高精度传感器才能确保监测数据可靠，为健康管理提供有效依据。

❸ 关注设备的便携性和舒适性

考虑到日常佩戴需求，设备的便携性和舒适性不容忽视。智能手环、手表应小巧轻便，适配职场场景。同时，外观设计也应简约大方，避免影响工作形象。

④ 结合运动监测App使用

将设备与运动监测App结合使用，能释放更大效能。App可整合分析运动数据，制定科学运动计划，还具备运动记录、社交互动等功能，提升运动趣味性与持续性。

职场运动监测设备为职场人士健康管理提供了有力支撑。但需明确，设备仅是工具，唯有养成良好生活习惯、积极运动，才能真正实现健康目标。

（李湘淼）

13 腕管综合征与体重有关系吗?

在大众印象中，体重管理似乎主要与血压、血脂、血糖等全身性健康指标有关。然而，越来越多的研究与临床观察发现，局部疼痛和功能障碍，特别是与手部相关的慢性神经压迫疾病，也可能受到体重状态的显著影响。腕管综合征发病不仅与重复性劳损、长时间使用电子设备密切相关，还与个体的体重、体脂率、组织水肿水平等密切相关。本节将从病因机制出发，深入探讨超重或肥胖如何影响腕管压力，阐明体重管理在预防与改善腕管综合征中的潜在价值。

13.1 什么是腕管综合征

腕管综合征（CTS）是由各种急性或慢性原因引起的腕管内压力升高，而使腕管内正中神经受到压迫而产生的症状或体征，典型症状是由正中神经支配区疼痛、麻痹及感觉异常，同时伴或不伴肌力减退，严重者会发生大鱼际肌肉萎缩，是手外科中最常见的周围神经卡压综合征。

腕管综合征多见于中老年女性、办公室人群、长期重复手腕动作者如程序员、打字员、家庭主妇，近年来也呈现出年轻化趋势。

13.2 腕管综合征与体重的关系

肥胖可增加腕管综合征的发病风险，可能的原因为肥胖者腕管内脂肪组织堆积，内容物增多使腕管内高压，正中神经受压，血液供应减少，引起神经损伤。腕管是位于手腕部的一个狭窄而封闭的骨性和韧带结构，内含正中神经和

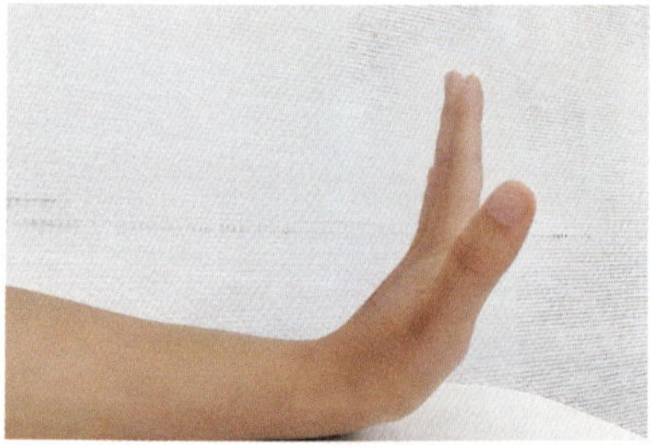

图 6-13-1 腕部背伸位

屈肌腱等组织（图6-13-1）。正常情况下，这些结构在腕管内相对紧密而稳定，但在肥胖个体中，由于全身脂肪含量增加，特别是腕部皮下和腕管周围脂肪组织的异常堆积，使得腕管内容物相对增多，狭小空间的压力显著升高。长期处于高压状态下，正中神经会受到机械性压迫，其周围血液供应也会受到影响，出现微循环障碍和神经缺血，最终导致神经传导功能受损，表现为手指麻木、刺痛、无力等典型症状。

此外，体重超标还可能改变日常动作模式，加重腕部机械负荷。肥胖个体在操作手机、电脑和做家务等活动中，常会因身体协调性下降、关节活动受限而产生不良姿势或过度用力，进一步加剧腕部的重复性劳损与组织压迫。现代办公族中久坐少动、腕部长期保持背伸位如打字、操作鼠标的现象，使得这些力学因素在肥胖人群中更易诱发腕管综合征。

13.3 体重管理能改善或预防腕管综合征吗

BMI的下降与腕管综合征的发病风险下降密切相关，合理控制体重、减少脂肪比例，可减轻局部脂肪压力，改善腕管内空间狭窄；改善神经血流灌注，减缓正中神经损伤；增强肌肉力量与腕关节稳定性，减少重复性损伤。

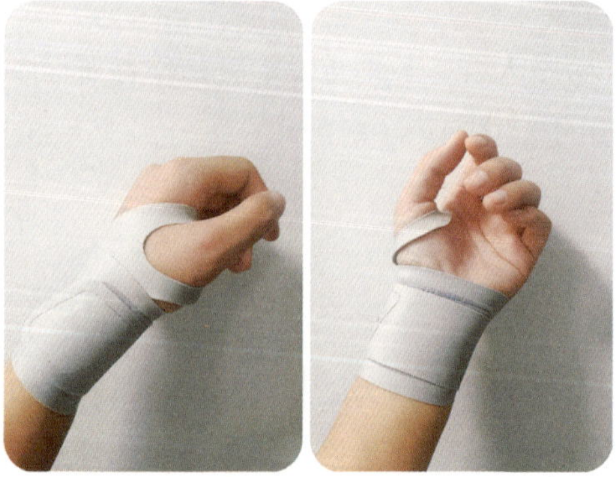

图 6-13-2 腕部支具佩戴

除了控制体重外，避免长时间保持固定手腕姿势，尤其是腕部背伸位；使用符合人体工学的鼠标键盘支撑垫；工作间隙做腕部放松操，如手腕旋转、握拳放松等；必要时佩戴腕部支具，稳定腕关节位置，减轻夜间压迫（图6-13-2）。

腕管综合征并非仅是局部问题，它与全身代谢状态和身体结构密切相关。将其纳入体重管理的目标系统，不仅有助于改善腕部症状、减少神经压迫，也有利于整体健康状况的优化。尤其对于办公室人群、手工劳动者以及体重超标的中老年人而言，体重管理不仅是预防慢性病的手段，更是保护关节与神经系统的重要策略。

（陈娜/孙静）

参考文献

[1] 中央人民政府. 关于印发“体重管理年”活动实施方案的通知 [Z]. 2024.

[2] 国家卫生健康委员会. 体重管理指导原则(2024 年版)[Z]. 2024.

[3] 国家卫生健康委员会. 中国居民营养与慢性病状况报告(2020 年)[R]. 北京:人民卫生出版社,2020.

[4] 中共中央,国务院. “健康中国 2030” 规划纲要 [Z]. 2016.

[5] 国家卫生健康委员会. 健康体重管理行动(2025)[Z]. 2025.

[6] 国家卫生健康委员会. 居民体重管理核心知识(2024 年版)[Z]. 2024.

[7] 国家卫生健康委员会. 肥胖症诊疗指南(2024 年版)[Z]. 2024.

[8] 中华医学会老年医学分会. 中国肌肉减少症诊疗指南(2024 版)[Z]. 2024.

[9] 中国营养学会. 中国居民膳食营养素参考摄入量(2023 版)[M]. 北京:人民卫生出版社,2023.

[10] 中国超重 / 肥胖医学营养治疗指南专家组. 中国超重 / 肥胖医学营养治疗指南(2021)[J]. 中国医学前沿杂志,2021,13(11): 1–55.

[11] 中华医学会糖尿病学分会. 中国 2 型糖尿病防治指南(2022 年版)[J]. 中华糖尿病杂志,2022,14(8): 757–818.

[12] 中国血脂管理指南修订联合专家委员会. 中国血脂管理指南(2023 年)[J]. 中华心血管病杂志,2023,51(3): 221–255.

[13] 中国成人血脂异常防治指南修订联合委员会. 中国成人血脂异常防治指南(2016 年修订版)[J]. 中华心血管病杂志,2016,44(10): 833–853.

[14] 中国肾脏病学会. 中国慢性肾脏病早期评价与管理指南 [Z]. 2023.

[15] 中华医学会内分泌学分会. 甲状腺功能减退症基层诊疗指南(2019 年)[J]. 中华全科医师杂志,2019,18(11): 1022–1028.

[16] European Society of Endocrinology. ESE 临床实践指南:肥胖患者的内分泌检查 [J]. Eur J Endocrinol,2020,182(1): G1–G32.

[17] 中华医学会骨质疏松和骨矿盐疾病分会. 原发性骨质疏松症诊疗指南(2022)

[J]. 中华内分泌代谢杂志,2023,39(5): 377–406.
[18] 中国老年学和老年医学学会骨质疏松分会. 中国老年骨质疏松症诊疗指南(2023)[Z]. 2023.
[19] 国家体育总局. 全民健身指南 [Z]. 2017.
[20] 国家国民体质监测中心. 国民体质测定标准(2023 年修订)[S].2023–08–10.
[21] 国家体育总局. 国家体育锻炼标准工作指导手册 [Z]. 2021.
[22] 徐国栋,袁琼嘉. 运动解剖学(第 5 版)[M]. 北京 : 人民体育出版社,2012.
[23] 张建. 核心训练彩色解剖图谱 [M]. 北京 : 人民邮电出版社,2022.
[24] 中国医师协会心血管内科医师分会. 心肺运动试验临床规范应用中国专家共识 [J]. 中华心血管病杂志,2024,52(3): 221–236.
[25] 中华医学会肠外肠内营养学分会. 人体成分测量方法及其临床应用专家共识(2015)[J]. 中华临床营养杂志,2015,23(4): 193–202.
[26] 中华口腔医学会牙周病学专业委员会. 口腔诊疗中的牙周基本检查评估规范(2022 年版)[Z]. 2022.
[27] 卫生部. 中国居民口腔健康指南 [Z]. 2009.
[28] 中华口腔医学会. 第四次全国口腔健康流行病学调查报告(2015—2018)[R]. 北京:人民卫生出版社,2018.
[29] 中华口腔医学会. 维护牙周健康的中国口腔医学多学科专家共识(第一版)[A]. // 中华口腔医学会学术年会论文集 [C]. 2022: 1–10.
[30] 李秋红,左月,任衍开. 老年昼夜节律睡眠障碍原因及治疗现状的研究进展 [J]. 世界睡眠医学杂志,2024,11(5): 1054–1056.
[31] 杨捷,刘子龙,高玉雯,等. 似昼夜节律与糖脂代谢的研究进展 [J]. 空军军医大学学报,2024,45(2): 206–210.
[32] 付聪,于欢,陈云飞. 昼夜节律系统与成人昼夜节律睡眠觉醒障碍 [J]. 生理科学进展,2019,50(1): 35–40.
[33] 吴昌华,袁子豪,张金,等. 生物钟、棕色脂肪组织对动脉粥样硬化的影响 [J]. 广东医科大学学报,2020,38(5): 518–521.
[34] 刘长丽,金秀平,王颖,等. 2 型糖尿病肥胖患者血糖、血压与血皮质醇水平的关系 [J]. 华北理工大学学报,2017,19(4): 290–294.
[35] 谢爱,蔡太生,刘家僖. 不同负性情绪与应对方式对超重 / 肥胖青少年情绪性

进食的影响 [J]. 神经疾病与精神卫生,2016,16(4): 418–421.
[36] 肖碧莲,张旭玲,颜文清,等. 41 名中国妇女正常月经周期的生殖激素变化 [J]. 中华医学杂志,1984,64(12): 728–731.
[37] 杨启航,蒲锐,陈子扬,等. 肠道菌群代谢物在肥胖调控中的作用与机制 [J]. 中国组织工程研究,2024,28(2): 308–314.
[38] 汪贵. 肥胖患者胰岛素抵抗的相关因素联合分析 [D]. 合肥 : 安徽医科大学,2024.
[39] 中华医学会内分泌学分会. 超重 / 肥胖多囊卵巢综合征患者体重管理内分泌专家共识 [J]. 中华内分泌代谢杂志,2025,41(1): 1–11.
[40] 方红娟,杨雅然,钟历勇. 内分泌激素在调节静息能量代谢和体重控制中的作用 [J]. 中华医学杂志,2019,99(3): 161–165.
[41] 曲伸,梅芳芸. 肥胖与甲状腺功能的关系 [J]. 华西医学,2018,33(1): 1–5.
[42] 杨东英. Leptin 基因的研究进展 [J]. 中国牛业科学,2013,39(3): 55–58.
[43] 黄彦. 第二代抗精神病药物对体重影响的研究进展 [J]. 医疗装备,2019,32(4): 199–200.
[44] 胡茂清,田浩明. 噻唑烷二酮类药物对 2 型糖尿病患者体重、水肿及心功能的影响 [J]. 四川医学,2007,28(9): 949–951.
[45] 刘庆文. 口服避孕药与女性体重增加关系的 meta 分析 [J]. 中国保健营养,2018,28(19): 20–21.
[46] 覃荣禄,黄志向. 孕期体重增加对妊娠期并发症及母婴结局的影响 [J]. 妇儿健康导刊,2025,4(4): 86–89.
[47] 张晓菁,王谢桐. 哺乳期的营养管理 [J]. 中国实用妇科与产科杂志,2007,23(4): 262–264.
[48] 孙长颢. 营养与食品卫生学(第 8 版)[M]. 北京 : 人民卫生出版社,2017.
[49] 张钧,张蕴琨. 运动营养学(第 2 版)[M]. 北京 : 高等教育出版社,2019.
[50] 国家卫生健康委员会. 成人高血压食养指南(2023 年版)[Z]. 2023.
[51] 中国营养学会. 中国居民减盐核心信息十条 [Z]. 2019.
[52] 国家卫生健康委员会. 成人糖尿病食养指南(2023 年版)[Z]. 2023.
[53] 国家卫生健康委员会. 成人高尿酸血症与痛风食养指南(2024 年版)[Z]. 2024.
[54] 张丽萍,杨建雄. 生物化学原理(第四版)[M]. 北京 : 高等教育出版社,2025.

[55] 杨宝峰,陈建国. 药理学(第十版)[M]. 北京:人民卫生出版社,2025.

[56] 中国营养学会. 中国儿童青少年零食指南(2018)[Z]. 2018.

[57] 国家卫生健康委员会. 食品安全国家标准 预包装食品营养标签通则: GB 28050–2025[S]. 北京:中国标准出版社,2025.

[58] 中国营养学会. 中国肥胖预防和控制蓝皮书 [R]. 北京:北京大学医学出版社,2019.

[59] 中华医学会肠外肠内营养学分会. 中国成人患者微营养素临床应用指南(2024版)[J]. 中华医学杂志,2024,104(1): 1–15.

[60] 生酮饮食干预 2 型糖尿病中国专家共识编写委员会. 生酮饮食干预 2 型糖尿病中国专家共识(2019 年版)[J]. 实用临床医药杂志,2019,23(21): 1–6.

[61] 国家食品安全风险评估中心. 中国居民膳食咖啡因摄入水平及其风险评估 [R]. 北京,2021.

[62] 中国营养学会. 中国妇女妊娠期、哺乳期膳食指南(2022)[Z]. 2022.

[63] 国家卫生健康委员会,国家市场监督管理总局. 食品安全国家标准食品添加剂使用标准: GB 2760–2024[S]. 北京,2024.

[64] 中华医学会肠外肠内营养学分会. 成人胃肠功能障碍患者医学营养治疗指南(2025 版)[Z]. 2025.

[65] European Society for Clinical Nutrition and Metabolism. 肠道微生态营养支持共识 [J]. Clin Nutr,2023,42(10): 1743–1761.

[66] World Obesity Federation. World Obesity Atlas 2025 [R]. London,2025.

[67] 黄宏兴,吴青,李跃华,等. 肌肉、骨骼与骨质疏松专家共识 [J]. 中国骨质疏松杂志,2016,22(10): 1221–1229.

[68] Louise Burke, Vicki Deakin. 临床运动营养学(第 4 版)[M]. 常翠青,译. 北京:世界图书出版公司,2011.

[69] 中国疾病预防控制中心,国家体育总局体育科学研究所. 中国人群身体活动指南(2021)[Z]. 2021.

[70] 中国体育科学学会. 运动处方中国专家共识(2023)[J]. 体育科学,2023,43(6): 1–15.

[71] 中国医药卫生文化协会心血管健康与科学运动分会. 运动相关心血管事件风险的评估与监测中国专家共识 [J]. 中国循环杂志,2022,37(12): 1163–1178.

[72] 国家标准化管理委员会. 公共体育设施 室外健身设施的配置与管理：GB/T 34290–2017[S]. 北京：中国标准出版社，2017.
[73] Feuerstein G. Yoga For Dummies [M]. 2nd ed. Hoboken: Wiley，2001.
[74] 王卫星. 瑜伽实用教程 [M]. 北京：清华大学出版社，2020.
[75] 脑认知健康管理中国专家共识制定委员会. 脑认知健康管理中国专家共识[J]. 中华神经科杂志，2023，56(12): 1349–1360.
[76] 中华医学会神经病学分会痴呆与认知障碍学组. 阿尔茨海默病源性轻度认知障碍诊疗中国专家共识(2025)[J]. 中华神经科杂志，2025，58(1): 1–12.
[77] 国家卫生健康委员会办公厅，国家心血管病中心. 高血压等慢性病营养和运动指导原则 [Z]. 2024.
[78] American College of Sports Medicine. ACSM 运动处方指南(第 11 版)[M]. Philadelphia: Wolters Kluwer，2022.
[79] 中华医学会骨科学分会关节外科学组. 骨关节炎诊疗指南(2021 年版)[J]. 中华骨科杂志，2021，41(18): 1291–1314.
[80] World Health Organization. 身体活动指南：978–92–4–001493–0[S]. Geneva：WHO Press，2020.
[81] 中华医学会盆底康复协作组. 盆底生物反馈治疗肛门直肠功能障碍性疾病中国专家共识 [J]. 中华胃肠外科杂志，2025，28(1): 1–8.
[82] 中国产后康复联盟. 产后盆底肌功能训练指南 [Z]. 2024.
[83] 中国研究型医院学会运动医学专业委员会. 竞技体育运动员前交叉韧带损伤后重返运动专家共识(2025)[J]. 中国运动医学杂志，2025，44(1): 1–10.
[84] 中国营养学会. 酒精摄入建议 [A]. // 中国居民膳食指南(2022)[M]. 北京：人民卫生出版社，2022: 120–125.
[85] 中国疾病预防控制中心营养与健康所. 中国成人超重和肥胖症预防控制指南(试行)[Z]. 2003.
[86] 赵文华，李可基，王玉英，等. 中国人群身体活动指南(2021)[M]. 北京：人民卫生出版社，2022.
[87] 中国食品工业协会. 咖啡与健康的相关科学共识 [J]. 饮食科学，2019，44(5): 12–15.
[88] 国家疾病预防控制局. 专家解读中国人群身体活动指南(2021)[Z]. 2021.
[89] 国务院. 全民健身计划(2021—2025 年)[Z]. 2021.